回到本源

經典中醫啟蒙對話錄

李辛、克勞迪那・梅赫醫師 Dr. Claudine Mérer —— 著

作者簡介

李辛

北京中醫藥大學學士，天津中醫藥大學心身醫學碩士。

師從國家級名老中醫宋祚民先生。

針藥並用，心身同治，立足經典，學習歷代諸家所長，取驗於臨床。

歷任北京炎黃國醫館、北京平心堂中醫師，瑞士自然醫學工作者學會（ASCASWISS）繼續教育老師，法國藍之樹學會理事。

曾在瑞士哥倫比亞預防醫學中心、法國傳統醫學教學研究院、美國國立自然醫科大學經典中醫學院、日本希望之家療育病院等機構交流講學。

著有：

Traditional Chinese Medicine: Back to the Sources for a Modern Approach（二〇一三，瑞士，英文版；二〇二〇，法國，法文版）

《兒童健康中醫講堂》、《經典中醫精要》、《精神健康中醫講堂》

克勞迪那・梅赫醫師（Dr. Claudine Mérer）

出生於一九五四年，一九七九年畢業於巴黎西區醫科大學（Paris-Ouest University of Medicine），一九八五年在新加坡針灸科學研究院（The Scientific Research Institute of Acupuncture of Singapore）學習針灸，一九九四年在倫敦完成了中草藥的學習課程。

克勞迪那醫師在中國學習書法期間，老師為她取了一個中文名字：梅雲。

克勞迪那醫師曾經跟隨先生在歐洲各國、中東以及東南亞等地生活，並在這些地方行醫。

二〇〇二年到二〇〇六年，克勞迪那醫師在北京生活四年期間，與李辛醫師一起工作，共同完成了 *Traditional Chinese Medicine: Back to the Sources for a Modern Approach*。

二〇〇九年回到法國後，克勞迪那醫師在瑞士哥倫比亞預防醫學中心（Le Centre de Prevention et Sante）擔任全科醫師、針灸師、中醫師和自然療法醫師，主理內科及婦科。

該中心引入世界各地的傳統醫學和最新的自然療法，服務現代人的健康。

二〇一三年始，克勞迪那醫師創辦「法國藍之樹學會」，每年主辦「地球生態學」研討會和中醫臨證繼續教育課程。李辛醫師每年都會參與教學和研討。

她希望，將來能夠在能量醫學領域進行客觀性研究和知識傳承。

英文版序

——克勞迪那・梅赫，二〇〇六年十二月

我在二〇〇二年十一月認識了李辛。

那時我在北京剛剛住了六個月，一切感覺都很新鮮。

身為一個有西方醫學和傳統中醫學背景的醫師，我受邀在北京國際協會舉辦的僑民社區活動中介紹中醫。我想為聽眾安排一次機會，去參觀北京的一家中醫診所，做為交流會之後的延續。很偶然，我遇到了李辛，他帶領我們參觀平心堂中醫診所，這是他出診的地方。

雖然那時他非常年輕（三十二歲），但我意識到他對中醫有非常深入而獨特的理解，並且，他有特別發達的敏銳直覺。在經歷過一系列在北京不同醫院學習的失望後，我知道這正是我要找尋的人。他友好地邀請我，在他出診時可以坐在旁邊。這讓我非常激動。但隨後，我發現由於自己有限的中文理解，極大地影響了隨診的深入體驗，我決定先去學習中文。

隨後的一年，我們見過幾次面，分享彼此對中醫的認識。李辛告訴我，他在一九八八年進入北京中醫藥大學學習，第二年擔任了「黃帝內經」課程的課代表，但那時他還未能理解中醫學，因此感到灰心。隨後，他花了一整年的時間去學習現代醫學。現代醫學對人體的清晰闡釋令他十分著迷，但是，他漸漸發現現代醫學的理論基礎和治療效果不能令人滿意，在某些領域的治療思路幾乎是空白的，於是他又重新回到中醫的學習。

一九九一年，他遇到了第一位真正意義上的啟蒙老師——任林先生。任先生當時四十多歲，精通太極、佛道、經絡和中醫方藥。在任先生於學校暫居一週的期間，李辛把自己的住處借給他，自己則去同學那裡合住。在短暫的相處中，李辛看到任先生每晚都會靜坐，他看起來那麼年輕、有精神，清晰而穩定，這些都給李辛留下深刻的印象。

臨別前，任先生請李辛隨他到學校的圖書館。當時圖書館的入口處有一尊張仲景先生（《傷寒雜病論》作者）的塑像，任先生要求李辛按照中國傳統禮儀，先後向張仲景先生的塑像和他本人鞠躬。接著，他告訴李辛：「中醫非常簡單，面對病人，你只需要問自己，他是寒，還是熱？是虛，還是實？」任先生又指出：「方劑的祕訣在於，一張藥方中起關鍵作用的只有三至五味藥。如果方中有太多味藥，可能是開方醫師的思路還不夠清晰，也可能是為了迷惑其他醫師。」他以「逍遙散」做範例分析，並說：「你要暫時忘掉所學的課本知識，體會每個病人的寒熱虛實及方藥的方向與作用。」

那天以後，李辛沒再遇過任先生。但任先生的短短數語已足以點燃他對中醫的熱情和信心，並指給他一個學習中醫的全新方向。從此，他每天都在圖書館閱讀《黃帝內經》、《傷寒論》，以及李東垣、張子和、朱丹溪、張元素、張景岳、薛己等古代大家的書籍。他讀的第一本古醫書是元代李東垣的《脾胃論》。

學習古籍是艱難的，不僅因為古文艱澀，更因為古人善用取象比類來表達思想。好比欣賞藝術家的作品，你必須體會藝術家當時的感受，而非只看藝術作品外在的風格或表達的方式，理解古醫書最關鍵之處，就是讀出古文背後的含義。

李東垣在《脾胃論》中，提出了方劑的基本法則——「補瀉在味，隨時換氣」，即補和瀉的功效來自藥物的「味」，選用「寒」或「熱」藥，取決於當下的病機。這意味著在治療時，明白藥物的「氣味」以達到補瀉的目的，非常重要，這在《黃帝內經》中有同樣的闡述。

李辛於一九九三年畢業。因為希望和父母一起生活，便回到父母的所在地，並且成為當地衛生學校的中醫教師。那時，他開始靜坐和學習太極拳，體會如何安神虛意，通調經脈。

一九九五年，李辛回到北京，先後在北京的一所衛生學校和一家中醫藥發展中心任職，負責教授中醫課程和舉辦講座。一九九七年，他進入天津中醫藥大學攻讀心身醫學碩士專業，同年進入當時北京第一所中外合資中醫機構：中國戰略與管理研究會主辦的北京炎黃國醫館。

北京炎黃國醫館內有三十多位享受「國務院特殊津貼」的國家級名老中醫，提供傳統的中醫醫療保健服務。當時，李辛是《健康會訊》的主編和健康管理中心負責人，負責培訓年輕的治療師，幫助他們提高針灸、按摩和靜坐技能。那段日子，李辛有機會與不同領域的名老中醫交流學習，獲益良多，拓展了他對中醫的實踐和理解。

在北京炎黃國醫館，李辛遇到了宋祚民先生。他是李辛最重要的一位老師。宋老先生師從京城名醫孔伯華先生，是一位兒科和內科專家，當時已年過七旬。李辛在跟從宋老先生隨診期間，學會了使用性味輕清流通的藥物，來補益精氣和調理氣機的方法，這是「溫病學派」的長處。

二〇〇二年，我和李辛相遇時，他正應診於北京崔月犁傳統醫學研究中心平心堂中醫診所。一年後，當我跟他隨診學習時，看到他的診斷那麼清晰，完全不同於我自己過去的經驗和理解；即使面對各種疑難病證，他的治療也能快速取效。慢慢地，我意識到把李辛對於中醫的理解和實踐保留下來，是非常重要的。在其後的一段日子，我開始把體會到的東西記錄下來。我深信用簡明清晰的方式表達傳統中醫精義之所在，對於正在探索傳統中醫的現代人士來說實為重要。於是，二〇〇四年九月，關於本書的構想成形了。

法文版序

——尚・馬克・凱斯比（Dr Jean Marc Kespi）／法國針灸學會榮譽主席

二〇二一年一月

歡喜，讀到這本書，讓人滿懷歡喜。能夠去探索發現精神世界與現象界的和諧，實為一件樂事。讀到這樣一本書，一本出自中國本土探討經典中醫特質與本源的書，實為一件樂事。

親歷我的老師 Nguyen Van Nghi 在一九七〇年代的預言成真，又為一件樂事：「你須尋得經典中醫的精神，在中國，它暫時隱而不見，不過，有朝一日它必將重出於世。」如今，在我八十七歲時，目睹他的預見實現，而且，實現在一位來自中國的年輕中醫師李辛那裡，令人欣喜不已。克勞迪那・梅赫醫師則為了我們的福祉，轉述了他的思想。

就在同一週，Nguyen Van Nghi 提醒我道：「你從小喝的母乳中沒有中國的味道，這樣你成不了一名中醫。但是，如果你能夠與這個傳統——她的文明、她的藝術、她的醫學以及她的精神，逐步達成親密無間，那麼，你會問出只有外國人才會問的問題，而且，你還有機會去發展充實它。」這為我指出了方向：不要為了保持做一個「外國人」而不去瞭解中國，相反的，要去感受，去盡可能深入中國、鑽研經典中醫，最終……問出只有「外國人」才會問的問題。

看到李辛醫師對待中醫的立場，同樣令我歡喜，「為保持中醫的精髓和療效，我們應避免以不恰當的方式『西化』中醫……把屬於西方醫學的東西還給西醫，讓屬於中醫的回歸中醫」。為此，必須「回到經典」，「只有學習古代經典，一個人才能獲知中醫的基本原則，而後發展出他自己的實踐方式」。「『衛氣營血』和『三焦』理論，是漢代以來繼承發揚傳統中醫的典範」，這一認識，何其寶貴。對於醫者的觀點，亦令我歡喜：「要知道用神或心，如果僅僅依靠五官，觸診病人身體或邏輯推理，是無法把握更多細微的資訊的，『由心而感』卻能達到。」、「針刺之道，是以醫者之神氣，以達天地之正氣，以復患者之常。在這個意義上，針，只是一個連接途徑。」

對待病人，同樣要「用神或心」：「最重要的是對病人的狀況有直觀整體的把握」，「不要只盯著症狀……要充分觀察和瞭解病人的氣機運行狀態而後順應之，不要只針對疾病」。「我們要做好『第二個醫師』，不要越俎代庖地取代『第一個醫師』——病人自身。」

看待穴位，亦是如此：「所謂穴位，非皮肉筋骨也，是神氣『遊行出入』的地方。」

我也饒有興致地去探詢了他的針灸實踐，甚合於我所淵源的三陰三陽和奇經八脈。

李辛醫師為我們展現了經典中醫的宏大全景，又極為連貫一致，他為我們理解經典中醫的生理學基礎、診斷和治療方法另闢蹊徑。在對「本草治療」進行深入闡述後，他又講述了針刺、艾灸、火罐和按摩，最後以重要的章節「靜坐與氣功」收尾。

我想在這裡引用一些作者的觀點，在我看來，這都是最基本且最重要的原則。

這些觀點首要關注的是醫者自身。「臨床實踐的訓練，不僅發生在診療過程中，也在於醫者自身的訓練。慢慢地靜下來，『澄清』自己，就像把鏡子擦乾淨一樣……靜坐，是明晰的關鍵」；「透過靜坐等『內在訓練』，高明的醫師才可能與病人合一，與自然感通」；「只有這樣，醫師才能導引天地自然之力，與病者相應」。這些原則當然適於所有的治療師。

首先，要熟悉自己，「要對我們習以為常的身心反應模式保持一些距離，如實感受、觀察」，漸漸地，「你的心會明晰、開放。覺察力會提高，感同身受的體驗和同理心會發展……只有這樣，我們才可能真正與外部世界開放交流、互感互通，而不是被動地『心為物役』，為外部資訊所控制」。秉承同一理念，氣功的精髓也是「減少後天社會化的志意活動，回到先天神為主導的生命狀態」。

因此，「要成為一個優秀的針灸師，除了需要明瞭傳統醫學的原則，個人的『內在訓練』是非常重要的，規律的身體運動也是必需的」。

讓我們來看第三部分第三章「針刺的臨床實踐」，李辛醫師以「心法」開篇：「醫師需要專注，『如臨深淵，手如握虎，神無營於眾物』，此謂之心法：以心為法，非思維、經驗之邏輯推理所得……」、「心法是《黃帝內經》的一個重要部分。」他著重講了「識機」的狀態──「你心裡已經清楚這次針刺的目的，然後『虛己』，以進入那特別的感通狀態──『外內相得，以我知彼』」；所以，「要成為一個優秀的針灸師，重要的是應留意心法──用心之道」。

李辛醫師還為我們闡明了傳統中醫是如何以「四大層次」來理解人體生理機能的，這一認識也貫徹於診斷與治療的始終。即「精（先天之精）、氣（人體能量）、形（身體的物質架構）、神（心）」。「這一生命構造，生成『真氣』充盈內外。」、「病機：反映了『正氣』與『邪氣』（致病因素，內傷七情）之間的對抗。」、「氣機是指真氣相對正常的運行狀態」；「機，有『徵兆』、『機會』、『靈感』的意思，病人的氣機在不斷地變化中，醫師能做的是順應之、扶助之；醫師應該根據病人當下的神氣變化和能量狀態而動」，就像古希臘神話中的機遇之神波洛斯（Poros），他可使人感知到、並在可能時抓住稍縱即逝的瞬間。

我注意到李辛醫師並未花費太多筆墨在「臟腑辨證」和「五行」方面。「以症狀辨析分類為特點的臟腑辯證理論，過於泛化了」，是的，傳統醫學所言的臟腑，「並非解剖意義上的臟器」。

關於診斷部分，如前所述，當「判斷出神機受擾是病因」之後，要越過症狀和病名的干擾，不要進入症狀主導的推理中。比如：「比起針對不同的症狀，進行點對點的治療，更重要的是判斷病機和病勢的發展趨勢與調整氣機的大方向」；以及，相對於基本資源（精氣形神），「血虛並不是根本性問題……我們要找到問題的源頭是什麼」。

對於八綱診斷，他運用自如。是的，八綱是「理解人體病機最好的診斷方法」。

關於脈診，我很欣賞這樣的看法：「我們需要完整而動態地，而不是機械地看待脈象。」（我的老師 **A. Chamfrault** 也堅持這一點），以及「三部九候……頭、手、足三部各分三候」。

我們應盡可能讓自己著眼於「更高的層面」。

關於針刺治療，他主張「不要用現代中醫方藥的辨證體系來指導針灸」。是的，我們注意到，這些近代流行的「理論性臨床框架」，更貼近現代西醫的思路，而非傳統中醫。

同樣的，治療切勿過於駁雜，用針也應力求簡約：「第一針刺入後，需要靜待觀察…… 以決定放入第二針的必要性——是為了加強第一針的效能和方向，還是別的……」李辛醫師對目前教科書中關於「得氣」的觀點，提出補充：「針下得氣的針感，對有效的治療是必要的，但還不是最根本的。最重要的，還是放入針後，醫師自己能觀察和感受到的東西，以及感受到的病人形氣神與表裡內外的變化。」同樣的，關於「針刺手法需要學習，但手法並非重點」。這裡，我們再次不謀而合，我也經常講，身體知道它需要什麼，我們應當信任身體。

「從內心和實踐，你是偏重於用方藥的」。我看到克勞迪那．梅赫這樣寫李辛醫師。而我個人，從「骨子裡」是針灸師，對遣方用藥缺乏認識，使我無法深入討論這一話題，在這個領域，我要學習的東西太多了。

另一方面，我非常喜歡本書第三部分的第六章「按摩與內功按摩」，除了「按摩，能夠直接感受病人精、氣、形、神的虛實，以及表裡邪氣的聚散輕重」，我還學到了「經絡按摩是偏重於『力』和『形』，而內功按摩是著意於『神』和『氣』的」。

他進一步詳述了按摩，「如同靜坐，會幫助患者的神氣向內闔收，連接到更深的精神心理層面，以及內在壓抑的情緒、思想，這是身心同調的過程」。必須講一下，品讀至此，我想起了我的朋友，也是兄弟 Gerard Archangel 常講的話：「手要跟隨心的感受而動。」

我也喜歡按照歷史朝代列舉中醫演變過程的那一部分，以及《黃帝內經．靈樞》中有關「神」與「心法」章節的摘錄翻譯，「關於『心法』的論述，為《黃帝內經．靈樞》所獨重，惜乎近世著作多有忽略」。

我要再說一句，我是多麼地欣賞李辛醫師的謙虛，他知道、也敢說出「我不是很懂」。比如，有關八脈、五行及運氣理論，他說「我不夠精通」。此乃才識卓越者的鮮明特質。

最後，衷心感謝克勞迪那．梅赫醫師，她慷慨大方地分享了這些學問並翻譯了這本書，這是何其難得。

中文版緣起

——李辛，二〇二二年二月十六日於常熟

二〇〇二年秋，我在北京台基廠一號「對外友協」院裡的平心堂中醫診所出診，每週兩個半天。那一年，診所還沒有搬到王府井東方廣場。

那時候，我開始了自由業的生活，每天很清閒，除了翻譯雅虎網站上的「醫學前沿新知」和「心理學笑話」賺稿費，還不定期地向中國傳統文化協會的外國學員介紹傳統中醫文化，賺點外快。於是，我遇到了畢業於美國科羅拉多中醫學院的詹姆士・海因里茨（James Heinritz），我們常常一起去參觀自然博物館、天壇，順便帶他去吃碗刀削麵，點個羊蠍子，嚐嚐老北京的豆汁兒，喝點啤酒。

詹姆士告訴我，他是如何來中國的：三十多歲時，他才開始在美國學習中醫。他原本是學經濟的，還開過幾家餐館。後來，他跟隨一位東南亞的老師學習靜坐，練習了一段時間後，老師跟他說：「你要去學中醫。」他就去學了。

畢業後，他再去見老師，老師又說：「你要去中國。」於是，他變賣了餐館和所有的家當，帶著一立方公尺大的箱子，來到了中國。

詹姆士聊起他們在美國中醫學院上的第一節針灸課：老師帶他們閉上眼睛，不接觸人體，把手放在平躺於診療床上的同學的上方，感受穴位，感受「氣」的寒熱虛實，感受是否有邪氣。他們都可以感覺到一點什麼。他還告訴我，大都市裡的摩天大樓，尤其是頂端尖銳向上的設計，會形成神氣上浮的格局，在裡面生活工作的人，更容易上火、焦慮、失眠、消耗神氣。

然後，他帶我去勞動人民文化宮的太廟，指著高臺上的主殿和四周的廂房，讓我看著緩緩下垂、到末端又微微斜上的屋簷，說：「你看，這院子多聚氣，天上的能量從屋頂柔和地承接下來，再緩緩進到院子裡，多好啊！」

真是知音啊！這一切都令我興奮而感歎，這個西方人對中國文化的理解真是深入。那時候，我正在對五個新加坡人教授中醫，每週一個半天。

我和克勞迪那．梅赫醫師，是透過詹姆士認識的，當時克勞迪那正在向北京的西方人介紹中國文化和傳統醫學，她打算帶學員去參觀一所「傳統意義上的」純中醫診所。

那時候的北京，傳統味道的中醫診所還真是不多。

克勞迪那原本是一位西醫醫師，一九七九年畢業於巴黎西區醫科大學。在大學時，她加入了學校的耳針協會，一九八五年在新加坡針灸科學研究院學習針灸，一九九四年在倫敦完成了中草藥的學習課程。

她的先生是一位跨國公司的高級主管，因此，克勞迪那有機會跟隨先生在全世界數十個國家和地區旅居。她先生所在的公司有「融入當地」的文化傳統，會提供經費，支援員工及其家人學習當地語言和文化，所以她會說俄語，並且學習了澳洲土著花精療法、德國順勢療法、歐洲正骨和芳香療法等各地區的自然療法。

在中國，克勞迪那在上海龍華醫院和北京按摩醫院學習過，還練習了中國書法、八段錦、太極拳和氣功。克勞迪那的書法學得很好，隸書、草書寫得都很乾淨、灑脫。如今，在法國里昂郊外的莊園裡，她有一間專門的書法室。新冠肺炎疫情之前，克勞迪那主持的藍之樹學會，每個月都會教大家寫中國書法，她還會在花園裡教大家打八段錦、練習氣功。

書法老師贈給她一個中文名字：梅雲。她非常喜歡這個名字。《回到本源：經典中醫啟蒙對話錄》英文版和法文版封面的「德藝雙馨」四個字，就是她自己寫的。今年一月，她告訴我，她正在「寫一本關於中國書法的小書」。

參觀完平心堂診所，克勞迪那表示希望跟診學習。一週之後，她穿著白袍坐在我旁邊。因為需要我全程翻譯患者的問答，她決定先去提高自己的中文聽力。

二〇〇三年至二〇〇五年，我們開始了關於傳統醫學的學習和討論。每週門診過後，我們會單獨安排出一個下午，在東直門外東湖別墅區，克勞迪那所住公寓的客廳裡坐下，她問我答，把傳統中醫經典所闡發的理路、臨證思維，以及針灸、藥物的使用原則慢慢梳理一遍。

克勞迪那是個有心人，會將每次的討論錄音下來。到了二〇〇四年的年底，她交給我一本列印稿，那是從幾十盒錄音帶裡聽打和反覆整理的成果。她說：「如果你覺得沒有問題，我們可以寫一本書，這些內容需要讓更多的西方人知道。」

就這樣，我們決定以問答的方式，重新編寫這些內容。二〇〇六年底，*Traditional Chinese Medicine: Back to the Sources for a Modern Approach*（即本書的初版）完稿了。這是一個中國人和一個法國人，以簡單的英文交流而寫成的書。

感謝克勞迪那認真耐心的工作，她以醫師的嚴謹和西方人清晰的邏輯，展開了我們的對話，幫助我清楚地表達出對傳統中醫學的理解，並整理成文章。如果沒有她的熱情和推動，本書不可能完成。

本書「附錄一：《神農本草經》藥物枚舉」中的每一味藥，我們都一起嚐過。

記得在二〇〇五年的秋天，那是我們在北京居住的最後階段，每個月有一週的時間，我們一起打磨文稿、嚐藥。她從敘利亞的大馬士革飛回北京，我從上海飛回北京，從《神農本草經》上品開始，一味一味地嚐藥，然後是中品。上品的味道都不錯，有的安神定志、闔收神氣、溫固下元，嚐完之後，精神和心情都很好。等嚐到下品藥時，我們不得不每嚐一、兩味藥之後就停下來休息、打坐調整。個中緣由，在本書的「本草治療」部分有詳述。

二〇〇七年，我移居上海，克勞迪那也搬回法國巴黎。九月，我和孫皓、詹姆士・海因里茨醫師組織了第三次去四川甘孜藏族自治州的義診和衛生站支援活動。克勞迪那和她的老師雅克・皮亞魯（Jacques Pialoux，中國學生稱他為「雅克爺爺」，中文名「仁表」）先生從歐洲飛來，我們共同的朋友斯理維醫師和他的弟弟佛朗索瓦，來自臺灣的蘇郁富醫師、傅如均女士、馬凱翰醫師、馮賀鴻女士、仲志宏先生、孫岩和魏青夫婦等十餘人參加了這次活動。

我們在佐欽地區的兩週義診結束後，車隊擬從甘孜向北，經石渠進入青海，再由青藏公路回到西寧。在文成公主廟附近客運站旁的一個小客棧，大家入住，休整過夜。那天的夕陽很美，陽光從窗戶照進來，灑在電腦上，我們做了最後一次英文版的審稿，互相約定：就這樣吧，之後，除了錯別字，一個字也不改了。

此後，是漫長的等待，這段期間拒絕了幾家出版社要我們改得「更普及、更活潑，以適合大眾口味」的建議。一直到二〇一三年，在雅克．皮亞魯先生的推薦下，本書英文版在瑞士出版。

二〇二〇年，克勞迪那著手將本書英文版翻譯為法文；二〇二一年一月，本書法文版在法國出版；在這個月，我開始了中文版的翻譯工作。

《回到本源：經典中醫啟蒙對話錄》中文版終於問世了，從二〇〇二年到二〇二二年，二十年過去了。這本書，把我們和很多地方、很多人的生活及學習連結起來，事實上，是中國傳統醫學把我們連結起來。

本書的完成，要感謝很多人。

二〇一〇年，因為我的診務和教學繁忙，無心無力翻譯，曾請徐雅蓉醫師翻譯過該書，之後又請陳小茵女士幫助編輯校對，但感於譯稿未能準確表達我期望的原意，當時又精力不濟，故一放十多年，最後終於攢足精力，決定自己來完成中文版的翻譯工作。在此向兩位朋友致以歉意和感謝。

本書涉及大量傷寒經方和歷代名方，古今計量有別，歷代度量衡變化差異很大，有關藥材的名稱、劑量、炮製的考證，丸散膏丹的傳統製作，由崔從之藥師幫助梳理並解答了很多疑惑。特此感謝。

本書所載的所有藥物和方劑，尤其是「附錄三：《傷寒論》選讀」中所列的所有經方，在最近五年的臨證教學中，我和教學團隊依照《傷寒論》原文的方藥組成、劑量、煎製法，現場製作，和學員們一起又嚐了一遍。這個過程，對於我更深入地理解經方配伍和臨證的理路有很大的助益。

這段期間，我得到了很多協助。感謝崔從之藥師考訂漢代劑量和各種量器，給予我們專業的指導。感謝楊亦龍醫師、趙前林先生、郝俊偉醫師細緻認真的工作，他們依照原文所述的劑量比例和煎煮法，提前準備所需藥材、煎煮設備，現場製作甘瀾水，炒製水蛭，找來鉛丹、蜀漆、常山、豬膽汁、新鮮童便等不常用的藥材，詳細計算了保證每人份所需的藥量、水量、煎煮時間，盡可能復原了《傷寒論》經方的製備。我們現場嚐了麻黃湯、桂枝湯、抵擋丸、苦酒湯、白通加豬膽汁湯、炙甘草湯等幾十個經方。

感謝崔紅峰先生提供了自釀的清酒和苦酒。感謝縹緲軒養生精舍提供的煎藥室、爐頭等各種便利，還幫我們採購相關物資，感謝悠悠、蘇彩虹經理和全體員工給予的支持。

感謝郝俊偉醫師全面檢查書中所引原文，完成了第一次校稿，並協助我把中文版內調整及修訂的內容翻譯成英文，供克勞迪那參考，用於法文版的翻譯。並且，將克勞迪那翻譯成英文的法文版序，譯成了中文。

感謝我的太太孫皓女士，她再一次仔細查閱古今文獻，核對原文，編輯全書，並完成了第二校和第三校。對需要調整的文字部分，她提出了寶貴的修改建議，力求本書的表達清晰準確。

感謝我的父母，他們仔細閱讀文稿，提出修改建議。

感謝樂府文化總編輯塗塗的支持，特別感謝編輯吳嫦霞女士，她認真負責的工作，令人欣喜、安心。

感謝孫曼之老師、薛史地夫教授、斯理維醫師、赫西斯教授、傅海吶教授、林傑醫師，我們有過深入的交流，相互啟發，你們對傳統醫學的深入研究令我讚歎。

感謝張喬陽女士、馬琴醫師、觀慧女士、胡琳娜醫師、柴懿毅女士、李笑梅女士、杜囂先生、鐘鷹揚醫師、黃劍先生的支持，我們一起有過創造性的工作。

感謝竹內東光教授和鈕紅梅女士，希望疫情早日結束，我們可以繼續愉快地進行教學和研討工作。

本書討論的所有內容，都源自傳統中醫典籍，歷代醫家也多有著述闡發。本書的寫作目的，不是為了表達一己之得，而是希望學習中醫的現代人，能夠回到本源。

回到《黃帝內經》、《傷寒論》、《神農本草經》、《本草綱目》、《溫病條辨》等寶貴經典，從扁鵲、張仲景、孫思邈、張元素、李東垣、薛己、吳鞠通、葉天士等前賢大師所傳承記錄的醫學寶庫中，吸取傳統醫學的靈髓。從《上古天真論》、《四氣調神大論》、《生氣通天論》、《移精變氣論》、《寶命全形論》、《九針十二原》等寶貴篇章，學習並體證古人關於虛己、凝神、定志、應時、順化、得機等，傳統攝生、煉形、平氣、調神之竅要。

感謝我的老師任林先生、宋祚民先生、雅克·皮亞魯先生、米晶子道長、李春會先生。

特別感謝北京平心堂的創辦人張曉彤主任、劉敏主任，感謝你們給了一個熱愛中醫的年輕人寶貴的機會，在這裡，我可以自由地以完全傳統的中醫方式來診斷及治療。本書所列的所有案例，都來源於我在平心堂坐診期間的實踐。

感謝法國針灸學會榮譽主席尚・馬克・凱斯比先生，以八十七歲高齡，通讀本書法文版，為我們寫下充滿熱情活力的序言。

醫道浩瀚，精微幽遠，生長化滅，諸行無常，頂禮歷代前賢明師，願慧燈常照，國泰民安。

前言

回歸唐宋之前的經典文獻

——克勞迪那．梅赫，二〇〇六年六月

本書不是一部純理論著作，所述的大部分原則已為中醫實踐者熟知。這是一場古代傳統中醫理念和現代思維方式的對話，內容始終圍繞著中醫的精華要義，並力求釋繁就簡。「清晰頭腦，方有清晰而快速的效果」，這個看似簡單的原則，要運用自如並非易事。

就像一位藝術家，如何超越物質世界的表象，獲取對真實存在的領悟；中醫，又如何能夠超越表象的種種不和諧，來調控整體的生命能量運行？這正是現代中醫需要關注的。

事實上，我們已經遠離原初中醫的內涵和實踐。現代的中醫臨證過於關注不和諧的病象模式，並專注於努力糾正這些不和諧的現象。然而，傳統中醫並不只是汲汲於「局部」的不和諧，他們更關注整體，因為「局部」揭示著「整體」，他們直觀地把握「整體」。

只有深入理解古代經典，方有這樣的認識。在本書中，我們討論了唐宋以前的經典和文獻。我們認為，自宋代以後，中醫學的發展雖然豐富多彩，但有太多個人的表述與解釋，淹沒了《黃帝內經》中的基本原則。

金元時期，張元素和李東垣這一學派繼承了《黃帝內經》與《傷寒論》的實踐精神，同樣的，明清時溫病學派提出的「衛氣營血」和「三焦」理論，也注重正氣在疾病發展過程中的主導作用，把握邪正對抗的方向和趨勢；方劑的應用，是依據藥物的氣味與方向，來控制作用的層次和方向，這都是漢代以後繼承及發揚傳統中醫的典範。

所有傳統中醫老師都強調：只有深入學習古代經典，如《黃帝內經》、《傷寒論》、《神農本草經》等，才能夠運用傳統中醫的基本原則來實踐，不至於在學習繁複又看似矛盾的後世各家學說之際陷入迷惑。這樣才能根據病患的體質、神質和邪正對抗反應情況，以藥物的氣味升降為基礎，來配伍合適有效的方劑，而非根據課本上籠統的方劑功用來機械地用藥。

現代教科書傾向於教我們如何認識病態的類別，如肝陽上亢、心血虧虛、脾經濕熱等，並就此處理一個個失常的表象。這種以「臟器功能失常」為主導的表述方式，經常把現代學生帶入類似於現代醫學的系統化思維中；近代立足於肉體層面的疾病定位與定性理論模式，忽略了傳統醫學裡最重要的「神與氣」。

《黃帝內經》提示我們要以神—氣—形完整地來觀察病人，臨證重點應是觀察能量層面和精神層面的運轉狀態，而非緊盯具體症狀。他的資源（精、氣、形、神）如何？身體的基本狀況（睡眠、飲食、大小便、出汗、心情、運動的狀況，與自然環境、人際關係、精神層面的互動關係）又是如何？

所謂「知常達變」，知道了常態，我們才能分析和感受機體對邪氣的反應模式。這些反應模式由症狀所揭示，由患者本來的體質與神質決定，由此我們才能知道機體對於疾病的修復，會在哪個層次（精、氣、形、神）反應，以及預知疾病的未來演化趨勢。其中的關鍵，在於始終把握住病人本來的整體能量狀態，而非某個臟腑的功能。在治療疑難病證時，這一整體的臨證思維會更準確、高效。

在本書中，讀者將學習到如何評估人體的主要資源（精、氣、形、神）和診斷的四大步驟。

我們還用了大量篇幅來討論診斷治療的思路，以及藥物和方劑的運用。書中會介紹《神農本草經》對藥物的分類（上品、中品、下品），然後按照作者的個人經驗，以藥物的性味和方向為基礎，對部分經典的方劑進行分析，評價其綜合效用（開或闔）、整體方向（升或降、開或闔）、綜合屬性（補瀉、寒熱、厚薄、走守）。

《黃帝內經》中指出，傳統中醫的治療，會根據虛實、開闔、陰陽、順逆這些大原則而進行。「知其要者，一言而終，不知其要，流散無窮。」此外，中藥方劑的作用亦是如此：「辛甘發散為陽，酸苦湧泄為陰」。特定的藥物以其質地、氣味、信息，在形氣神三個不同的層面幫助人體，其原則仍然是「虛實、開闔、陰陽、順逆這些大原則」。而傳統觀點也認為，「方劑的不傳之祕在於劑量」，組方藥物的劑量比例調整，會導致整個方子呈現不同的開闔升降等效用，這些原則在本書中皆有詳細闡釋。

在針刺方面，同樣根據前述的原則——陰陽、開闔、表裡、升降、補瀉，我們在書中也可以瞭解古人如何用針，以及《黃帝內經》中描述的醫者的「內在訓練」和「直觀把握」之道，感受進針當下之時，病人「神與氣」的變化。

古代中醫透過針刺，調整病人與環境、天地之氣的交流。這正是《黃帝內經》裡所述的，無法言教而可以心傳的藝術，也是現代中醫常常忽略的古典精神。我們可以透過靜坐、站樁等內在訓練，提升對氣和神的直覺感受，以醫者的身與心、專注與關心，在臨床實踐中完成這一針刺的藝術。

對於有所領悟的醫者而言，一切都只是開始。

目次

第二部分 本草治療

第三部分　針刺、艾灸、火罐和按摩

第四部分　靜坐與氣功

第一部分

理論

理解人體正常的能量狀態，
以及邪氣入侵時如何反應。

第1章

人體四個層次、真氣、氣機及病機

克勞迪那：在本書的第一章，能不能描述一下你眼中的經典中醫對人體的看法：人體的生命是如何構造的？它是如何運行的？疾病或失衡狀態是如何發生的？

李辛：經典中醫認為人體可以分為四大層次：精、氣、形、神，它們構成了健康的人體的基本要素，並製造真氣充盈內外。真氣負責人體內能量的運行與轉化，維持人體「正常」運作時的平衡狀態。

「正常」的概念，並非指「完美」的平衡狀態，而是人體處於不受邪氣過度干擾的相對平衡狀態。

真氣相對正常的運行狀態稱為「**氣機**」，它是人體各部內、外、表、裡的能量的動態變化，其基本方向是「**開與闔**」，這個開與闔的氣機方向是診斷的基礎。如果邪氣干擾了人體的正常功能，就會因開闔失調而顯現一系列症狀，人體由常態進入失常狀態，產生病機。

所以，理解人體四大層次、真氣、氣機及病機，是理解生命活動的基礎。

克勞迪那：以上是經典中醫學的觀點嗎？我發現這個與目前的教材不太一樣。

李辛：是的。傳統的中醫是這樣理解人體生理機能的。古代醫者以人體正常的氣機狀態為認識和治療的基礎，而現代教科書通常以疾病和症狀做為認識及治療的基礎。換句話說，**古代醫者關心的是「常」，現代中醫關心的是「病」**，這兩者的著眼點大有不同。

如果把能量的正常運行狀態（氣機）當作「**第一個醫師**」，充分觀察和瞭解氣機運行狀態，我們中醫作為「**第二個醫師**」，就可以更好地來順應並激發「第一個醫師」發揮作用。如果治療時忽略了人體自身，只針對疾病，「第二個醫師」就可能會越俎代庖，導致治療方向的偏離。

克勞迪那：我明白了，接下來，請介紹一下人體的四個層次好嗎？

李辛：四大層次是：

- **形：身體的物質架構。**
- **精：精華部分，取決於兩大因素：**第一，關乎遺傳因素以及與生俱來的潛能；第二，平衡健康的生活狀態，能幫助保養精氣，健康長壽。實際上，精是形、氣、神的基礎。後面我們會詳細解說。
- **氣：人體能量。**與外在環境、空氣、食物、生活節奏等有關；也和我們與自然、錢財、他人、權力及信仰等的相互作用有關，與內在情志有很大的關係。現代教科書提到人體的氣主要源自三方面：腎氣、胃氣、肺氣。

事實上，這只是一個術語學的問題，有很多不同的「氣」，如元氣、真氣、宗氣、正氣、病氣、中氣、清氣、穀氣、營氣、衛氣、腎氣、脾氣、胃氣、肺氣、肝氣、膽氣等，用來指稱不同的功能分類和能量來源。

本質上，萬事萬物與人體，可以看作是能量（氣）的不同形式。人體與外在世界的交互作用，比如與外在環境、食物、錢財、性，或是呼吸、社交往來……這些都可以理解為各種形式的能量交換，在經典中醫裡稱為「氣交」或「交感」。它時時刻刻在所有的時空裡發生著。

●神：包括兩方面：

先天：直覺、本性和軀體生物本能。

後天：心智活動、思維、判斷、邏輯、經驗。

以上四個層面，由形體承載精氣神，精化生氣，氣化生神，而神的統攝又對精與氣產生影響。

精化生元氣。所以，理論上元氣可以看作是精所化生的陽性部分。這裡，「精」偏靜態、涵藏態；「元氣」偏動態、流動、待用狀態。

元氣、中氣（脾胃之氣）、清氣（肺氣）合成真氣。真氣透過經絡運行並輸布至全身表裡內

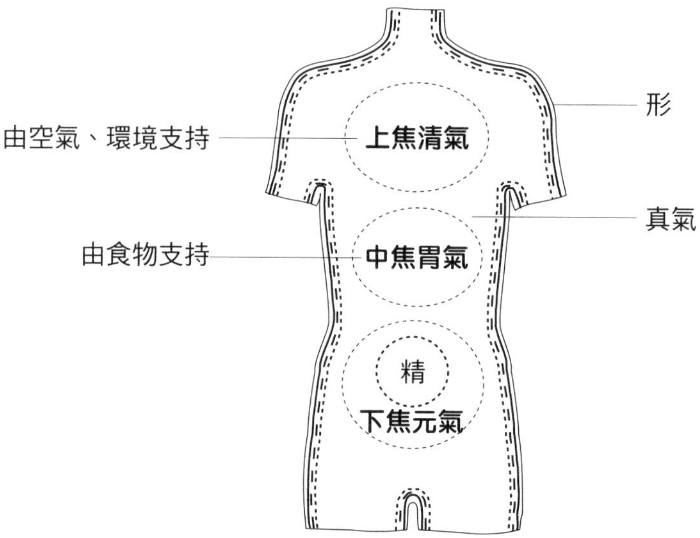

圖1：元氣、中氣、清氣合成真氣，真氣運行並輸布至全身表裡內外

外，形成完整的人體能量系統，順應四時與環境的變化，開闔升降，持盈保泰，穩固生命活動，即謂「氣機」。

克勞迪那：真氣是人體內的能量的總稱嗎？

李辛：是的，真氣是支持人體各部所有運化功能的能量總稱。它可以分為衛氣、營氣，或者經絡之氣、臟腑之氣，比如肝氣、膀胱之氣等。

如前所述，真氣主要來源於下焦元氣、中焦胃氣、上焦肺氣，但我們需要意識到，真氣也是整個宇宙能量的一部分。從能量層面來看，人體內部與外在世界的邊界並不是那麼界限分明，身體就像一個儲藏能量的容器，每個個體以其特有的生活方式，在不同的層面和水準，與萬物互通交感，開闔吐納，在動態變化的時空生命之海裡沉浮，盡力保持相對的平衡。

生活環境的選擇很重要，飲食習慣也很重要，很多人過量進食，而從其他途徑汲取的能量就少了；人際與社會互動——愛、權力、金錢、性，乃至言語或非言語的交流，都可能帶來能量的被滋養或者被消耗。

生活的環境能夠充實我們的真氣（高山、鄉野、純淨的空氣），也可能耗散我們的真氣（大城市的空氣汙染、土地汙染、電磁輻射）。

靜坐、站樁等傳統身心訓練的習慣，能夠使人保持相對穩定的精神生活，幫助我們獲得能量，充養神氣。生活中有各種提升真氣的途徑。

真氣可以視為人體一切資源的總和，在臨床診斷和教學中，為了便於表述，我們會用「元氣、中氣」，或「上焦氣、中焦氣、下焦氣」等概念，來分別描述不同層次的「真氣」。

根據傳統的語言習慣，在討論人體邪正對抗、抗病自癒的過程時，相對於致病的「邪氣」，我們會用「正氣」或「本氣」、「裡氣」這三種傳統的表達方式，這三種「氣」可以理解為等同於「真氣」。

圖1也揭示了真氣的形成。來自上焦的清氣（大自然的能量）、中焦的中氣（食物的能量）、下焦的元氣（先天的能量），三氣合一，形成真氣。

同樣的，因為中醫學悠久的歷史，歷代醫家常常以不同的語言來表述他們所觀察到的生命現象。中焦的中氣，常常被稱為「後天之氣」、「脾胃之氣」或「胃氣」。下焦的元氣，常常被稱為「腎氣」、「先天之氣」或者「精」。「精」，實際上是元氣的主要來源。

我們在下一章的「診斷步驟：第一步」，會就真氣的三個組成（主要是元氣和中氣）展開討論。

克勞迪那：如果用財富來比喻，真氣就像我們的財富總和，我們可以增加和使用它？

李辛：是的。在「氣的銀行」裡，下焦的精化生元氣，可以看作是我們的原始資本；而中氣就像現金流，每天我們攝取飲食，補充中氣，就像在持續供應每日所用的現金。如果脾胃中氣受傷，不足以供應每天的現金流，就會不得不提取資本，也就是下焦的元氣，來維持日常的生命活動。長此以往，元氣就會漸漸消耗，我們的生命之源——涵藏態的「精」——也會不足。

這也是為什麼歷代醫家都重視中氣，重視保護脾胃的原因。

克勞迪那：我們可以針對「氣機」進一步地討論嗎？

李辛：氣機，指的是一個相對正常的人體的氣（能量）的運行狀態。這是基於能量層面的觀察和認識，指真氣在人體表裡內外的輸布運行的格局，人體與外部環境能量的互通互感，以及精氣神相互化生、滋養的流動狀態。

真氣是生命的能源，在白天，正常的氣機狀態是以「開」為主要的方向：真氣會由內而外，趨向體表和外界，此時人體在使用的狀態，但是，過多的社會活動會導致開而過耗；「開」這個方向也能保護機體免於外來邪氣的侵襲（上焦表氣充足）；也幫助消化吸收、順暢排便（中焦胃氣充足）；保障排汗和小便順暢（下焦元氣充足，三焦功能順暢）。在夜晚，正常的氣機狀態是以「闔」為主要方向：真氣開始向內回收，這個過程也意味著神氣內闔。這是一個回收精神氣血、修復機體、滋養內在的狀態。

總而言之，真氣通行百脈，滋養灌溉，外而五官九竅，內而臟腑筋骨，人體的一切生命活動，都需要真氣的正常運行來完成。

「氣機」，指真氣的運行處於「常態」，未受到內外病邪的嚴重干擾；如果受到嚴重干擾，氣機可能會失常。

氣機如果失常，就會在物質層面的肉體、無形層面的能量和精神心理上產生各種症狀與疾病。

失常的能量狀態，傳統中醫稱為「病機」。

《道德經》裡老子談到，只有健康的嬰兒和大成就者，才可能達到相對理想的狀態。有道者生活樸素、起居有常、飲食有節，呼吸精氣、精神內守、避世安居，生命的本然漸漸恢復，身心自然柔和，氣機保持在純粹的先天狀態。《黃帝內經》稱這樣的人為「真人」。

換言之，幾乎沒有人能保持完全的健康，我們人類都在「病」中，只是程度不同。

每個人都在動態的健康與亞健康、疾病與康復的變化之流中起伏搖擺，並沒有絕對意義的健康和治癒。

在中醫的眼中，**保持氣機的「常」，首先，需要「神」處於「常」的狀態——安定、放鬆、柔和、專注，沒有過度的思緒和欲求的干擾**；需要「精」的充足與涵藏。這意味著下焦的元氣是充沛的，中焦的中氣也是充沛的，而且經絡暢達。同時，體內沒有嚴重的病邪，形、氣、神層面也沒有嚴重的阻塞以及虛與實的失衡。這就是古人所說的「常」，正常的氣機狀態。

當今之人，用心用腦過度，飲食無節，起居無常，這是神氣消耗、氣機紊亂的主要原因。

克勞迪那：氣機，是真氣的正常運行狀態，前面你提到真氣在上焦（體表、汗出、呼吸）、中焦（消化系統、大便）和下焦（泌尿生殖系統、小便）這三個層次的功能，這是否意味著真氣在體內運行的主要方向？

李辛：是的，當我們談到氣機運行方向時，它基於四個基本方向：升、降、開、闔。

當人體失常生病，在不同的病機下，機體會自動調整氣機的方向，來幫助人體恢復平衡。比如遇到寒氣入侵體表後，氣機會以向上、向外（升、開）的方式，幫助身體排出邪氣。

這是理解傳統中醫診治理念的關鍵。**針灸或者中藥的目的，不是「對症用藥」、「按病取穴」，而是順應人體內在自然的調整方向，順勢而為。**

古人用「開與闔」來概括人體氣機的基本方向，開即是升與出，闔即是降與入。就像前文提到的，生命活動有其自然節律，白天為開，夜晚為闔；春夏為開，秋冬為闔。

在下一章，我們將在「診斷步驟：第二步」，學習如何評估三焦氣機的運行情況與開闔方向。

克勞迪那：在進一步深入之前，我希望討論一個思考了很久的問題：平時我們常說的「肝氣」、「脾氣」、「膀胱氣」等，與這裡的真氣和氣機的關係是怎樣的？

李辛：從整體的神氣開闔狀態，進入具體臟腑功能範疇，我們會運用這些概念：宗氣（心與肺，司呼吸、行血脈）、肝氣（疏泄情志、調和脾胃……）等。這意味著用「氣」這個字，來指代支援任何器官與組織的功能的「動力能源」，比如臟腑之氣、經絡之氣、表氣、裡氣等；也可以用這個字來指代致病因素，比如邪氣、寒氣、濕氣、濁氣等；還可以用來指代人體內外具有滋養和支持作用的精微能量或資訊，比如精氣、陰氣、陽氣、穀氣、水氣、藥氣、草木之氣、金石之氣、天氣、地氣……

所以，如果沒有對神氣和氣機格局的整體認識，現代人很容易陷入歷代書籍裡的各種關於

「氣」的名詞指代而多歧亡羊。

經典中醫的重點，不在於這些描述局部功能和層面的各種「氣」，而是整體生命活動的規律與運動方向——氣機。它揭示了人體各部不同能量的「動力總和」。

所以，我會更關注精氣／元氣（腎氣或下焦氣）、中氣（胃氣或中焦氣）、清氣（肺氣或表氣）。這些是形成真氣的基本資源，而非各臟器的功能呈現（肝氣、肺氣……）。關注臟腑功能的辨證思路是近代發展出來的，更接近於物質化肉體的「西式」觀點。

清氣，來自外部自然環境，只要我們上焦開闔的功能基本正常，清氣通常不是首要關注的重點。在診斷和治療的過程中，我們只要抓住中氣和元氣兩大主要生命能量源泉，來進行「虛—實」、「陰—陽」、「邪—正」、「進—退」的大方向判斷，就可以化繁為簡。

克勞迪那：現在，我明白為什麼我們的討論沒有太多類似教科書裡的臟腑功能表述的原因。我們已經討論了人體的四個層次（精氣形神），真氣與氣機，以及恢復人體能量的常態，比單一的對症治療更重要。這就是《黃帝內經》裡說的「知常達變」，治療的重點是在「回歸常」，而非追治各種變化。

現在，我們可以進入「病機」的討論了。

李辛：病機可以是因為真氣（元氣、中氣）自身的不足，所導致的氣機失常，經典中醫稱之為「本氣自病」；也可能是真氣與致病因素對抗的結果，致病因素是外來的，比如風寒暑濕燥火，也可能來自七情內傷——喜怒憂思悲恐驚。這些內外病因會導致人體能量系統不同層次的阻塞或者失衡，我們會用「八綱」來界定邪正對抗所致能量失常的層次與發展趨向（表裡）、反應強烈程度（寒熱）、人體本氣與邪氣對比（虛實）和總體病況的格局（陰陽）。

我們也會在下一章詳細討論這個部分。

第2章

診斷步驟

評估人體精氣形神四大層次，
真氣、氣機及病機的診斷方法。

克勞迪那：在臨床中，你是如何展開診斷過程，來評估一個病人「正常的能量狀態」，以及他的「內在醫師」的反應狀況的？

第一步・資源評估

李辛：第一步是評估人體的「中心能量」：下焦的元氣（精），中焦的中氣（胃氣）。這是真氣的主要來源，也是人體一切生命活動的基礎。

下焦元氣（精）

下焦元氣與腎氣、水代謝、生殖功能以及收闔的能力有關。下焦充足，可以確保神氣的開闔有度。這一層次的能量主要源自先天的氣機格局，後天的脾胃之氣也會對此有所循環補充，一般不存在過剩的狀態，多以「虛」或「不足」呈現。

下面一系列症狀為下焦元氣（精）不足常見的症狀：

下腹有空虛或寒冷的感覺、皮膚乾燥不潤、頭髮稀少、視力下降、腰部寒冷或疼痛、夜尿頻、水腫，女性白帶過多、月經量少、行經時間短，男性多有性功能下降。

下焦不足，闔固的力量會下降，常常會出現入睡困難、眼眶水腫、發暗，常有清稀鼻涕。精氣不足也導致「神」的虛弱不定，記憶力、專注力下降，過度敏感，容易激惹，煩躁不安。

觸診中，會感覺到小腹寒冷，或虛軟無力，內部張力不足，兩側腳踝的內側、手上的大魚際和小魚際，也常常會出現肌肉虛軟不足、局部凹陷的現象。

望診時，可感覺到病人的眼神不足或者空洞、飄忽不定，神散或驚恐，面無光彩，皮膚的顏色有一種沉滯晦澀感。

舌頭偏瘦、蒼白、柔弱或胖大水滑，伸出口腔時顯得無力；如果沒有特別的邪氣停留，單純下焦精氣不足的舌苔也可能沒有特別的異常現象。

脈象多偏緊、沉、細或弱，甚者，虛浮無根。

《黃帝內經》有「生之來謂之精，兩精相搏謂之神」，精是先天父母所予，化生元氣，下焦元氣可以視為精的功能呈現，偏陽，偏運動；精作為元氣的儲藏態，偏陰，偏內闔。在《素問·陰陽應象大論》裡有言：「陰在內，陽之守也。陽在外，陰之使也。」

在臨床診斷與用藥中，一般來說，相對於「精虛」，元氣不足代表著輕度或下焦表層的虛損。所以多用補元氣或溫陽氣之物，從藥物的氣味來說，取其氣者，多以甘溫、甘平，或辛溫、辛熱之品，比如人參、灶心土、附子、肉桂、淫羊藿。古人稱之為「溫陽化氣」之藥，藥勢偏動、略升浮。可補元氣一時之不濟，但其中的某些藥味不宜久服，否則會傷精耗氣。因為下焦主闔，靜才是真養。

相對於元氣不足，「精虛」代表著更深層次的虛損。若要調補下焦精，我們常常會用甘、酸或鹹味的藥物，還有一些動物類藥材。

精虛，輕者可以甘、酸之味，比如五味子、巴戟天、杜仲、菟絲子、肉蓯蓉等調補；虛甚者，可用鹹苦之物和動物類藥材，比如龜甲、阿膠、鹿茸、龍骨。

因為，下焦相對於上焦與中焦，屬於機體更深的層面，屬陰，所以傳統中醫會用「水」、「冬」來指代。在藥物的使用原則上，對於滋補下焦的藥物，我們多取其味，需要久煮，藥物的質地相對其他層次的藥物會更重，多偏於種子或根莖，藥湯的顏色會更深，味道會偏厚一些，藥勢偏靜、沉降。我們會在「本草治療」這個部分討論。

可以想像，當下焦元氣不足時，不僅人體三焦三個層次的能量都會不足，而且邪氣會開始停留在不同層次，當元氣虛損到嚴重程度時，邪氣會進入較深的層次，這個狀態，我們稱為「下焦虛滯」。

中焦中氣（胃氣）

大多數的臨床治療，多是在調理中焦胃氣的層次展開，也就是「現金流」層面。每日飲食產生的中氣，是真氣「現金流」的主要來源，也是確保下焦元氣不被耗損的前提。中氣的充足，確保了人體臟腑經絡的正常運行與濡養，也能支持上焦真氣的充盈，使得外部邪氣不易入侵，這個「衛外」的功能，經典中醫稱為「衛氣」。

中焦虛的時候，會出現食慾不佳、大便稀溏或腹瀉、不能食寒飲冷、肌肉不足或鬆弛、皮膚光澤度下降……起初不嚴重時，舌象不一定有明顯的異常；長期的中氣不足，舌體會呈現胖大或鬆弛的現象，由於中氣不足，消化功能和三焦的運作會受到阻滯，所以舌苔會呈現白厚或不乾淨的現象，中焦濕滯者的舌邊常有齒痕。

如果胃氣（中氣）鬱滯，運化不暢，可能會出現食慾過盛、貪食冷物、便祕、排氣過多或異味，口腔或咽喉發炎，或口臭，或面部長痘，這些都是中焦「有火」的表現。舌苔常呈現黃、膩。

脈象也很重要，中焦氣虛會呈現關部虛脈，嚴重時，還會出現細而緊的脈象。

以上所舉例的症狀，只是作為輔助的參考，不能見到某個症狀就直接導向「虛」或「實」的診斷，我們必須四診合參，在全面評估患者的體質、神質和資源的基礎上，綜合判斷。

舉個例子，臨床中常常會有腹脹、便祕、腹瀉、口腔潰瘍等的主訴，這種情況不管是虛證或實證都有可能出現，一定要避免「點對點」、由症狀推導結論的錯誤思路。**不管面對任何情況或已有的診斷、化驗結果，我們首先要評估下焦、中焦的虛實**，這是本小節的學習重點。

調理胃氣時，可用微苦微辛或有芳香氣息的藥物。辛則開，苦則降，這是中焦脾胃升降運化和傳輸所需要的能量方向，用「微」而非「強」，是確保藥性既不過於向外開散，也不過於向下降泄，這兩者都可能導致「藥過其位，過於開泄而傷正氣」。

所以，用來調治中焦氣分層次的湯藥，通常不會是顏色很深、味道很重、稠厚而帶有強烈氣味的。

中焦胃氣不足時，可用白朮、茯苓、陳皮等物。如果患者很虛弱，可用黨參、黃耆（黃芪）、蓮子等。如果有寒，可用乾薑、熟附子；如果便溏，可用蓮子、扁豆等。這些藥物在傳統上就叫作「建中之品」——有補充、建固中焦的作用。

如果中焦有鬱滯，流通運化不利，即是「實證」。便祕，可用大腹皮、厚朴；舌苔厚膩，有口臭，可用大黃。氣分有熱，可用石膏或滑石。有人以為這類藥會傷胃氣，事實並非如此。大部分金石藥沒有味道，酌量「取其氣」，不會損害脾胃。

此外，艾灸、熱敷、內功按摩、靜坐和良好的睡眠，可以整體提升人體的真氣，中氣也會同步充足。

經脈溝通表裡內外，中焦脾胃之氣通於肌肉、四肢及末梢，所謂「脾主四肢」。所以，中焦病的調治，除了評估中氣之虛實，也要觀察四末之寒溫、肌肉之有無、排汗是否正常，以確保脾胃之氣暢達於外。否則，就要用藥來幫助打開體表和經脈（詳見「第三章：再論病機」）。

注意：手足冷，可能是由於下焦元氣虛衰、中焦中氣不足，也可能因體表經脈阻塞所致。如屬於下焦元氣虛衰，可以觀察患者左手尺部脈象，瞭解其下焦元氣的情況，如果精不足（脈緊、細、弱），用藥時，不能猛烈地開表，以免進一步耗傷元氣。

第二步・三焦氣機

前面是對中氣和元氣的資源評估，這一節是對當下三焦氣機運行狀態的評估。真氣在人體內外的運行，形成氣機。在古代，「機」有動力的、系統的、變化的意思。這是我們內在的「第一個醫師」的功能。我們會關注三個部分的內容：

- 氣機的升降出入、開闔方向如何？
- 當邪正對抗時（病機出現），氣機受到怎樣的影響和反應？在哪些層次發生？
- 體表和經脈管道是否通暢？

《黃帝內經》有言「謹察陰陽所在而調之」，三焦既是人體能量的生成和動力系統，也是真氣在上中下、表中裡的輸布系統，同時也自然成為邪正對抗的反應層面和排邪管道。所以，全面系統地評估三焦的能量水準、運行狀態和邪正對抗反應，我們就可以清楚而全觀地把握「**動力—管道—邪正對抗的層次和走向**」這一整體過程，瞭解邪正對抗（病機）是否有資源和能力發生（陰證或陽證），在三焦的哪些層面（皮膚表層—肌肉黏膜—臟腑），以及病機反應的方向（順或逆）。

若病機方向清晰且單純（比如出汗，意味著開、向外；腹瀉，意味著降、向下），通常表示人體資源尚足，邪正對抗的反應順利，經絡管道阻塞不嚴重，醫師只需要順勢而為，保護和推動原本的氣機進程，病人會自然向癒。

若病機方向不清晰，或者是因為人體資源不足，中氣、元氣無力進行邪正對抗——即傳統說的「陰證」；或是因為邪氣擁塞，經絡閉阻，使得邪正相持不下，邪氣無路外泄，這時候需要「激發」一下病機，幫助邪正對抗順暢完成。或選用甘溫之品，採用適度補益的方式托裡而助邪外出；或配合選用辛開之法，向外宣散（若病機在氣、在表的層面）；或苦降之物，向下沉降（若病機在血、在裡的層面）。

為了便於理解，我們檢視一下氣機、病機、邪正對抗的概念：**真氣的正常運行，即是氣機；因為內外各種原因，導致氣機運行失常，即謂病機。病機源自失常後的修復抗病反應，即邪正對抗。**

病機與氣機的發生與演化，時時刻刻在變化之中：常，即是氣機；變（失常），即是病機。三焦、經絡臟腑、表裡內外都可能是邪正對抗的場所。

評估三焦運行和排邪方向很簡單：

- **出汗**：表示上焦是否通暢，表氣是否通達，也表示氣機向上向外，邪氣或多餘的能量由上焦以汗液排出。
- **大便**：表示中焦是否通暢，中氣是否正常，也表示氣機向下向外，邪氣或多餘的能量經由中焦從大便排出。
- **小便**：表示下焦是否通暢，元氣在三焦的運行是否通暢，也表示氣機向下向外，邪氣或多餘的能量經由下焦從小便排出。

克勞迪那：可以詳細介紹這三個層次嗎？我感覺這是從人體「表、中、裡」的角度，而不是從身體上、中、下三個部分及相關臟器來討論的。

李辛：是的。前面談到能量的三個中心，真氣的生成，是從三焦上、中、下三部入手討論。傳統中醫所說的「三焦」，既可以評估能量的生成和氣機的運行狀態，也可以用來評估邪正對抗的反應層次。

從能量的生成角度，是上中下三個能量中心。

從氣機的運行來看，真氣的運行可以從表、中、裡三個層面進行評估。

但是，我們也必須明白：表層所指的上焦功能，包含了肺系呼吸道；中層所指的中焦，包含了胃、脾、肝、腸道的功能；最裡層的下焦，包含了心腎的功能。在這個意義上，這裡提到肺、胃、肝、脾、腎，並非現代解剖意義上的臟器，而是傳統醫學的不同層次的能量作用範圍，但這些能量的功能確實與有形的臟器組織有相關性（見後頁的圖2和圖3）。

這也是現代人學習傳統中醫需要明白的，歷代醫家會以不同的概念來表述他們在臨床實踐中觀察到的能量層面的變化。如果閱讀古代著述，我們常常會發現，同一個概念會有不同的含義，同一個能量層次也會有不同的表述。

正如上一節所述，人體的基本能量中心是下焦的元氣系統和中焦的中氣系統，歷代醫師用來

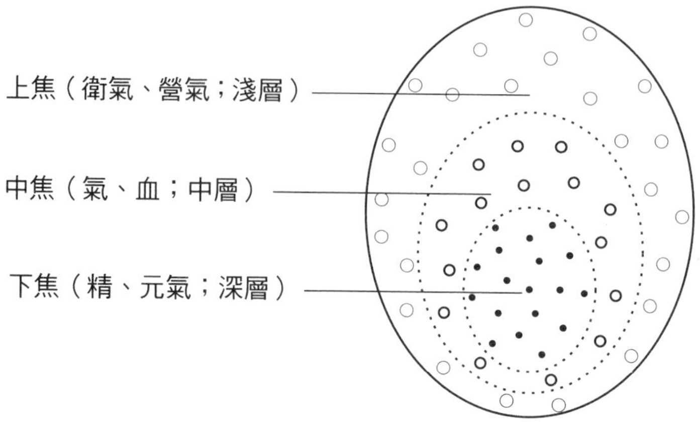

圖 2：三焦是上下、內外的一個立體空間

指代元氣系統的名詞還有：先天之本、命門、命火、腎氣、元陽、腎陰／腎陽等等。用來指代中氣系統的概念有：後天之本、脾胃、脾氣、土氣、脾胃之氣、中土、倉廩之本等等。

為了避免混亂，本書分別簡化為下焦／元氣／腎氣，中焦／中氣／胃氣，這兩組概念裡的三個不同名稱，可以互相指代。

評估各層次的狀態，可從幾個簡單的問題入手：

第一層次——表層：上焦。出汗是否正常？手腳是否溫暖？

從「氣機」角度來看，患者平素無汗或很少出汗，意味著古人稱為「皮表」的皮膚表層封閉，或者因資源不足，無以化生為汗。從「病機」角度看，上焦病可透過「汗出而癒」，但若無汗、四末不溫，意味著表氣鬱閉，則病邪不能從表層排出。

病在氣分，需要用味辛、氣溫或涼平的藥物來宣通；在血分，需要微辛配以微苦的藥物。（關於氣分與血分，後文會詳述，我們可以先意識到，這是深淺不同的兩種病機狀態。）

- 若患者體質強健（精氣、元氣及胃氣充足），可用性味強烈的宣通發散藥物，如麻黃、細辛。
- 若患者體質一般，可用防風、荊芥等性味較為柔和的草藥。
- 若患者體質虛弱，需要用紫蘇葉、藿香、香薷等，性味輕柔平和的草藥。
- 其他幫助打開表層的方法，如適度運動、拔罐、刮痧或經絡按摩。

如果平素手足冷，表示患者原本就表氣不足，更深的原因往往是中氣或元氣不足，我們可以用診斷第一步來確認是否存在資源不足的情況。

克勞迪那：應該如何看待出汗？

李辛：在特定情況下（吃飯時、運動時、氣溫略高時）的出汗屬於正常現象；病理上的「出汗」可以是常見的自汗、盜汗，或者發病後出汗較以往增加或減少；或患者相較於其他人出汗異常增加或減少，這些都指向不同的原因，我們要避免的是「點對點」的思維方式。

比如，書本上常說：白天出汗叫自汗，是陽氣虛；夜間出汗叫盜汗，是陰血虛。事實上，出汗雖然屬於上焦，但三焦本是一焦，表裡內外的氣機，本質上是渾然一體，無法截然劃分的。所以對於任何一個單一的症狀，都不能就此簡單推理出某個診斷結果。

汗出情況可以幫助我們評估上焦的流通狀態和氣機方向，但在得出最終診斷結果之前，我們還是要從整體上把握——回到**評估資源**：

中氣與元氣是否充足？管道是否通暢？

這是中醫診斷的基礎，也是前面談到的「**動力－管道－邪正對抗**」這個整體過程，異常出汗或長期不出汗，都意味著上焦的管道和中下焦的資源需要進一步釐清。

第二層次——中層：中焦。胃口和消化如何？是否有便祕或腹瀉？肌肉是否充盈？

從「氣機」角度看，平時的胃口和消化狀態，代表了患者的中氣程度。若出現便祕，意味著中焦阻塞，氣機下行不暢，需要通過中焦排出邪氣的

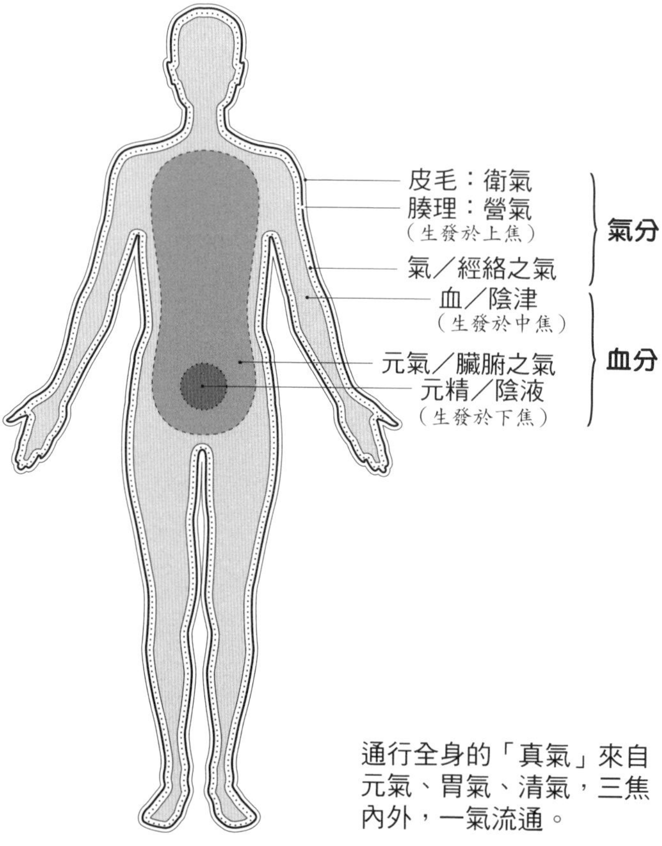

圖 3：三焦層次圖

管道受阻。若出現腹瀉，則意味著中焦氣虛；若出現長期的便溏腹瀉，則表示中下焦皆虛的可能性很大。

從「病機」角度看，疾病過程中如果出現便祕，表示向下排邪的路徑阻塞了。邪在中焦，不論堵塞在氣分或血分，都需要打開這一層，將邪氣從胃腸道經大便排出，是排出中焦邪氣的最佳途徑。

再次提醒，大便不暢或便祕，只是表示中焦下行不暢，真正的原因還是需要從整體觀念出發，來判斷是元氣、中氣不足所致的推動無力，還是邪氣鬱閉，或是表氣與外周經絡不通所致的表裡氣不暢。

- 患者體質強健，可用大黃、厚朴、大承氣湯、小承氣湯。
- 患者體質一般，可用厚朴、大腹皮、白朮、茯苓、陳皮。
- 患者體質虛弱，氣虛時，可用黨參、大棗、黃耆。
- 如患者體質虛甚，出現精虧之象，可用巴戟天、肉蓯蓉、熟地黃。這一類甘溫或酸平的「味重」之品，長於補精。
- 此外，也可以透過適度運動、足底按摩、經絡按摩、針灸，來幫助中焦流通。

克勞迪那：你曾經說過，在治療時必須確保表氣和中焦通暢。這部分可以再進一步講述嗎？

李辛：邪氣的排出，主要是透過汗出、大便，以及小便、月經，後者分別屬於下焦的氣分和血分。

對於病重、邪氣已深入下焦、虛實夾雜的狀態，需要以闔為主，但大部分的疾患調治，通常都需要確保中上焦的正常流通，以排出邪氣，其徵象就是汗出和大便正常。

如果患者非常虛弱，此時，氣機的本來方向是「闔」，人體需要回收能量，我們就不能隨意打開上焦和中焦，而應先選用患者可以承受運化的補益藥來積蓄能量，待人體的中氣和元氣補充到一定程度，自然會呈現需要「開」的趨勢，我們再用開通中上焦的藥物或其他物理療法助力。

所以，通常情況下，我們都是跟隨**「第一個醫師」（氣機）**所需要的方向，來幫助表氣和中焦的流通，以排出邪氣。尤其在治療嚴重的慢性病時，我們要記住「三焦一體」的原理，三焦就像一把茶壺，只有保持壺頂的氣孔通暢，裡面的茶水才能順暢地倒出。從人體這個大茶壺來說，保持「氣孔通暢」（上焦流通）需要足夠的能量。若是先天體質不良，長期元氣不足的人，他們的上焦和中焦的能量也會相應不足，所以常常會皮膚乾燥、汗出少，手腳冷、肌肉軟弱、消化無力、大便失調。

第三層次——內層：下焦。小便如何？

從「氣機」角度看，小便反映了元氣的充足與否，以及三焦的整體流通性。這就是「三焦水道」或水代謝。

在這一層，我們進入身體深層次的討論：其中涵蓋了能量由最深層傳輸到最表層，以及水液在體內氣化、傳輸、利用和轉化的過程（涉及元氣、臟腑的功能，以及深部和體表的脈絡）。

傳統醫學的「三焦水道」，可以比喻為中央供能系統。元氣就像是燒水的鍋爐燃料，把水液加熱成蒸汽——「水精」（氣化的能量狀態），然後將它泵入三焦的管道系統（表層皮部汗孔及經絡、細微脈）。

這個加熱、轉化、輸送的過程稱為「氣化」，比如把水穀從最初的物質狀態，轉化為能量狀態（穀氣、水氣、水精），供養臟腑，輸布於經絡系統中。

《黃帝內經》曰：「飲入於胃，游溢精氣，上輸於脾，脾氣散精，上歸於肺，通調水道，下輸膀胱，水精四布，五經並行。」這是傳統中醫能量層次的水代謝圖景。

水穀進入胃中，透過中氣的運化，將精華之氣傳輸至脾，再上傳至肺，這是能量「升的過程」，肺有先宣發再肅降的功能，前面討論的「汗出」與「宣發」相關，肅降是向下向內的氣機活動，把水穀之精氣四布於周身表裡內外，也把代謝後的廢水下輸膀胱排出。

這個「中央供能系統」，不僅濡養全身，還有另一個功能，就是透過水穀精氣輸布全身內外，進行能量交換和更新，清理垃圾。

克勞迪那：既然是「供能系統」，我們可以說三焦和元氣也能調節體溫嗎？比如可以像一個中央供暖系統，能給整座大樓提供一個舒適的環境溫度。

李辛：現代醫學認為體溫與大腦的體溫調節中樞有關，傳統醫學認為，體溫與人體能量有直接關係。我們知道，元氣不足的人平時的體溫會較低，尤其是下肢和小腹的溫度會較低。另一方面，有些偏虛證，尤其是下元虛的高熱患者，用石膏、黃連、黃芩等清熱藥，或西藥無法控制時，用附子、肉桂、烏梅、生地黃、熟地黃、人參卻很見效。這些藥的功能是闔聚元氣，當元氣相對充足時，三焦與人體整體的功能會更穩定，調控更及時，現代系統論稱之為「內穩態的保持」。

克勞迪那：在英文翻譯「三焦」時，有時候被稱為「三個加熱器」或「三個取暖器」，這是什麼意思？

李辛：中國傳統並非這樣表達，「焦」的本義是火烤熟物，意指生命之火的三個運作層次，故稱之為「三焦」。《黃帝內經》的原文是：「上焦如霧，中焦如漚，下焦如瀆。」意思是上焦的能量狀態如霧灌溉，充溢於上焦，並向皮毛表層擴散；中焦，像是一個發酵桶，水穀在其中被消化；下焦，像下水道，由小便排出濁水。

由此可見，三焦作為一個整體，形成了氣機的循環流動方向：從下焦到中焦向上焦運行到表層，再向下闔收於中下焦、透過大小便向下排泄。這一整體也包括全身經絡系統、肺系皮毛系統、消化道系統和泌尿系統。

事實上，三焦是一個整體，能量充滿於外周到中央，支持推動著身體的所有功能，如同一個接收、轉化、加熱、運輸的工廠，將營氣和衛氣透過大小經絡系統輸送至周身，並排泄廢物。

因此，三焦既是水道，完成水的運行輸布過程，也是人體能量轉化運行的過程，更是身體養分的加工廠，生產中氣，與先天的元氣和自然界進入人體的清氣三而合一，匯成每日和一生所需的生命能量——真氣。

個體生活在天地人倫之間，三焦運行有序，開闔有度，完成著與外界交換物質、能量，同時在內部轉化利用的工作。

如果三焦的運行出現問題，新的能量不能產生，廢物無法排出，生命就不能正常運作。

這個時候，可以先評估中焦與下焦是否不足，然後再看上中下三焦哪個層次有堵塞不暢的情況，隨時調整。

克勞迪那：你能講一些調治三焦的思路嗎？

李辛：有三個傳統的治療法則，能幫助我們更好地理解調治三焦的思路。

對於表氣鬱閉引起的水液停滯或水腫，傳統會用「**提壺揭蓋**」的原則。意思是「打開蓋子（肺氣、表層），三焦氣得以通暢運行而排出水液」。前面談到，「三焦水道」與三焦的肺脾腎都有關係，肺「通調水道，下輸膀胱」，我們可以用打開上焦的方法來幫助排尿，反之亦然。

常用的藥物如麻黃、蘇葉、杏仁等。

明清時期的溫病學說，有一個獨創而非常有效的治療原則：「**通陽不在溫，而在利小便**」，意思是，要通達三焦陽氣，並不是只能用溫熱類藥物溫補的方法，也可以用淡滲利水的方法。

比如小便不利的病人，看起來陽氣不足，經絡阻塞，代謝不佳，表現為肢體發冷、身重、疲乏，使用補益藥後，效果不明顯，反而身體燥熱不適，虛不受補。這種情況，可以用「通陽不在溫，而在利小便」的原則。用車前草、滑石、茯苓，以淡滲利尿而流通陽氣。

《黃帝內經》中寫道：「**小大不利治其標，小大利治其本。**」標和本，是傳統醫學重要的概念。「標」的意思是表面的症狀，「本」的意思是根本的原因。如果大小便堵塞不通，病勢危急，可以把病人的本病先暫時放一旁，把重點放在調整氣機以恢復二便，使三焦的大循環先得到疏通。如病情緩和，二便通暢，沒有緊急情況，就可以直接治本。

克勞迪那：在下焦這一層的「病機」，有什麼特點嗎？

李辛：如果下焦不足，上焦、中焦也會出現不同程度的虛象。下焦失常，意味著生命原動力的失調，全身上下、表裡內外的運化和流通都會受影響。

下焦失常的症狀很多，通常以三焦水道做為其代表性的症狀，如尿頻或小便不利、水腫，伴有精力不足、神氣虛弱、虛熱或惡寒、手腳冷，以及整體功能下降。此外，水濕停滯在經絡臟腑，除了弱化其相應的功能，在下焦也可能會表現為膀胱炎或腎結石；如影響到中焦，會有便溏、腹瀉、慢性潰瘍、消化障礙；影響到上焦，會出現皮膚問題、過敏、慢性支氣管炎等肺系疾患。

克勞迪那：看起來，在治療中確保內部的通暢（反映在大便、小便的正常與否），以及表氣的通暢（反映在汗出正常與否），是一個重要的原則。

李辛：是的，如前所述，**治療的本質是幫助三焦恢復正常的氣機運轉。**補或瀉只是手段，用藥的寒熱溫涼也只是當下的對應調整，重點是三焦的氣機通暢與開闔正常。

要注意的是，**下焦不足，首先要「闔」**。除了用藥物補元氣或精，艾灸、闔補中焦與安神也是「闔」的關鍵。如果病人的神不定，患者會呈現出很多擾亂醫師判斷的「假」症狀，我們要越過這些表象，以免偏離治療的大方向。

克勞迪那：「下焦病」是更深的疾病層次，比起只需幾天到幾週治療就會有明顯改變的「上、中

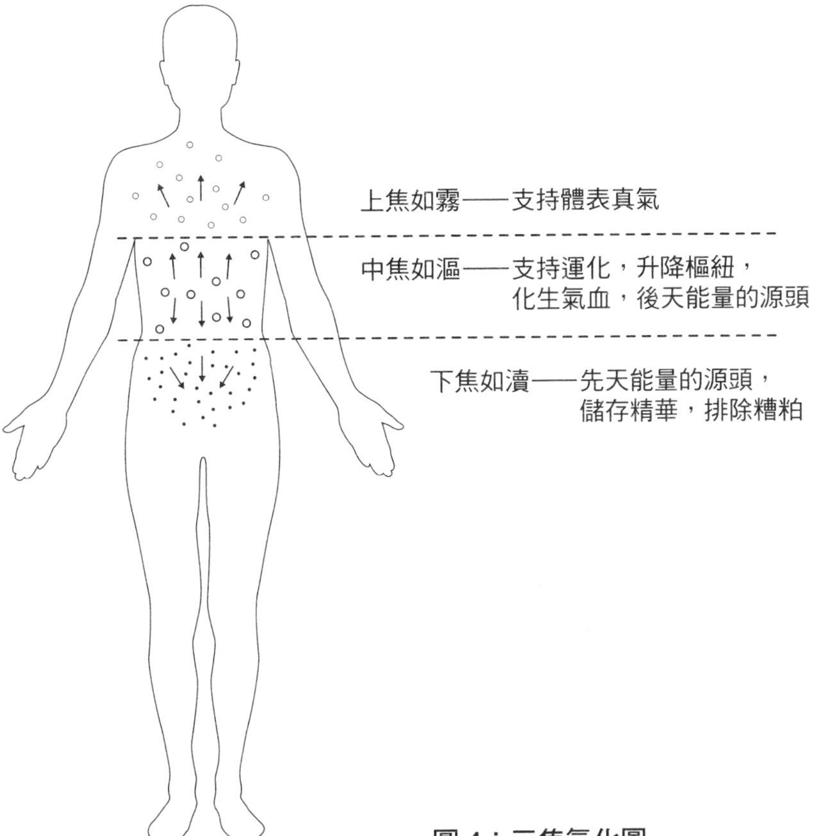
上焦如霧——支持體表真氣
中焦如漚——支持運化，升降樞紐，
化生氣血，後天能量的源頭
下焦如瀆——先天能量的源頭，
儲存精華，排除糟粕

圖 4：三焦氣化圖

焦病」，需要更長的治療時間嗎？

李辛：是的，我們需要面對各種因素的總和，每一次治療都必須抓住當下的「機」，一次次釐清邪正對抗之勢和病機格局，然後等下一次病人呈現出新的格局和病勢走向，我們再一次隨「機」而動，一步一步，直到病機越來越清晰單純，病勢漸漸明朗，越來越能夠「治本」。這就是病機「由陰轉陽」的過程，這個過程確實需要一些時間。

在本書附錄的《傷寒論》選讀中，我們會詳細討論。

第三步◆神與陰陽平衡

克勞迪那：我們還沒有談到「神」，「神」在病人的生活中是如此重要，第三步是關於「神」的診斷嗎？

李辛：是的。我們從《黃帝內經》的一段文字開始：「恬淡虛無，真氣從之，精神內守，病安從來。」意思是，如果我們處在愉悅、平靜、相對無為而不用力的狀態下，真氣就能順其本來的方向和節奏運行；如果我們的精神能夠內守而不外散，這樣還會生病嗎？

神的部分非常重要。前面診斷第一步和第二步所關注的資源、氣機和三焦的和諧，都源於「神機」的穩定，它可以保障氣機的運行處於自然的方向和節奏，這一和諧自然的狀態，即是「陰陽平衡」。

在治療中，如果保持精神內守，真氣恢復，表層流通，邪氣排出的狀態，就是在恢復「陰陽平衡」，這就像「重建」。

對患者睡眠情況的簡單問診，有助於瞭解神的狀態。

比如，是否有入睡困難、夜間易醒、多夢、早醒等。睡眠的品質能顯示陰陽是否平衡。如果**入睡困難**，表示「陽氣／神氣」不能入於「陰／血」，這是闔降不足；或是由於「陰／血」不足；或是陽氣過亢（工作過度、長時間用電腦、長期晚睡、思慮過度所致）。這種情況，我們需要用礦物類藥幫助陽氣下降，如牡蠣、滑石、生石膏、磁石等，或以女貞子、墨旱蓮、五味子、山茱萸等陰味之品，闔補陰血。

容易**早醒**，往往意味著我們內心有長期無法解決、沒有出路的重大問題，往往伴隨「氣鬱」——氣機的鬱滯，源自神機的鬱滯，可用淡、微甘、微酸之藥，如淡竹葉、竹茹、烏梅等，以舒緩流通神氣。

多夢，表示神氣浮越不寧，或者事務過多、應酬過多，或者思慮過多，但思維和行動沒有明確的方向，此時可用石頭類，或苦味、收斂之品，如生鐵落、紫石英、代赭石等。

克勞迪那：所以，神和陰陽平衡是互相依存的。如果陰陽失衡，神會受到干擾，反過來也一樣嗎？

睡眠品質是評估神的有效方法，還有其他的方法嗎？

李辛：如果陰陽失衡，神就會被干擾，反之亦然。生命包含的形、氣、神這三個層面，神代表著精神的層面，陰陽平衡只是身體功能或能量氣機的表徵。有不少症狀可以表示神的狀態，例如是否緊張、焦慮、憂鬱、注意力不集中、敏感、易害怕等。這些症狀，都表示有神機受擾。

但最重要的是，醫師在面對患者時的直觀感受，我們會在後面有關針刺的章節裡詳細討論。

克勞迪那：我們已講述了精、氣、神、真氣、氣機，那關於「形」呢？

李辛：想像我們在劇院看戲，劇中有一場打鬥戲，真氣和邪氣是兩位主角，他們的表演推動著劇情。形就是舞臺，各種症狀就像舞臺上呈現的種種情節和表演。在舞臺上，所有一切都在不停的變化中，如果我們選擇只盯著舞臺（形）上的每一個症狀及表演的細節，很容易就會錯失整個演出的故事線索和作者的意圖，以及這個故事當下的局勢變化（也就是病機）。

如果我們在看這些變化多端的演出（症狀）時，能把握住整體線索（病機），就能瞭解作者（第一個醫師）的意圖，並根據兩位主角的對抗形勢（病勢），以及諸多情節的當下反應，預測故事的走向和結局（預後）。

我們需要向自己提出這幾個問題：邪正對抗發生在哪裡？方向如何？（正常的方向就是氣機本來的開闔方向。）患者有足夠的資源來維持正常氣機方向嗎？（這取決於精、氣、神、中氣、元氣、經絡管道和三焦的狀態。）

若患者的資源、神機出現問題，邪正對抗就可能朝著錯誤的方向發展。如果只是資源缺乏，我們就補充中氣或元氣，這是比較簡單的情況。但是，疾病很少會如此簡單！我們需要看清是否有病邪，邪正對抗發生在哪個層次：表、中、裡？是氣分，還是深層血分？然後分清虛實，或者補充資源，或者透過排汗開通表氣，促進排便開通中焦腑氣，或透過利尿來開通下焦，促進整個三焦的運行，以順應身體氣機本來的方向。

如果沒有病邪，只是本氣自病，氣機失調，也可以相應調整，這是一個簡單的原則：從治本的角度來看，我們只要確保患者資源充足，消化如常，出汗、二便正常，睡眠良好，就可助其自癒。

克勞迪那：很有趣！舞臺和戲劇的比喻是理解整個診斷過程的好辦法，清楚地說明了如何從關注舞臺演出的細節（症狀），進入評估整體氣機、病機、邪正對抗趨勢的思維方式，從而形成關於整個生命系統的診斷與治療，這就是傳統經典裡所謂像指揮官那樣的「把握動態病勢之機」。

現在，我們可以討論一下教科書裡的「津液」這一概念了。

李辛：**津液**可以理解為資源中「陰」的部分，有滋養濡潤的作用。《靈樞．五癃津液》也談到，津液是由水穀所化，從動力來看，離不開下焦精氣和中焦胃氣。

古書還有「精血同源，肝腎同源」之說，腎藏精，肝藏血，二者都屬於陰。我們需要注意的是，不要陷入這些非根本性的概念中。就像前面談到，要越過各種「氣」的概念（肝氣、肺氣、膀胱氣、經絡氣），去探尋對理解人體生理、病理和診斷治療有根本性意義的內容。

這裡的重點是，**津液或精血的生成與運輸，人體表裡內外的一切組織結構的功能，乃至一切病患的康復與治療，都離不開這幾個根本性的重心：**

- **元氣和中氣充足。**
- **三焦氣機開闔正常和經絡的流通。**
- **神安定。**

舉個例子，所謂的「血虛」，大多是指一系列失調症狀下的其中一個呈現，其根本性的源頭，可能是由於長期的中氣或下焦虛損，也可能伴隨經絡阻塞、中焦阻塞、細微脈阻塞。所以，真正的辨證與診斷，是要找到源頭性的問題。否則，我們常常只是在「治標」而已。

第四步・八綱與病機

克勞迪那：經過前述三個診斷步驟，我們可以知道患者的資源（元氣和中氣）強弱，病邪（如果存在）的對抗所發生的層次——上焦（表）、中焦（中）、下焦（裡），以及內在的「第一個醫師」

所需要的邪正對抗方向（開、升以排汗；降以排大小便；闔以回收元氣，增加資源）。

那麼，「八綱」在其中，又如何應用呢？

李辛：三焦是用來評估氣機運行狀態的，相當於人體正常的「生理狀態」，而八綱辨證是用來評估病機（也就是病理狀態）。

八綱，指的是虛—實、寒—熱、表—裡、陰—陽。

這個診斷方法會使我們更清楚地瞭解病機：

- 人體氣血是否強盛？
- 正氣主導邪正對抗，還是正氣無力抗爭？
- 邪正對抗有多強烈？呈現熱證還是寒證？
- 當下的病機，是虛還是實？
- 邪正對抗在哪個層面發生？趨勢是「由裡出表」還是「由表入裡」？
- 邪正對抗是在氣的層面（在氣／表面／陽），還是血的層面（在血／內部／陰）？
- 疾病發展方向是「由陰轉陽」，還是「由陽轉陰」？

例如，一般的感冒，如果是在氣的層面，症狀多是：打噴嚏、發冷、鼻炎、咳嗽（有痰或無痰）、發燒等。若在血的層面，則會出現皮膚發紅、出疹、扁桃體腫大、肺炎、發熱等。兩者的區別是，在「氣分」則表示還在功能反應層面，在「血分」意味著邪正對抗已深入肉體組織層面。屬「表」（外感）還是屬「裡」（內傷）？這包含了兩層含義：病機在表面（氣分）還是內部（血分），更重要的是，病勢發展是從裡出表（減輕）還是從表入裡（加重）？

關於表證和裡證的鑑別，病因並不重要，不管是外感六淫還是內傷七情，或是傷於勞力、跌撲、房勞、食積，都可能在很久以前就發生，並與其他致病因素和個人體質、病況、生活內容交織。重要的是當下或最近病情的病機呈現，這是完整而全面的統合把握：邪正對抗發生在哪些層次？病機反應方向正常還是異常？

下面我們討論寒證與熱證。病證表現出寒或熱是一個自然的反應嗎？

相對於陰陽、表裡、虛實，寒與熱在治療中所占的地位並不是最重要的。可以看作只是整個劇情變化的另一細節，就好像在樂曲的行進過程中會有音量的高低，疾病的過程有高潮也有安靜低沉。想像疾病是一首曲子，醫師見到病人的時機是無法預測的，有時候會遇到正好在高音合唱部，這就是熱的階段，有時候會遇到獨奏或停頓，這就是寒的階段。

所以，大多數情況下，我們會根據需要來選擇偏涼或偏溫性的藥。目的不是對治，而是保持旋律和諧，過熱或過涼需要控制一下，但不能毀了整個樂隊的節奏和完整性。更重要的是，幫助病人的生命之曲可以延續流淌下去，而不是簡單地以寒制熱，以熱制寒。

八綱的核心，是判斷虛實，這又回到了診斷第一步：資源是否充足，只要下焦元氣或中焦胃氣不足，不管病人有任何症狀或檢查結果，都屬於虛證。

一般來說，虛證的體質，病機反應更容易呈現出：裡證、寒證、陰證。因為人體真氣不足，氣機自然的方向為「闔」，即向內收縮。從三焦圖來看，當中氣元氣不足，向內闔收，表氣會更加不足，所以邪氣得以乘勢而入，病情由表入裡，成為裡證。

長期的慢性虛證病人也會因為自身體質、飲食、精神和外部氣候、空間的變化，而出現暫時性的陽氣回復，呈現出一時性的邪正相爭和熱證，但並不能持久。

同樣，虛證的體質，人體的氣機虛弱，陽氣不足，多呈現寒證；抗病修復能力不足，邪正相爭多無力，所以往往也屬於陰證。

這裡也要避免遺漏虛證中的「上實下虛」，即中下焦虛，氣機升浮導致的上焦局部的「表證、熱證、陽證」，它們的根源來自中下焦的「裡證、寒證、陰證」。

所以，在古代醫者看來，尤其在《傷寒論》中，**診斷的重點是「先別陰陽」**。其判斷的依據不是症狀，而是病人本來的體質、神質，與當下精氣神的虛實、有無。

臨床中，熱證常常出現在真氣和邪氣都很強大的病體，這時候可用涼藥，把過熱的反應調整到一個合適的「度」，只有出現高熱時，才用寒性藥如黃芩、黃柏、石膏、金銀花等藥，而且中病即止，不能長期使用。

八綱辨證源於《黃帝內經》和《傷寒論》，是後世所有診斷方法的源頭和基礎，適用於任何病證，這個方法能夠從紛繁複雜的各種病象中，抓到病機演化的關鍵，提綱挈領。

克勞迪那：能不能舉個例子來演示診斷的三個步驟的實際應用：評估資源（精、元氣和中氣），三焦虛實開闔，以及八綱辨證？

李辛：我們用常見的關節炎來舉例。

關節炎的發作，分為急性期和慢性期，這兩個階段並非獨立，而是相互轉化的，它們就像一條河流河道的不同階段。

在急性階段，常常表現為關節紅腫熱痛，雖然症狀在局部，卻是整個身體的抗病修復反應（邪正對抗）所致，而局部的「對抗」也會影響到全身的氣機和組織器官的功能。

診斷時，判別邪氣是風、熱、寒、濕、痰，還是氣滯、血瘀，針對以上病邪進行的「對因治療」不能放在首位；觀察病人整體的虛實、氣機的運作，以及病機的反應模式才是傳統的診斷、辨證、治療方式。

首先，我們評估資源，元氣和中氣之有無。

然後，進入八綱辨證，我們先討論**急性階段**：

虛或實：一般來說，急性階段多為實證，也會在某個階段呈現出虛證。我們可以從邪正對抗持續的時間（病程）來判別：**新發病多實證，久病多虛證。但判斷虛實的核心，還是看病人當下的中氣與元氣狀態**。如果已經有虛的表現（中焦或下焦虛），我們會用一些補益藥：甘酸為補，根據病情選擇涼或溫，在發作期，補益藥在整個方劑中不應占過大的比例，合機合度，且需小心地選擇溫性的補益藥，避免藥性的補益造成病人氣血的過度「充盈」、「膨脹」，給病人的氣機循環帶來壓力，增加痛苦。

寒或熱：比如關節炎，熱證往往是主要的傾向，但需要證據來確定：如果有口渴、發熱、舌紅，甚至便祕、尿黃，就是證據充分，可用寒涼藥。在氣分，用滑石、生石膏、磁石等；在血分，可用黃連、黃柏、大黃等。

表或裡：如果患者伴有便祕、月經不調、關節腫脹，而且發病已久，往往屬於裡證。如果病人伴有頸項僵硬、鼻塞、惡寒、關節不利、微微疼痛，常常屬於表。表裡的判斷，也不只是從局部的關節症狀來確定，還是要看人體全身的反應涉及哪一層次。若表裡同病，從順序先後來說，是否決定開表，應以中下焦的虛實而定，因為「表證」意味著要「開」，宜用辛味藥，辛能發動陽氣，散邪外出，但恐有傷中耗元之弊。

在氣或血：如果關節炎處於發作期，關節局部腫脹疼痛，屬於血分；在慢性期，如果有關節變形，意味著病及更深層次的肉體，屬於「血分中的血分」，宜用苦味藥，苦入陰。

下面進入**慢性階段**的討論：

一般來說，**所有的慢性病，本質是因為邪正相爭無法順暢，邪氣停留於內，而中氣或元氣不足是最常見的原因；病情由急性階段，漸漸症狀緩和，邪正對抗不再激烈，往往是因為真氣不足，無力抗爭。**

所以，在關節炎的慢性期，多以虛證為主，偶爾會呈現出暫時的實證（局部較為強烈的紅腫熱痛），但不會持續太久。

治療思路：關節炎的慢性階段，多屬於「虛證」、局部「熱證」、「病在血分」，大方向需要用涼性、苦味藥為主，配合少量甘酸涼平微溫之補中下焦藥。

如果人體氣機的方向是需要開上焦（有「表證」的症狀，且資源尚可支持），我們順應氣機方向，用辛味藥、藥浴，或經絡按摩來打開。

如果中焦淤滯，比如「便祕」是病人的主要症狀，就降氣運中，幫助氣機下行。可以根據中下焦的虛實程度來選擇合適的藥物。如果關節腫脹發熱嚴重，全身發熱，可用石膏、大黃、磁石、滑石等。如果有中下焦不足之虛象，可用少量（不大於五%）的補益藥。

一般來說，用苦寒藥時，可配以白朮、茯苓以保護胃氣。

下焦精虧虛甚時，不能隨意發汗或通便，這個時候需要「闔」，可根據具體情況，選用涼性或溫性的補益藥，這部分在「本草治療」章節會詳述。

若為虛寒證，沒有邪正對抗，亦無劇烈疼痛，無關節腫脹，則為陰證，需要用適量的補益藥來提高正氣，激發邪正反應，服藥後，病人可能會出現既往的症狀，甚或加重或出現一些新的反應，這都是正氣提升後的排病反應，是正常的好現象，但醫師需要把握排病反應的「勢」和「度」，減少病人的痛苦。

克勞迪那：診斷的第二、三、四個步驟（三焦、神、八綱），在實踐中看起來有重複的地方，其實可以互相參照。八綱辨證是中醫診斷辨證的基礎，我們能討論一下其核心是什麼嗎？

李辛：八綱是理解和調治病機最好的診斷方法，是判斷人體氣機是否異常的最好用的「軟體」。適用於評估任何疾病或失衡的狀態，所以是掌握中醫診斷學的基礎。八綱看似容易，但在臨床實踐中，要明晰判斷並非易事。

簡而言之：

- **虛—實**，是判斷的重點，它代表人體的真氣還有多大的抗病持續力。
- **寒—熱**，告訴我們此刻患者的修復反應是否強而有力。
- **表—裡**，讓我們決定是用更多的辛味藥以開、以升，還是苦味藥以降、以瀉；用輕薄藥以浮，還是用厚重藥以沉。
- **陰—陽**，根據上述原則，表／熱／實屬於陽，裡／寒／虛屬於陰，這是由真氣的虛實決定的。這也意味著，陽證是本氣充足、本氣為主導的邪正對抗；陰證是本氣不足、邪氣為主導的病理反應。另外，在治療層次的選擇上，更重要的是明白病在氣分還是在血分：在氣屬陽，在血屬陰。

克勞迪那：非常簡明扼要，看來你更喜歡用這種「直觀把握」的方式來看病，而非根據教材中的臟腑理論，從症狀入手進行辨證。那麼，是否能將臟腑理論簡化為八綱呢？就像數學中的等式。或者，你是否認為臟腑辨證理論只是一種基於症狀的推導方法，而非基於「能量狀態」的辨證？

李辛：從臨證的角度，我們是可以將臟腑理論納入八綱和精氣形神的資源評估。比如說，通常所說的肝陰虛，源於下焦精虛；肝氣鬱滯，在治療中屬於中焦氣分壅滯；所謂的肝火，在診斷和治療用藥中，常常與心火或腎火所致的情況混淆不清，而從源頭上看，這都是由於精虛或志意過強所導致。

對初學者來說，以症狀辨析分類為特點的臟腑辨證理論，有迷失大方向的危險。實際上，臟腑辨證理論是從明朝開始發展至今的，它並非傳統中醫的精華，在臨床實踐中也不是最好用的工具。由臟腑辨證推導出的所謂的「證」，只是基於失調的病理狀態下的一系列症狀組合，本質上是基於失常狀態下的對症治療。

傳統中醫是「以人為本」、「以正氣為本」，診斷與治療的重心，是由這個人的精氣形神的狀態，看到這個病人「可用的正氣」之虛實有無，看到氣機本來的狀態，由此「知常達變」。

把失常的病機，回復到本來的個體化氣機狀態，就是治病求本、舉一掛萬。複雜而缺乏層次感的臟腑辨證理論，會把我們帶向去治療一個個孤島（局部症狀），而運用八綱辨證，卻能讓我們獲取整體能量海洋的全貌，從而進入根本性的治療。

克勞迪那：在《黃帝內經》或《傷寒論》裡，是否有臟腑生理功能的詳細描述？

李辛：有的，《黃帝內經》詳細介紹了臟腑的生理及病理功能，但沒有臟腑辨證的內容。《傷寒論》是第一本關於臨床診斷與辨證的作品，書中更關注邪正對抗和陰陽轉換過程中的機（機會）、勢（方向）、度（合適的力量），關注陽氣、胃氣、陰證、陽證、虛與實、表與裡，這些最基本而最重要的原則。在處方用藥上，也是從這些基本原則出發。

第3章

再論病機

克勞迪那：我想繼續回到你對疾病和病因的看法。

李辛：我們可以把疾病的呈現理解為個體的先天體質、神質、病史、生活習慣、精氣形神格局、精神心理狀態，以及與人際、社會、工作環境是否適應、和諧的總和。它是真氣與邪氣（六淫、七情、勞傷、意外傷害等等）之間的對抗。也可以說，邪正對抗是人體抗病修復的正常反應，於是會出現四種階段：

1. 如果**真氣和邪氣都很強盛**，會產生陽證、實證的病機。病勢多急、猛，需要用通泄之法。這種情況如果治療得當，會很快恢復健康。
2. 如果**真氣尚足，邪氣不盛**，病情則較為和緩。我們可以靜待觀察，病人可能已處於自癒的進程中。必要時，可用或溫或涼或平、微苦或有香味的藥物，柔和地推動病機發展，促進早日康復。
3. 如果**真氣虛而邪氣盛**，會產生一種虛實夾雜、邪氣進深的複雜情況。這是將要變成陰證（慢性病）的階段，需要補充中焦或下焦，同時也要保持三焦管道和經絡的流通，給邪以出路。
4. 如果**真氣已虛，邪氣也不盛**，會出現陰證、虛證，邪正相爭無力，激烈的症狀暫時隱去，呈現假性的「緩解狀態」。看似沒有太多明顯的症狀，有時候會讓醫師和病人以為「病好了」，其實這正是邪氣留駐深入，病勢漸漸加重的階段。這時候，我們需要適當補充資源，創造一個邪正相爭的機會，讓身體再次進入一個「適度」的抗病修復反應，這時候，症狀會再次出現甚至加重，但病勢有機會從「陰」轉「陽」，由「逆」轉「順」，氣機就有機會恢復。

這裡，我想再強調一下「神」在疾病成因中的重要性。如果我們翻閱《黃帝內經》，裡面有很多關於「神」的段落：比如「**神不使**」的狀態，很難治療，意思是如果病人的神很弱，就會無法控制和穩定全身氣機，從而產生氣滯或氣機混亂；還有「**神有餘**」，如果神過用，用心太過，會導致氣行過快而傷精。過多思維纏繞或負面的想法，也會使「神有餘」的狀態惡化。

通常，**神病是一切失常的開始，神病會導致氣病，久而導致形病。**嚴重複雜的疾病往往源於神的異常，如果不「治神」，只是調氣調形，治療效果則難以把握。

神的失常，可以理解為就像一部空間不足、超負荷的老電腦，系統無法整合，各種軟體衝突，裝滿了家庭創傷、職業煩惱、情緒障礙……這樣的電腦，硬體或許還好，但軟體不合適，無法處理新資訊，這部分如不改變，長期的程式衝突也會導致硬體損壞。「系統」長期衝突所致的氣機失調，就會發展成肉體上的重病。如果神機恢復正常，氣機就能調和，身體就會重獲平衡，這也是疾病康復的重要原則。

大多數癌症患者，邪氣阻塞經絡和三焦，局部或全身形成病灶腫塊只是外象，更深的原因是神意過用和情志鬱結，導致氣機的嚴重失衡。

治療氣機失常，相對還是容易的，但調整神機失常就不是那麼容易了。我們會建議患者練習靜坐、站樁，接受心理治療，進行適度的運動等。一般來說，經過「內在訓練」，有「治神」經驗的醫師可以幫助患者進行恰當的神機調整。詳見「第三部分：針刺、艾灸、火罐和按摩」。

克勞迪那：你如何看待急性或慢性疾病？

李辛：目前對於急性病與慢性病的區分有些單一化、平面化。從生命活動的全觀角度來看，一切身心的失常與疾病，都是生命為了保持生存自身、向前推進的修復平衡反應，在「系統學」中稱之為保持內穩態。

所以，同一疾病的急性階段與慢性階段一直處在隨時變化的過程中，背後的實質，是因為人體的資源、三焦的運行、邪氣的起伏強弱，與外部的天時、地理、氣候、人事，都處在隨時變化的過程中。這背後最關鍵且可以診察調控的，就是前面的四個診斷步驟：**資源、三焦氣機、神、病機邪正**。

這是傳統醫學所謂「治病求本」的核心內容。外部環境和致病因素雖然千差萬別，互相交織而不可控，但只要「**以人為本，症狀為標**」、「**以正氣為本，邪氣為標**」，以此為綱領，無論身心出現任何變化，都可以不變應萬變。

所以，傳統中醫面對急性與慢性階段的轉化，重點不在症狀和指標的加重與否，而在前述的「本」，用八綱的觀點，就是看陰陽的轉化、邪正的進退、病勢的順逆。

疾病的急性期就像前述邪正對抗的四種情況的前兩類，唯有正氣相對充足時，才會呈現出激烈的急性期；當疾病進入正氣不足的第三、第四階段時，就進入了慢性期，疾病由陽轉陰，氣機進入低水準的假性平衡狀態。身體會適應這種症狀不強烈的病態，正氣也無力抗爭以恢復真正的平衡（如同老人腰痛久了，習慣以彎腰的姿勢適應）。

在慢性期的陰證狀態，若因為天時、地理、食物、生活方式乃至精神心理，出現對病人有利的條件時，正氣會有暫時的提升，三焦氣機運行加強，於是邪正對抗又開始了，隱匿的症狀與不良指標再次出現，病勢由陰轉陽，此時雖然又會出現令人不適的「症狀」，但身體也有機會重新恢復更高水準的平衡。

這個時候，就需要「抓住時機」（由陰轉陽的機會），根據身體的寒熱虛實狀態，或補或瀉，或開或闔，目的是進一步增加資源（元氣、中氣），幫助三焦運轉順暢，並給邪以出路（汗、大便、小便、月經）。

很多時候，對於長期衰弱、處於第四階段的慢性病人，「內在的醫師」已經無力抗爭，因此，需要主動「創造機會」，可謹慎選用一些溫補或「開」的藥，適度幫助氣機格局「由陰轉陽」。這個過程中，老症狀和老病根或許會再次顯現，我們可以借機以「守中央、通四方、顧下焦」的思路引邪外出，幫助患者恢復健康。

在疾病發展過程中，要「抓住時機」和「創造機會」再次引發邪正對抗，並不是容易的事，這要求醫師有非常敏銳的直覺，以及對疾病發展過程、邪正對抗層次具備足夠的經驗，還要對人體能量格局、針灸時神氣變化和本草的藥勢開闔升降，有精微層次的掌握。

在《傷寒論》時代，醫師很擅長「抓住機會」，我們可以從當時的方藥使用中體會到。

不管是急性還是慢性病，中醫的效果都很好。在急性階段，元氣、中氣相對充足，氣機向外開而禦敵於體表，會更容易處理。

克勞迪那：你的意思是，在慢性疾病的治療中，為了逆轉病勢，我們需要抓住甚至創造機會，來喚醒「第一個醫師」，讓邪正再次對抗反應。只有這樣，真正的病機才會顯現，治療才更有效率？

李辛：是的。慢性病患者往往真氣不足，抗爭無力。邪氣留停，或在表，或在血分，或流於經絡，或停於皮膚肌腠，或在更深內部臟腑。很多時候，病久之人沒有強烈的不適症狀。

但是，因為氣運、居住地、人際關係、思想、飲食、用藥的改變，慢性病患者會在某個時期，真氣得以暫時恢復，與舊邪起而抗爭，進而在邪氣阻塞的病所，或三焦的表中裡的不同部位出現症狀。

例如，每年都有很多慢性支氣管炎復發的病人，會出現咳嗽、咳痰、發燒、白血球升高等症狀，這通常是因為真氣暫時提升的原因。

這一類慢性病復發，是過去未完成的邪正反應的結果，因此，一個有經驗的中醫需要：

第一，**得其機**，是最重要的，要抓住這次真氣提升的機會，利用新的邪正對抗，幫助對抗充分完成，祛除病根。

第二，**順其勢**，根據邪正反應和邪氣將出的方向，因勢利導，或以汗法宣暢皮表腠理，此為開上焦；或以導通大便，下降腑氣，此為運通中焦；或以淡滲、化瘀，驅邪外出，此為通泄下焦水道或血分。

第三，**握其度**，調控身體的反應不至過強、過猛，以免傷精破氣，將邪正對抗保持在患者體質可接受的範圍。如同小火熬粥，火太大，粥溢而鍋損，火太小，氣冷而米僵。

第四，**顧其本**，根據人體的資源程度與當下邪正反應的強度，斟酌補充中下焦，以助病勢，由陰轉陽。

所以，因為正氣回復而導致的慢性病復發，再次出現發燒、咳嗽、咳痰及出汗等症狀，可以視為邪正重新開始對抗的結果。

我們需要做的，不是去抑制機體的反應，不能只是著眼於消除或掩蓋眼前的症狀——這是錯誤的治療方向，會干擾疾病發展自然的「勢」，錯失轉化的「機」；我們所能做的，是控制身體的反應強度在可接受的範圍（比如，若是發熱嚴重，可用滑石和石膏這一類甘寒藥，或微苦平涼藥），這樣病人不會太痛苦，形氣神不至於受到無謂的損壞，真氣主導的抗病修復反應能夠繼續下去。

身體自有智慧，在「第一個醫師」工作時，我們要安心且尊重它，這要求我們對「勢」、「機」、「度」的理解要清晰。

大多數的慢性疾病，都可以用上述「得機、順勢」的原理來激發邪正相爭，用溫開、溫通的藥物喚醒「第一個醫師」。當真氣主導的邪正對抗出現時，「勢」、「機」、「度」就會很清晰，「移動棋盤上的棋子」就容易了！

這個原則，在古代常用於治療「陰證瘡瘍」，即皮膚和肌腠部位的慢性炎症。醫師會用附子、黃耆、黨參、麻黃等來托舉陽氣。在中醫外科叫「**陰證轉陽**」，意思是補充元氣中氣，使得邪正對抗恢復，在這個過程中，原來的症狀可能會明顯，甚至加重，但氣機開始更好地運轉，病機格局與發展方向也更明確。在「本草治療」部分會有案例詳細說明。

克勞迪那：你曾經提到，在臨床中還會遇到「類似外感」的現象。這究竟是近期的感冒，還是過去未完成的對抗被重新激發的一種現象？

李辛：都有可能。我觀察到很多「**類似外感**」的原因，並非近期的受寒或被感染，而是由於各種內外原因導致的「調整反應」，比如過食導致氣機停滯，或肌腠內的濕寒外排，或是精神不安、心理壓抑，或是水土不服等，這一類調整反應，從氣機的角度來看，代表這個人正氣尚可，所以能以開上焦表氣的方式進行調整。

再有，慢性病的某個暫時的「陽性」階段，邪氣或深層瘀滯會從原本「封閉於內」的狀態「動」而排出，也會出現「類似外感」的症狀，這是好的現象，代表體內真氣提升了，經絡更通暢，邪氣由裡出表。

所以，不論是源於食物、思維，內部還是外部的原因，只要「第一個醫師」被啟動，且氣機方向趨向於「表」，身體就會出現類似感冒的症狀；如果趨向「裡」，反應就會複雜一些，比如：腹瀉，月經過多、色黑、血塊、白帶異常，便血、尿血……這是透過中焦和下焦排邪的反應。

傳統中醫認為，「感冒」可能是任何一種疾病的初始階段，是表證。任何慢性疾病，也都有可能將邪正對抗由「裡」推向「表」層，這叫作病勢「由裡出表」，是個好消息，表示深埋體內的邪氣正在「由裡出表」。

溫病學派認為，當熱邪已深入營分、血分的層面，可以用諸如青蒿、薄荷、紫蘇葉等微辛疏透之品，幫助氣機內外交通，讓邪氣有機會透到體表排出，這個原則叫「**透熱轉氣**」。

由此看來，很多慢性病患者有時候出現「感冒」症狀，有可能是在病勢不明朗時出現的一個轉機。

中醫調治的目標，是回到「常」的狀態，這意味著人體內部的氣機要與外界聯通，開「表」可以是治療的第一步；除非患者有嚴重的下焦或中焦虧虛；或中焦阻塞（此時宜用大黃、厚朴類往下開泄）。

所以，課本裡列在「解表」類的藥，並非只能用來發汗，治療表邪，而是可以理解為「開表氣」或者說「開上焦」，這往往是治療大部分疾病的第一步，柴胡、荊芥、防風是其中的常用之品。

歷代有不少著述提到三焦辨證，指出「汗出正常」表示上焦是通暢的，若不暢，辛味藥可以從表層入手運通三焦；「大便正常」表示中焦通暢，若不暢，苦味藥可以降氣導滯通便，這是從中焦入手來運通三焦；小便無異常，表示下焦氣化正常，若不暢，可用淡滲以利小便，這是由下焦入手，來運轉三焦（氣分），因為三焦水道連接了體表和內部臟腑。

在臨床中，從哪一層打開，要取決於「第一個醫師」所需的方向。

克勞迪那：如何辨別病情是嚴重的，還是緩和的？

李辛：關於病機，《黃帝內經》中講到**「順」（正常的反應和發展方向）**；以及**「逆」（異常的反應和發展方向）**。若是「順證」就不會太嚴重，人體的邪正對抗正處於可控的自癒階段；「逆證」則很難治療，有時甚至很危急。

如果病機的排邪方向與氣機運轉的方向相協同，為「順證」，代表邪正對抗反應正常。比如：感冒屬於邪氣在表，如果出現發熱、出汗、打噴嚏，或者喉嚨痛、咳嗽，表示病機為上焦的表證，意味著患者真氣尚足，能夠順著正常的排邪方向，病將自癒。

如果病機方向與氣機相反，則為「逆證」，代表邪正對抗的反應異常。比如：感冒後很快轉成肺炎，甚至發展為腎盂腎炎、心肌炎，表示邪氣盛，而正氣虛。對抗沒有順著「常」的方向向表排邪，而是因為裡虛邪陷而入深了。

在這裡，**判斷的重點來自中下焦的虛實**。醫師應明確怎樣是正常的方向（「由裡出表」為常，「由表入裡」為逆），並根據資源（中焦、下焦）的狀況，決定大方向是開還是闔。同時，針對邪氣，要在適當的層次給邪出路，以幫助排邪。在逆證的階段，病情常常複雜而嚴重，治療起來也更加困難。

第4章

診斷方法

克勞迪那：我們現在知道透過問診來完成診斷的四個步驟和八綱辨證，是診斷的基礎。那麼，望色、舌診、切脈、腹診、經絡觸診等診察方法中，什麼是最重要的？

李辛：在開始問診和觸診等執行細節診療之前，最重要的是對病人有一個完整的直觀感受和意象。

病人進門後，會開始述說不適的感受、症狀和既往病史。這個過程中，醫師需要保持安靜、專注和放鬆，以獲得關於病人的全方位的直觀感受，包括：患者的神是有餘或不足，定或散；氣是虛或實、開或闔、清或濁；形之剛柔厚薄、骨之堅脆；有無邪氣，是風寒濕熱或瘀血食積痰飲，有沒有七情異常或邪祟；邪正對抗的狀態是陰或陽；方向是從表入裡，還是由裡出表；趨勢是順或逆等。醫者需要有一個整體的意象，以及評估此次發病是過去未完成的舊病再次復發，還是新近發生的問題。

當我們透過第一印象的直觀感受，獲得這些關於病人的基礎性、框架性的資訊後，再依靠診斷的四個步驟來釐清、確認，就能確保治療策略和療效更可靠及精細。

克勞迪那：《黃帝內經》曰：「睹其色，察其目，知其散復。一其形，聽其動靜，知其邪正。」意即觀察病人的氣色和眼神，明白神氣是散還是聚；從整體觀察，把握形體和神氣的動靜，了知邪正的變化。這部分可以再深入討論一下嗎？

李辛：面部氣色和眼神的光彩很重要，有光彩則有「神」，表示氣還是舒展流通的，雖病但還不重，屬於「常」態，易癒。如果皮膚晦暗無光，表示病久入深，真氣不足，邪正反應不足，「神」弱而氣滯不行，常常屬於「逆」，難癒。

氣色，顯示了更多有關氣機和邪氣的資訊。白色多主寒、痛或氣虛；青色多主寒滯、疼痛或血瘀、長期的鬱怒；紅色多主熱或氣實（有餘）、氣浮；黑色多主寒、閉，深層的瘀滯，水飲停留；黃色多為氣虛、脾胃虛滯。

如果面部有特別的顏色聚集區域，表示在其相應的身體層面有問題。兩眼之間色暗或凹陷，表示心臟有問題（如供血不足、心絞痛或先天心臟偏弱）；鼻尖發暗，表示胃中有寒；下眼圈發暗，表示下焦精虛或肝腎鬱滯。兒童面色蒼白無華，多中焦脾虛或下焦腎虛；小孩下眼圈及雙目間發青，表示體質或神質敏感，容易怕黑、夜間易驚，神弱。

現代人過度使用手機和電子產品，有些人的臉色會過於鮮亮或浮紅，這代表神氣過於外散，精氣不固；長久發展下去，面色會漸漸發暗、乾枯，表示下焦精虧精虛。手掌暗黃，也是精虧之象。

肌肉鬆弛，多是中焦脾胃虛弱；肌肉過於緊滯，為氣結之象，表示深部經脈不暢。

行動遲滯，不愛動，身體蜷縮，呈保護狀，代表神弱、氣虛。

如果患者容易激動，常常內有鬱熱或邪氣。

克勞迪那：這些都清楚說明了《黃帝內經》關於望診的內容。但是，你前面提到個人的直觀感受，比這些氣色或眼神的細節更重要嗎？

李辛：是的，這種直觀把握的方法，是基於經驗和細微的感受力。在後文的「針刺、艾灸、火罐和按摩」部分，我們會詳細討論醫者的「內在訓練」。

克勞迪那：下面我們進入舌診的討論。

李辛：舌診很有用，它像一面鏡子，反映了身體內部的狀態，而非僅僅用來辨別邪氣；能很直觀地呈現內部的「虛或實」，而非簡單的「寒或熱」。

舌體是內臟的延伸，其狀態反映了內部臟器及身體深層次（血分）的狀態。舌體軟弱而小，主虛證或深層血分虛滯；舌體胖大，像長時間泡在水中，蒼白、脹滿而有齒痕，表示水飲停留，多為陽虛或氣滯，甚或下焦精虛。

一般來說，只要有胖大、水滑、齒痕，是「虛而不收」之象，表示精氣離散不闔。舌體柔弱，伸出無力，表示內臟和深層肌肉也處於同樣的狀況。

所以，舌體反映的是身體內部和體質的狀態，舌苔則顯示了近期氣機運行的變化。舌苔厚，為氣滯，可能是由於飲食過度，中焦脾胃失調，或是寒邪傷於上焦、中焦，阻礙了三焦流通，為實證。

另一方面，三焦流通不利也可能是中氣虛或元氣虛所致。所以，當我們看到某人舌苔很厚，只是意味著他的三焦運行有礙，要避免進入「點對點」的診斷思維，舌苔厚是由於熱、寒、濕，還是中焦、下焦的不足所造成，需要進一步的完整詢問和觀察，以此來確認更深的原因。

克勞迪那：我過去學過，「舌苔的顏色和厚薄」可以代表邪氣的種類：白厚苔表示有寒，黃厚苔表示有熱，黑厚苔代表極熱或極寒，要根據舌體的燥濕來界定。

李辛：是的，這是教科書的內容，只能說「有可能」。傳統的診斷是「四診合參」，不能只根據一兩個現象來下診斷，否則很容易被局部的各種症狀引入歧途。中醫講求「整體觀念」、「治病求本」，從傳統「標本學說」的角度，以正氣為本，要根據病人本來的形氣神、神機、氣機、病機的狀態，來決定治療策略和方向。

總之，舌診可以顯示身體內部的狀態和氣機運行程度，舌體的形態色澤揭示了體內的基本狀態；舌苔反映了近期氣機的變化。永遠不要只根據舌頭來診斷邪氣是什麼，我們需要更多的證據。

克勞迪那：這是需要牢記的！最後，可以談談脈診嗎？

李辛：診脈時，我們需要體會脈的三個層面：

- 天、地、人。
- 兩個原則：度、機。
- 相應。

關於天地人三個層次，說明如下：

天

正常的脈象會隨著時間，比如四季或日夜週期而不同，脈是否與天時相應，是脈診的首要。《黃帝內經》道：「脈得四時之順，曰病無他，脈反四時，及不間臟，曰難已。」意思是脈應四時，雖病但不重；脈逆四時，很難痊癒。

《黃帝內經》用「**權衡規矩**」四個字具體地描述了四個季節正常脈象的感覺。

春天：圓利流暢如規，像魚在水面遊動。
夏天：充沛在膚，洪大方正如矩，有萬物充足盈盈之感。
秋天：輕平如毛，上下之勢輕微如衡，或微沉下膚，如同蟄蟲開始內斂。
冬天：沉伏至骨如權，有一種收聚於內的感覺。

同理，晝為陽而開，夜為陰為闔，白天的脈會比夜晚浮而在表。

地

因為各處地氣不同，脈象會隨不同的地理環境而變化。比如在中國，南方人的脈會相對軟而快，北方人的脈相對有力、沉一些；從體質和神質來看，南方人的骨骼相對清利，思維靈活一些，善於變通，而北方人大都骨骼堅實，肌肉豐厚，家族和社會的影響力會大一些。這種差異是由於不同的山川地理有其形氣神的差異，而孕育出不同的個體。

在古代，人口的移動和資訊的傳播，相對於現代社會要少得多，所以居住環境的氣候、地理和當地物質資源對個體的影響會更加明顯。

所以，即使是同一種病，治療的思路、用藥的選擇也需要因時因地調整。《傷寒論》的作者和《溫病條辨》的作者，兩者行醫的地區不同，所處時代的氣運大背景也很不相同。

人

有「常」與「變」兩種情況：

- 對於健康者，因為性別、年齡和體質的個體差異，脈會有不同的變化。女性的脈多比男性沉而軟；老人的脈多比年輕人弱或脆硬；體胖者更多沉遲，像冬天的脈；體瘦者偏於數、浮、輕，像夏天的脈。
- 生病時，脈象與病情病勢相應，則為常脈，為順。比如：感冒或發燒，脈象應該是浮而有力，這是正氣起而上浮至表，邪正相爭的正常反應。如果脈反而弱或沉，則逆，因病勢與脈不相應，病情可能會加重。出現腹瀉時，因氣機往下向外，裡氣多不足，所以脈象沉、弱為常；如果脈反而出現浮而有力，脈證不相應，表示陽氣不收，浮散在外，精氣極虧，為逆，患者可能會有危險。

脈診的兩個原則

第一個原則：合機與合度。

合機，指在特定的時間、空間裡，病情與脈象應當相合。如前「脈應四時」、「脈證相應」。當此機，應有其象。

合度，意味著脈象的變化不僅僅應當與人，與病，與天時、地理相協調，而且應相對平和，不能太過，也無不及。例如，春天脈浮為常，不及為病，太過浮，亦非常態。

第二個原則：相應。

在特定的機，有相關的脈象出現，而且合度，這就是相應。如前所說，脈與人，與病，與時，包括與面色的變化相應，則為「常」，病容易痊癒。這是一種和諧的呈現。

比如感冒，若病人體質不錯，正氣充足，脈浮而有力，即為「相應」。或者體胖的健康人，脈遲、沉而有力，如冬天的脈象，也是相應。

克勞迪那：實際診脈時，你是體會各部脈的整體感覺，還是按照寸關尺來感受各個位置所顯示的相關臟腑狀態？

李辛：我們需要靈活而不是機械地看待脈象。感受脈象就好像聽一場音樂會，我們要感受在整體的旋律與節奏中，哪些是和諧的，哪些不是；感受手下的氣與脈流動的狀態：鬆或緊，虛或實，是陰脈或陽脈，上與下、左與右之間的平衡度……每個人都有其正常的脈象，也一直在變化中。感受真氣和邪氣的抗爭程度，是強或弱，是浮或沉，感受在這個特定的「病機」裡，會出現哪些「相應」或「不相應」的象。

所以，傳統的診斷是要先知道患者的正常狀態（常）應是怎樣的，然後再看他的脈象是否在正常狀態以內，或偏離的情況，這就是所謂的「知常達變」。

在臨證時，**體會脈象的整體呈現**，比描述寸關尺各部的脈象是什麼更為重要：

- **脈是虛或實**，表示是否有邪正抗爭，或者真氣是否充足。
- **浮或沉**，表示邪正對抗是在表還是在裡，以及氣機方向是開還是闔，病勢發展是出表還是入裡。
- **緊或鬆**，表示邪正對抗是否激烈，緊則病勢甚，鬆則緩。也表示資源是否充足，緊多主不足，鬆則正氣尚充；也顯示管道是否通暢，緊則多淤滯，鬆則多流通。

一般來說，如果右側脈緊，代表有寒、氣鬱或者氣分不足；左側脈緊，代表血分瘀滯或精不足。因為左脈候內（裡），右脈候外（表）。

- **遲或數**，表示體內偏於寒或是熱。

診脈要考慮到這三方面：天、地、人；合機、合度；體會脈的整體呈現。但是要記住，切脈只是診斷方法之一，不能以脈診來取代其他診法。觀察病人的神色形態，詢問症狀，獲得關於病機的基本認識，然後從診脈獲得進一步的證據來證實自己的判斷，並鑑別和釐清其他可能的問題。需要四診（問、聞、望、切）合參，這樣才能得到完整可靠的診斷結果。

克勞迪那：你是如何「感受」病人的？如何做到病人一進入診間，就能多少「知道」他的基本狀態了？

李辛：我是透過四個步驟來感受、觀察病人的。

望診是診斷的開始，當病人進入診間，在開始描述症狀之前，我已經能大致瞭解他的基本情況了。首先，我會觀察和感受他的神是否穩定，精和元氣是否充足，三焦氣機是否在正常狀態，病機處在順或逆的趨勢中。然後，我會觀察和感受他是否有邪氣：寒、濕、血瘀、食滯、火……邪氣位於哪裡，在裡還是在表。再觀察他的身形（形之厚薄、氣之虛實），觀察他的應對（遲鈍還是清晰），觀察他的精神狀態（動靜、定散、虛實）。

接著，我開始問診，詢問其生命基本狀態，包括：睡眠、飲食、出汗、大便、小便、月經、帶下、情緒、精力……這些能讓我進一步明白氣機和病機的實際情況。所以，問診是為了進一步確認前面對其神氣、病機、邪正的預估是否準確，並不是漫無目的地問一遍。

之後，我會詢問病史，發病過程、治療方法與效果，瞭解患者整個過程的症狀、反應和身心感受，這些有助於重建疾病發生、發展和變化的完整畫面，就像一條河流，有源頭，有流布的過程；有開闔轉化的方向；有層層推進的動力和當下的對抗狀態、未來可能的發展趨勢。

將所有的資訊和判斷，納入當下的決策：

- **資源如何，正氣是否有力量完成邪正對抗？**
- **管道是否通暢？**
- **邪氣的類型，在什麼層次對抗？**

從而確定治療策略：

- 開或闔？
- 補或瀉？
- 打開上中下哪一層，氣分或血分？
- 根據邪氣的特點和病機趨勢——是通過汗（寒邪或鬱熱在表），或汗與小便（排出濕、熱），還是大便（排出濕、熱、濁、食滯或瘀血）來排出？
- 用藥的剛柔、潤燥、動靜、走守，要如何選擇？

感知力水準的不同，在望診、觸診和問診中獲得的資訊與直覺是不一樣的。作為醫師，需要不斷地進行「**內在的訓練**」，慢慢地讓自己的內在靜下來，就像把鏡子擦乾淨，當下的一刻，任何細微變化都會顯明於心。

靜坐和站樁，是提升覺察力與感受力的基礎。

總結

克勞迪那：總結一下本書中關於傳統中醫理論的內容，我們討論了：

1. 如何理解個體正常的能量狀態和資源（精氣形神）：透過診斷的第一步驟（資源）和第二步驟（三焦），評估真氣和氣機的情況，這是關於「常」的部分。
2. 如何評估失常的能量狀態：邪氣入侵時的病理反應，透過診斷的第二步驟（三焦管道：汗、大便、小便）和第三步驟（神、陰陽）及八綱（陰陽、虛實、表裡、寒熱），來評估邪正對抗和病機趨勢。
3. 如何診察、感受脈象，感知病人整體的呈現。

你還介紹了一些處理疑難問題的「訣竅」。在我們進入下一章之前，請總結一下每個醫師都需要牢記在心的基本原則吧。

李辛：下面這些傳統中醫的治療原則，推薦給大家參考：

- **定其神**、**審其勢**、**利其行**、**握其度**、**顧其本**。治療中，首先要穩定病人的神，神定則氣機穩定；要明白邪正對抗的發展趨勢；要協助「第一個醫師」完成邪正對抗，順應原本的方向（開或闔、向表或裡）以排除病邪；要減緩邪正的反應強度，使之在患者可承受的範圍；

要時刻留意本氣（中氣、元氣）之有無。

- **通因通用**。如果身體的反應方向想要開通，我們就順應「通」的方向。比如中焦邪熱或瘀阻所致的腹瀉，「向下通」是人體正常的排邪反應，可用「大黃」這類瀉下通利之品，來順應本來的病機方向。
- **塞因塞用**。因為中氣虛或下焦精氣不足，導致出現阻塞的症狀（如便祕），這時身體需要「闔」，可用補益藥來幫助人體完成這個過程，如蓮子、烏梅、肉蓯蓉、人參等。治療，是根據氣機的方向順勢而為，而不只是為了解除症狀。
- **其在表者，汗而發之**。即如果邪氣在表，氣機反應的正常方向是向外開，順應之，可以汗法驅邪氣。
- **其在裡者，攻而下之**。即如果邪正相爭的病機在裡，氣機的方向是向下，我們用有「降、泄」力量的藥物。
- **大小不利，急則治其標，緩則治其本**。因大小便不利而病勢緊急，雖非本病，但需要先治之，等到大小便正常，病勢緩和後，再治其本病。
- **表解裡自和**。表裡同病時，如果裡氣尚足，氣機的大方向是需要開表，表解後，裡也自解。表和裡是一體兩面。
- **裡和表自解**。表裡雖同病，病機已入裡為甚，當先和其裡，而表氣自開。從能量角度來看，三焦（表中裡）三個層次，其實是一體的。重要的是根據本來的方向順應之。
- **釜底抽薪**。如果壺裡正在乾燒，沒有足夠的水，可以把木柴（火）移開。比如，由於食滯、濕熱所致的腸道阻塞而出現高燒，可用通便瀉下的方法，快速減輕體內壓力和過盛的火毒濕邪。

- **胃不和則臥不安。**中焦不和，神和睡眠易受影響。
- **引熱下行。**內有鬱熱阻滯時，不能過於開表（辛味的風藥），否則會加劇熱象（風火相煽），可以以通利大小便，引熱下行。

克勞迪那：這些原則，都是關於治療的大方向嗎？

李辛：是的，選擇正確的方向是療效的關鍵！用藥時，應根據藥物的性或味來調配合適的作用方向；針刺的目的，也是調整氣機的方向。治療中，面對種種症狀，不能點對點思維、對症用藥，調整氣機的大方向更為重要。

第二部分

本草治療

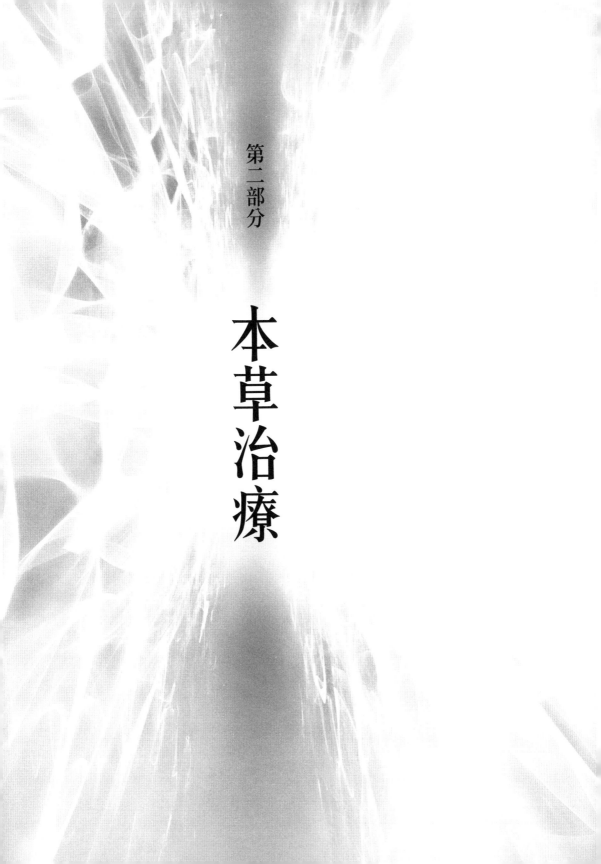

第1章

本草歷史與經典著作

克勞迪那：我們能從本草的源流說起嗎？你覺得哪些著作是本草學的經典？

李辛：有三本關於本草的經典著作：

- 《黃帝內經》，分為《素問》和《靈樞》。
- 《神農本草經》。
- 《傷寒雜病論》，包含兩部分：《傷寒論》和《金匱要略》。

還有《脾胃論》和《溫病條辨》，這兩本書不厚，很值得學習。

克勞迪那：在遠古的記憶裡，神農氏和黃帝是兩位帝王，他們的行跡常常出現在民間故事、歷史紀錄和傳奇裡。從我所閱讀和聽聞的資料來看，神農氏和黃帝像是神話人物，我們不能確認《黃帝內經》和《神農本草經》真的是他們寫的，更可能是一些不同流派的醫師共同彙集而成的。

據傳神農氏是住在黃河附近的「炎」部落的首領，某日，一隻鳳凰飛臨該地，銜來一株有九穗的幼苗。神農氏拾起後種於土中，幼苗慢慢長大，結出了穀物，人們吃後變得強壯了。於是，神農開始栽種這一被稱為「穀物」的植物，這是炎帝又名為「神農」的由來。

「神農」的意思就是「偉大的種植者」。雖然傳說中神農氏在農業及醫學領域都有很大的貢獻，但是我們卻無法找到太多關於他的歷史紀錄。《神農本草經》可能是集秦漢時期不同醫家的思想而成的。

李辛：繼《黃帝內經》和《神農本草經》之後，《傷寒論》是學習本草使用的最重要的一本臨證實用手冊，簡明易解。

克勞迪那：我們可以先介紹《黃帝內經》嗎？這本書非常有名。

李辛：《黃帝內經》成書於秦末漢初（西元前一或前二世紀），記錄了黃帝與他的私人醫師——岐伯、雷公等人之間的對話。

該書由兩部分組成：《素問》和《靈樞》。

《素問》由唐代太醫王冰編輯而問世。在此之前，這部書藏而不見於世，只有特別聰慧的弟子才有機會學習。書中講述了中醫師理學：人體的能量系統，氣機的正常狀態，臟腑與經絡，以及古代人如何調神，如何與自然、環境和諧共存；書中也討論了病邪侵襲時人體的反應；還有脈診以及本草、針灸的使用原則等。

《靈樞》共八十一章，多次失傳，直到宋朝，史崧在家中發現了這本從漢朝流傳下來的著作，加以校正而流傳於世。相較於《素問》，《靈樞》以更多篇幅介紹了針刺的內容，穴位和經絡，以及疾病和相應的針刺治療。（關於《黃帝內經．靈樞》的若干選讀詳見附錄二。）

克勞迪那：在《黃帝內經》中本草治療的內容裡，有哪些對你的臨床思路產生特別的影響？

李辛：《素問》的第五章〈陰陽應象大論〉介紹了因為本草「**氣味陰陽**」不同，具有不同的作用效能和方向。

- 陽為氣，陰為味。
- 陰味出下竅，陽氣出上竅。味厚者為陰，薄為陰之陽。氣厚者為陽，薄為陽之陰。味厚則泄，薄則通；氣薄則發泄，厚則發熱。
- 氣味辛甘發散為陽，酸苦湧泄為陰。

簡而言之，不同的藥物，氣味各有厚薄，氣為陽，味為陰。藥物的作用，其補或瀉，升或降，開或闔，都取決於「氣味」的適當選擇與調配。在我看來，氣與味才是最根本的，也是理解處方用藥的關鍵。

克勞迪那：我對《神農本草經》瞭解甚少，這本書有什麼特別之處呢？

李辛：神農氏是農業、動物養殖以及醫學之祖，早於黃帝時代。神農的傳說講述了本草的起源和被發現的過程。古人認為，藥物的使用，並非源於反覆的摸索和試錯，而是神農本人品嚐每一味藥的經歷。據傳神農一天會嚐七十多味草藥，他有特別精微的感受力，能把每味藥的「氣、味」以及在體內作用的方向和效能，有毒、無毒等內容記錄下來。這就是「神農嚐百草」的傳說。

這本書最有價值的部分，是關於中藥的分類。書中將三百六十五味藥分為三大類：「上藥」、「中藥」和「下藥」，也即「上品」、「中品」和「下品」。

在《神農本草經》裡，「上藥」常常用作「君藥」；「中藥」多用作「臣藥」；「下藥」為「佐藥」和「使藥」。這個「君臣佐使」的觀點與現代書籍中的並不相同。在那個時代，上品的「養命應天」是治療的重點，中品「遏病補虛」次之，下品的「治病」再次之。

現代會把每個方劑中具有決定性作用或劑量較大的藥物稱為君藥。任何一味藥在不同的處方中，既可以是「君」，也可以是「使」，現代的大部分中醫往往不再考慮它是屬於「上品」、「中品」或「下品」。

「上中下三品」的分類方法，清楚地告訴我們每味藥的性能趨向、安全性、能否長期服用、它的副作用及其進入體內的運動輸布方向。該書文字簡潔，對於適應證的描述也相當準確。

在現代，大學教材的每味藥後會羅列大量的主治功效等，而對於藥物的「品性」，是作用於「神」還是「氣」或「形」以及「勢能方向」卻忽略太多，而這些才是對藥物理解的精華部分。

克勞迪那：能詳細介紹一下這三品嗎？

李辛：首先是**上品**：由一百二十味君藥組成，其特點是：

「**主養命以應天。**」

「**無毒，多服、久服不傷人。**」

「欲輕身益氣，不老延年者，本上經。」

即如果想要身輕體健、益氣、長壽，用上品。

上品與「養命」有關，這個「養」的觀點很重要。不同於現代人喜歡「治」、「抑制」、「消除」或者「抗」——抗病毒、抗菌、抗衰老，聽起來像是在抵抗自然和規律，很費力地對抗。

「命」，壽命、性命，也指生命的精華、精氣神。上藥通常有補養精氣的作用。

「應天」，上品藥多有「安神」、「安魂魄」、「定志」、「通神明」的效用，這是「調神」。「調神」是《黃帝內經》裡最重要的觀點，疾病的發生雖然在物質層面的肉體上呈現，背後卻是能量系統的失衡，源頭是個體之「神」的混亂，與天地節律，與大自然的失聯。

「無毒，多服、久服不傷人。」這「毒」有兩個意思：一者，毒性；二者，偏性。上品藥氣味不厚，多為平和之品，可以久服。雖然不少藥物有一定的「開」的力量，但大部分以「守」、「闔」為用，多有收闔精氣、保養神氣的特點。

下面是我們常用的一些上品藥：

朱砂*、紫石英、芒硝、滑石、菖蒲、菊花、人參、天冬、甘草、地黃、白朮、蒼朮、菟絲子、牛膝、玉竹、柴胡、麥冬、車前子、木香、山藥、薏苡仁、澤瀉、龍膽草、細辛、石斛、巴戟天、天麻、靈芝、芎藭（川芎）、黃連、蒺藜、黃耆、肉蓯蓉、防風、蒲黃、決明子、丹參、五味子、地膚子、紅景天、茵陳、沙參、桂枝、肉桂、枸杞子、橘柚、茯苓、酸棗仁、檗木（黃柏）、五加皮、杜仲、桑寄生、女貞子、藕實莖、大棗、冬瓜仁、龍骨、麝香、阿膠、牡蠣、龜甲、桑螵蛸……

＊朱砂，又叫丹砂。在道家是非常重要的藥物，現代有觀點認為朱砂主要成分為硫化汞，而硫化汞含汞，所以有毒。

古代醫家認為：「朱砂忌火煅，火煅則析出水銀，有劇毒。」前提是，朱砂裡的硫化汞需要加熱到一定的高溫，裡面的汞才會析出。

水煎的湯藥，溫度低於攝氏一百度，常用量也很微小，亦不需要長期服用，所以適量口服對於人體是安全的。

傳統中醫認為，朱砂對人體產生效果，並不是因為它的物質成分，而是信息，一種類似陽光的溫暖而穩定的保護性信息場。所以，可以利用朱砂的這種特性，微量外用，塗抹在百會、印堂、勞宮、湧泉這些穴位，亦可發揮安神和保護的作用。

接下來是**中品**，一百二十味臣藥，其特點是：

「**主養性以應人**」，中品也是以「養」為主。「性」，因人而有陰陽、虛實、寒熱之別。

「**無毒有毒，斟酌其宜**」，這一品藥裡，有的有毒，有的無毒，需要根據不同的體質、病情，斟酌選用其合適的。

「**欲遏病補虛羸者，本中經**」，要調治不同疾病，補益虛勞，可用中品藥。

中品以「養性」（不同個體的自然偏性）為用，恢復人體的失衡狀況。中品的「氣味」往往比上品要強烈，用以打開不同的層次，其基本效能，多以「瀉」和「開」為主。

常用的中品藥如下：

石膏、磁石、陽起石、鐵精落（生鐵落）、乾薑、葛根、天花粉、苦參、當歸、麻黃、通草、芍藥、瞿麥、玄參、秦艽、百合、知母、貝母、白芷、淫羊藿、黃芩、白茅根、紫苑、白鮮皮、藁本、萆薢、地榆、海藻、澤蘭、防己、牡丹皮、款冬花、梔子、吳茱萸、桑根白皮、荊芥、竹葉、枳實、厚朴、山茱萸、豬苓、龍眼、梅實（烏梅）、鹿茸、羚羊角、鱉甲……

最後，是**下品藥**，共一百二十五味，為佐使藥，其特點是：**「主治病以應地，多毒，不可久服」**，天者，陽也，神也；地者，陰也，形也。下品藥多用以治療有形的疾病，大多有毒（氣味、偏性大），不能長時間服用。

「欲除寒熱邪氣，破積聚，癒疾者，本下經」，明確表示下品藥不是「養」，是除寒熱邪氣，「破」意味著力量很強大，有破壞力。「積」，指氣分的鬱滯，「聚」，指血分有形的瘀滯、腫塊。

所以下品藥是針對疾病的。其有毒、作用迅速猛烈，在治療疾病的同時，也可能會傷害人體，不可久服。下品藥的氣味，比前兩類都要厚重強烈很多。

常用的下品藥有：

蜀椒、代赭石、大鹽、附子、烏頭、天雄、半夏、大黃、葶藶子、桔梗、白及、萹蓄、白頭翁、連翹、夏枯草、蜈蚣、水蛭、桃仁、杏仁……

克勞迪那：十分有趣，也讓我很驚訝，一些藥的分類和我以為的不同。我過去以為龍膽草和細辛並不安全，但它們卻屬於上品藥；而半夏和桔梗卻是在下品藥。你覺得這種分類可靠嗎？

李辛：《神農本草經》對於藥物的分類來自道家的傳統，是以「神」和「氣」為基礎的。

「上品」藥，多能穩定神機。其中許多礦石類藥和草藥，有「養精」、「通神明」的作用，也是道家服食之品，比如：白朮、地黃、茯苓、天冬、麥冬，是古代修練者常用的助道之品。穩定和充養「精氣神」，是納入上品的主要原因。

「中品」藥，作用在不平衡的氣血層面，調理氣血，補虛瀉實，順應氣機的開闔方向。所以，中品藥主要是調和陰陽、寒熱、虛實。適合邪氣不甚或本氣自病的情況。

「下品」藥，其作用更著重於「肉體層面」，會引發一場真正的「革命」。它能強烈地改變氣機運行的方向，攻擊病邪。藥性猛烈，作用迅速，但有毒性和副作用。

以上的分類原則確實和現代教科書不大一樣，原因有很多，其中之一的可能是，它是由精微感知極強的先人記錄傳承而來，他們的氣血通暢程度與普通人不同，而現代人與當時的普通人體質又有很大的區別；另一種可能是，中國南北東西中的地理環境和氣候差異極大，因此，同一種類及名稱的藥物在不同地域和時代的認定，以及實際的性味上，也可能存在較大的差異；抑或有一代代傳抄導致的錯訛。我們不必拘泥於少數幾味藥物的不同觀點，重要的是，學習它的分類思路和氣味描述，作為參考，但在實際運用中，我們可以做出自己認為更安全的選擇。

在平時的學習和實踐中，我常常帶著學員一起嚐草藥，發現不同的陰陽、寒熱、虛實的體質，對於相同的藥物的感受區別很大，而劑量、煎煮法、不同藥物的組方配比，都會有不同的區別，我們需要根據自己身心的感受和變化，來體會其作用，進而漸漸發展到，體會這些藥物和不同組方在不同人體內將會發生的影響與變化。

比如，現代書中認為「麥門冬，性微寒」，而《神農本草經》認為其性平。我嚐過後，發現麥門冬並不寒，所以「主傷中傷飽，胃絡脈絕，羸瘦短氣」。

近代，中醫用藥已不太思考本草的「**氣味**」導致的「**升降開闔**」等藥勢了，而是依據其功能：祛寒、清熱、排毒、利尿、通便、止咳、活血……進入「概念化」而非「意象化」的學習，雖然方便初學者記憶，卻會窄化、僵化了對本草真實面貌的理解。

傳統中醫不是這樣用藥的，他們在「神」與「氣」的層面，觀察、思考和實踐。他們會先判斷這個病人正常的氣機是如何運作的，找到邪正對抗的層次和病勢的方向。他們的診斷和治療策略是以「能量的運行方向」為基礎。

所以，在藥物的理解和應用上，也是基於「**藥勢**」——藥物進入人體後的勢能方向與特性：開或闔，升或降，走或守，厚或薄……而「藥勢」的不同，與每味藥的氣味和在處方中的劑量比例有關，與煎煮法和煎煮時間也有關。

《神農本草經》還告訴我們：「凡欲治病，先察其源，先候病機。五臟未虛，六腑未竭，血脈未亂，精神未散，服藥必活。若病已成，可得半癒。病勢已過，命將難全。」

醫師在面對病人時，首先要感受和觀察病的源頭，病機與邪正發展的趨勢。如果五臟未虛，六腑未竭，血脈未亂，精神未散，服藥必活，如果病情深入，成為患者形神的一部分，可得半癒。如果病勢已過，難以復正，則很難治療，有生命危險。

克勞迪那：「病勢已過」是什麼意思？

李辛：勢，即當下病人精氣形神狀態和未來的發展趨勢的「全貌」，「病勢已過」，意味著資源不足，病邪深入，患者缺乏恢復的條件，醫師可施展的空間和時間也不夠。傳統稱之為「逆證」。

克勞迪那：下面我們來談談《傷寒雜病論》。

李辛：《傷寒雜病論》成書於東漢末，作者張仲景。本書分為《傷寒論》和《金匱要略》兩部分，前者從人體「陽氣」如何進行抗病修復反應的角度，介紹了以「傷於寒邪」為主的外感「新」病的發展過程和診治法則，後者更多地介紹了各類「舊」病，大部分是各類內科疾病的治療理路。

張仲景生活在今天的河南地區，他根據藥物的「氣味陰陽」，調配出適合當下氣機和病勢的處方，是該書尤其重要的學習內容。

《傷寒論》介紹了人體傷於寒邪後，邪正對抗的病勢的六個發展階段。

分別是：

太陽—陽明—少陽（陽證的層面），太陰—少陰—厥陰（陰證的層面）。如果病勢在三陽的層面，表示真氣未虛甚，尚有能力與邪氣積極抗爭，即陽證。如果病勢深入三陰，表示真氣已虛甚，病邪由表入裡，漸次深入。

臨床中，雖然不同的患者會表現出不同的症狀，但張仲景不是對症治療，而是根據病人的神色形態、脈象，把症狀視為「指示牌」，以正氣或陽氣的受損狀況而呈現出不同程度的邪正對抗反應，用「三陽三陰」六個層次來明晰分類。

出現陽證與陰證的背後力量，依舊是正氣的有無，邪氣的進退。由此，明確了病勢各階段的診斷和治療的大方向，然後利用合適藥物的氣味和劑量，組方用藥，**以「胃氣為本」、「陽氣為本」來調整患者病情發展的勢（趨勢和方向）、機（開、闔、樞）、度（藥物氣味與劑量的合度）。**

不同於《黃帝內經》的說理比喻，《傷寒論》是一部非常清晰的實踐型著作。它明確地告訴我們，當下的「勢」是在「陽」的狀態，還是「陰」的狀態，可以做什麼？需要避免什麼？什麼是合適的「機」，可以發汗，或下，或利小便？什麼是危險的「機」，需要「扶陽氣」、「保胃氣」，或「存津液」？什麼情況下，病情未來發展的「勢」，會由「太陽」轉為「少陽」，而且「太陰」已呈現不足之象，此為「病進」；什麼情況下，因為治療得法，將息調宜，病勢正由「太陰」轉「少陽」而出現「少陽發熱」，此為「病退」，而病勢「由陰轉陽」。

《傷寒論》也清楚地告訴我們，當此之機，我們如何做，尤其是如何以病機的進退為依據，以「氣味」為用，調配出合適的「藥勢」之方，而非對症下藥。（詳見附錄三：《傷寒論》選讀。）

如果認真研讀《傷寒論》，我們就能從邪正和疾病入襲的層次，以及人體正氣的反應模式，來理解疾病的本質和治療的重心。如果能領悟以「**氣味、陰陽、開闔、厚薄**」的傳統思路來處方用藥，在解讀其他醫師的處方時，就會更清楚地明白其辨證的大方向和處方的藥勢是否相合。面對歷代的經典名方，也會清楚地理解其源流、特性，及內在的組方邏輯。所以，《傷寒論》又被稱為「方書之祖」。

克勞迪那：你還說過，《脾胃論》也是你最推崇的著作之一。

李辛：是的。這本書作於金元時代（大約十三世紀），作者李東垣，是當時名醫張元素的學生，張元素可以說是第一位完整闡述了本草「**氣味、升降、浮沉**」法則的醫師，著有《珍珠囊》。這些原則雖在早期的醫書，如《黃帝內經》中多有提及，但從張元素和李東垣先生開始，代表著「精微化」用藥方式的出現。

根據歷史記載，李東垣的醫學之路，源於其母久病而未得良醫，輾轉更醫，療治無效而離世，從此，李東垣一心向學，著有《脾胃論》、《內外傷辨惑論》等醫作。這本薄薄的《脾胃論》，是我在大學時閱讀的第一本中醫古籍。記得當時是大學二年級，我坐在圖書館，硬著頭皮一個字一個字地往下看，字都認識，但不知道是什麼意思，直到看到「**元氣不足，陰火上衝，穀氣下流**」這一段，突然明白了：當元氣虛弱時，體內氣血就失去其本來的運作方向，虛火向上（上火、虛熱、出汗），而中氣下泄（泄瀉、腰腿無力）。

此後，我從歷代注家裡關於「陰火」、「穀氣」的概念辨析裡跳了出來，不再試圖把李東垣所述與課本裡臟腑辯證的證候邏輯進行「思想上的統一」，而是理解到重點在於「**方向**」與「**格局**」。這正是現代中醫所遺失的傳統辨治精華。

李東垣生活的時代，內政衰弱，常有外敵入侵，人民顛沛流離、衣食不足，體質下降，多有中氣虛弱引發的各種問題。李東垣發展了以「**補中**」為入手處來調治各類常見病的學術思想。根據記載，他「明於性味、精於針藥」，處方用藥時注重藥物的「**升降浮沉**」和「**氣味厚薄**」，能夠針藥並用，療效卓著，成為金元時期「四大醫家」之一。

李東垣的處方通常比較溫和，用藥精緻，劑量調配細膩，我在臨床中會常常用於脾胃之氣虛弱的患者或體質不良的老年人，「補中益氣湯」是他最著名的方子。

克勞迪那：下面，我們進入到清代的《溫病條辨》，這本醫著在中醫臨證的意義是什麼？

李辛：《溫病條辨》的作者是吳鞠通，他以類似《傷寒論》的體例，以上、中、下三焦為綱領，簡明扼要地教導溫病的辨證理路和遣方用藥。在他之前的醫家，大多使用氣味辛、溫，發散行表之品（如麻黃、荊芥、防風、羌活），加上苦寒、甘寒之藥（如黃連、黃芩、黃柏、石膏）來治療外感溫熱病。

在漢代和唐宋時期的方書裡，常見這類氣味偏於雄壯厚味的方劑。我相信在那個時代，對當時人民的體質和病機是適合的，但由於氣運、生活的變化，人民的體質也在變化中。

對於大部分形體薄弱的現代人而言，漢唐的「雄厚之法」已經不再適合了：過於味苦，則藥勢偏裡而入於血分，易傷中氣；過於辛溫，則發散太過、動風助火。在清代南方行醫的吳鞠通先生，面臨的也是這樣的挑戰：古方不合於今病。

《溫病條辨》介紹了另一種用藥思路：**用「微苦微辛、甘淡涼平」、輕靈流通的藥物，來輕宣疏透熱邪**。比如，菊花、金銀花、桑葉、枇杷葉、連翹、蘆根、紫蘇葉、佩蘭、薄荷等，這類氣味看似輕柔的藥物，恰到好處地解決了過去配伍的缺陷：「微辛」，既能流通上焦風熱之邪氣，疏通皮表之經脈，又不會助熱生風；「微苦」，能清透血分和中焦之淤滯，保持氣機的流通，又不至於「過苦」而傷脾胃。

《黃帝內經》、《神農本草經》、《傷寒雜病論》和《溫病條辨》這四部著作，又被稱為「中醫四部經典」。加上《脾胃論》，在傳統本草的學習中，是必需的入門書。尤其是《傷寒雜病論》和《溫病條辨》，前者偏以「**六經之進退**」來討論寒邪為病的氣機病機變化，後者以「**三焦之變化**」專論溫熱、濕熱之證，病邪雖異，但兩書對於人體「**氣機之開闔**」、「**病機之進退順逆**」和「**藥勢之氣味升降**」的認識是一致的。如果能掌握這些基本原理，不論外感病還是內傷病，都能「萬病一法」，隨機而變，順勢而為。

第2章

本草的性能：氣與味

克勞迪那：我相信，如果在診斷上，明白了「氣機虛、實、開、闔」和「病機進、退、順、逆」的大方向，在本草應用中，掌握了「氣味、陰陽、升降、浮沉」的調配原則，我會成為一個很好的開湯藥的中醫師。

在前一章節中，我們已經詳細討論了第一個原則：氣機和病機。現在，我們可以針對氣味、陰陽來討論本草的用藥原理了！

李辛：在傳統本草學，「**氣**」和「**味**」構成了藥物性能的基礎。

李東垣在《脾胃論．君臣佐使法》一節裡說：「凡藥之所用，皆以氣味為主，補瀉在味，隨時換氣。」指出補瀉效能的基礎是「味」。關於《黃帝內經．素問．陰陽應象大論》的「味厚者為陰，薄為陰之陽；氣厚者為陽，薄為陽之陰。味厚則泄，薄則通；氣薄則發泄，厚則發熱」，他做了如下闡釋：「味之薄者則通，酸、苦、鹹、平是也；味之厚者則泄，鹹、苦、酸、寒是也；氣之厚者發熱，辛、甘、溫、熱是也；氣之薄者滲泄，甘、淡、平、涼是也。滲謂小汗，泄謂利小便也。」

關於氣味，歷代觀點略有不同，除了李東垣的著作，他的老師張元素的著作《醫學啟源》，以及明代李時珍《本草綱目》開頭的「序例」一節，可以互相參看。

此書所重視的是傳統的「氣味」學說。在《珍珠囊》一書裡，張元素說：「夫藥有寒熱溫涼之性，酸苦辛鹹甘淡之味，升降浮沉之能，互相氣味，厚薄不同，輕重不等，寒熱相雜，陰陽相混。或氣一而味殊，或味同而氣異，總而言之，不可混曰；分而言之，各有所能。」

這裡指出了藥之「**性**」、「**味**」和「**能**」，而且每一種藥「**氣味厚薄**」不同，或氣一而味殊，或味同而氣異，表示每一種藥都有「氣和味」兩部分，但各有偏重。而在傳統本草遣方用藥中，還必須留意我們選擇的每一種藥，是「**取其氣**」還是「**取其味**」，這一原則也體現在本草的採集、炮製、劑量和煎煮法中。

按照《黃帝內經》所述，氣為陽，味為陰，不同的藥物，有的偏重於「氣」，有的偏於「味」，但都是氣味兼具，唯厚薄不同，寒熱有異，加上出產之時節、地理，採集根、莖、枝、梢、皮或花葉等各不相同。所以在能量層面，其寒熱、陰陽、開闔、升降、動靜、潤燥、走守等性質各有不同，這些不同方向和層次的效能，稱為「**藥勢**」。

可以想像，藥物本具的「勢能」，進入不同的人體或氣機、病機格局中，會與該個體的能量結構、管道與運行方向，產生「合化」作用，其結果是因人因病而異的。

總體而言，「氣」在古代本草學有兩個含義，一是中藥「寒、熱、溫、涼」的特性，如近代常說的「**四氣五味**」，這裡的「四氣」也就是「寒熱溫涼」四性。不同醫家會用「氣」或「性」來表達。「氣」的另一個含義相對於「味」，是透過選擇特定的藥物、劑量與煎煮法，來獲得不同層次的藥勢效能。

古人用「氣」和「味」，來描述本草「藥勢」的兩個不同的基本層次和方向：

「**氣**」，屬陽的部分，多作用於氣分，開通三焦氣分，偏於流通、開泄、行表或運中、通行經脈。在配伍用藥時，如果我們希望達到以上「流通氣分和表層」的目的，首先可以選擇形態偏於薄而輕，或偏於「辛甘淡」氣味的藥物種類，如薄荷、紫蘇葉、菊花、防風、荊芥、陳皮、佛手。其次，「用量小」、「煎煮時間短」，也是為了取其氣。在炮製中用酒，或選用散劑以開水沖服，也都是為了發揮該藥「氣」的一面。

「**味**」，屬陰的部分，這一類藥物，或多味重之品（酸、苦、鹹），或色深、形厚、質重，多為根莖類。

在煎煮時，如果需要取其味，可以加長煎煮時間，用藥劑量加大，最後的湯汁會比較濃稠。取其味，目的是為了作用於人體血分、下焦等深部層次，或補益精血（如熟地黃、肉蓯蓉、巴戟天），或降闔氣機，流通血分（如黃連、大黃、芒硝）。

克勞迪那：所以，每一種藥的氣味源自其「自身的個性特質」（如同人格特質），以及相應的煎煮方式？

李辛：是的。比如在《傷寒論》裡有治療「**痞證**」的大黃黃連瀉心湯，成分是黃連、大黃、黃芩，屬於味厚之品，尤其是前兩味，煎煮法是「以麻沸湯二升漬之須臾，絞去渣，分溫再服」。麻沸湯是指有極小氣泡冒出的、將要滾沸的開水，用來泡取其「**輕清之氣**」，以消虛熱，引氣下行，避免久煎而取其「**厚重之味**」，苦寒更傷中焦之氣。因為「痞證」多為傷寒汗後，復遭誤下，以致表裡俱虛。

還有一點非常重要：具有相近氣味的中藥可以替換使用。這為處方增添了很大的靈活度，尤其是當需要的藥物不全時，可以用氣味相似的藥物，配出我們所需要的「藥勢」。

克勞迪那：偏於「氣」的中藥可發散、升浮、流通經絡、運行氣血；偏於「味」的中藥多有收闔、滋養、沉降、化瘀的作用。那麼，礦物類和動物類藥是怎樣的？是否也符合「氣」和「味」的原則呢？

李辛：是的。相對於草藥，大多數動物類藥物的味更厚一些，所以常常用於中下焦血分，屬於精和血的層次。常用的補益類（如鹿茸、阿膠、龜甲）、流通類（如水蛭、蜈蚣、全蠍、地龍），這些藥物也有清理血分瘀毒的作用。很多礦物類和貝殼類都有在信息層面調神的作用，如朱砂、紫石英、生龍骨、生石決明等，有的可以調整氣機，升浮者沉降，開散者闔收，如磁石、生牡蠣、滑石、石膏、代赭石、灶心土等。

有觀點認為，礦物、貝甲類會損傷胃氣，這是一種誤解。雖然這些石頭、貝殼確實很硬，但除非是打成粉，直接大量口服，才可能損傷胃氣。通常，礦物類用水煎煮，取其無形的「神」和「氣」的部分，不會造成損害。

克勞迪那：藥物的氣味，決定了其藥勢在體內的布散方向和層次：或升浮而開表，或沉降而下行，或運開中焦、闔補下焦……那麼，一張處方是不是也能體現出和合的「氣」和「味」呢？

李辛：是的。這正是**傳統本草方劑的配伍原則：因於氣味陰陽，升降浮沉、開闔走守，合於病人的神機、氣機與病機。**有時候，當患者向醫師描述他曾經吃過的方劑的味道，即使不看具體的組方成分，我們也可以大致瞭解其補瀉和方向是否得當。

比如，常常有小朋友得了普通的感冒，吃了一週的湯藥無效，再來找我，說起味道一臉苦相，家長描述煮的時候一大包，藥湯的味道很重，嚐起來又酸又苦，代表這是一副「味」厚重的、偏於陰的方子，而病人只是普通感冒，屬於表證，需要「輕開上焦」，而且兒童相比成人，需要相對偏輕的劑量，那麼，這個就屬於藥證不符。

克勞迪那：關於「氣」和「味」，能講一些常用的法則嗎？

李辛：我想引用《黃帝內經．素問．陰陽應象大論》中的內容，這是討論「氣」和「味」的第一部著作。

「形不足者，溫之以氣。」

即如果形氣不足，可以用「性溫」而以「氣」為用的藥物，以溫養本氣。這是用陽的力量，一般是用小劑量，約5～15克，煎煮時間不需要太長。

比如補中益氣湯，裡面有黃耆、人參、甘草、當歸，都是甘溫或甘平之物，這就是溫之以氣。

「精不足者，補之以味。」

如果下焦精不足，需要用以「味」為主，有「補益」力量的藥物。植物類有熟地黃、肉蓯蓉、巴戟天、五味子、山茱萸等，動物類有鹿茸、阿膠、龜甲、烏雞、羊肉等。一般來說，這類藥物的品質較厚重，多為根類、動物類或種子類，常常色較深或色黑。

相對來說，「取其氣」則用量輕，煎煮時間短，「取其味」則用量較大，煎煮時間較長。藥性的寒熱，需要根據病人的寒熱狀態相應調整。

按古法「十劑」之說，此亦「補可去弱」之法。

「陽化氣，陰成形。」

藥勢之「氣」屬陽，偏於動態，能夠化生、推動、促進人體之氣的運行；藥勢之「味」屬陰，能夠幫助形體的保持、生成、聚闔。

「陽為氣，陰為味。」

即藥物的「氣」屬陽，「味」屬陰。

「味歸形，形歸氣，氣歸精，精歸化。」

即「味」有助於滋養、化生有形之肉體；形體的健康充實，有助於氣的生成；氣機的正常運轉，有助於精的持盈；精的充盈，又能助化生氣。

這裡講的是人體之精、氣、形的互化過程。

「味傷氣，氣傷精。」

過度使用厚重的「味」會損傷「氣」，過度使用猛烈的「氣」會損傷精。如飲食過於厚味重滯，會影響消化和氣機流通；如過度使用「酸苦鹹」厚味之藥，也會如此；而過度使用「辛甘、發散、溫通」之藥，如同飲食過於辛辣、飲酒過量，會使得人體之氣運行過於亢奮，導致陽極傷陰，甚而傷精。

「陰味出下竅，陽氣出上竅。」

即「味」屬陰，其藥勢下行，如大黃、瞿麥、葶藶子、黃柏、防己、芒硝，多苦寒、酸寒之味，可以通大便、泄小便，並能通泄中下焦血分之滯熱，而從下竅出。故大小便，以及婦人月經帶下，皆為內邪外出之道。此亦「**通可去滯**」、「**泄可去閉**」之法。

「氣」屬陽，藥勢多上行至頭面五官，如「黃耆、生薑、升麻、葛根、麻黃、桂枝、藿香、蘇葉」之屬，多辛甘發散為陽，可以宣發陽氣，上行至頭面而走清竅，故有聰耳明目之能，益胃助陽之功。亦「**輕可去實**」、「**宣可去壅**」之法。

「清陽發腠理，濁陰走五臟。」

同上，「氣」屬陽，此類藥多輕清之品，輕開腠理、宣通上焦皮毛；「味」屬陰，此類藥多重濁之物，或闔聚精氣，補養五臟，或通行化滯，行其血分。

「清陽實四肢，濁陰歸六腑。」

清陽（氣）行於表，通達經脈，協運中焦脾胃之氣達於四末，故能「實四肢」；濁陰（味）闔降為用，故能通利六腑。

「味厚者為陰，薄者為陰中之陽，氣厚者為陽，薄者為陽中之陰。」

即味厚屬陰，味薄為陰中之陽，氣厚屬陽，氣薄屬陽中之陰。

這是說明氣味雖有陰陽之別，因其厚薄，又有陰（味）中之陰陽，陽（氣）中之陰陽；厚薄之別，即藥勢開闔走守之異也。

「味厚則泄，薄則通，氣薄則發泄，厚則發熱。」

承接上文，味厚之藥，陰中之陰，藥勢沉降，有開泄之功，通泄大小便（如大黃、芒硝、防己）；味薄之藥，陰中之陽，有通利之功，暢達表裡血分（如柴胡、羌活、獨活、川芎）。氣薄之藥，陽中之陰，有發泄之功，開通表裡氣分（如茯苓、豬苓、澤瀉、桑白皮、牡丹皮，能透表氣、利小便）；氣厚之藥，陽中之陽，有助陽生熱之用（如附子、烏頭、肉桂、木香、乾薑、吳茱萸）。

以上藥物示例源自李東垣的觀點，供大家參考。在實際應用中，因每味藥物「氣」與「味」俱有，或偏重一側，或氣味俱薄，或氣味俱厚，在臨床實踐中，需多方考慮。

◆「辛甘發散為陽，酸苦湧泄為陰，鹹味湧泄為陰，淡味滲泄為陽。」

辛甘之藥，發表散邪為陽；酸苦之藥，湧吐泄下為陰；味鹹之藥，亦湧吐泄下為陰；味淡之藥，滲利三焦、洩氣下行，屬陽。

所以，辛、甘、淡屬陽；酸、苦、鹹屬陰。

還有幾條原則，在臨證用藥時非常有用：

◆藥勢的大方向：開闔之道，厚薄之用。

釐清處方「整體的藥勢開闔方向」是最重要的，而非功能主治。是辛甘發散為陽，還是酸苦湧泄為陰，是厚還是薄，是開還是闔，這些基本的方向，決定了是「實四肢」，還是「歸六腑」；是「發腠理」，還是「走五臟」；對於這個具體的病人，達到了補還是瀉、寒還是熱的效果；是走氣分，還是走血分；是開上焦，還是補中焦，或是運降中焦、闔補下焦……

◆高巔之上，唯風可及。

頭面部的疾患，不能缺少風藥（辛味藥），風者，陽也，比如鼻炎、眼疾、頭痛、慢性中耳炎、口腔潰瘍、老年失智、中風後遺症等。風藥在漢、唐、宋、金元時期使用廣泛。孫思邈的《備急千金要方》、宋代《太平惠民和劑局方》，以及李東垣的著作裡，有大量的記載。

不傳之祕，在於劑量。

處方用藥最大的祕密，在於方劑中每味藥的劑量與相互的比例。

比如桂枝湯，內有桂枝、白芍、生薑、大棗、甘草，《傷寒論》的劑量是桂枝、白芍各三兩，炙甘草二兩，生薑三兩，大棗十二枚。全方以辛溫（桂枝、生薑，氣分藥）為陽為開、甘溫（大棗、甘草）為陽為闔，芍藥（血分藥）微酸苦、涼為陰為開泄並酸收。總體方向是，溫開中上焦，並溫補中焦。

如果增加芍藥的劑量二至三倍為君藥，此方的氣味將由陽轉陰，比之前的劑量略微「味厚」，方向就變為闔、降、收，更多進入中焦和血分；如果把桂枝或生薑的量增加二至三倍，此方氣味會變得更「氣厚」，增加了溫、熱、開的力量，方子的功效會更傾向於開腠理、通經絡、散寒祛濕。

所以，不能只是「按方開藥」，必須熟悉每種藥的「氣味」、「升降」、「寒熱」、「厚薄」，以及組合之後的藥勢，這是一種「複合勢能」。

第3章

中藥的分類

克勞迪那：《神農本草經》把中藥分為三類：上品、中品、下品（關於《神農本草經》常用中藥的詳細介紹，可參見附錄一）。在我們進入方劑討論之前，你能否按照臨證思路，列舉一些常用的中藥，依據其「氣味」、作用層次和方向進行分類？這對我們理解方劑的藥勢會有很大的幫助！

李辛：下面講述的只是一種示例，我會以表格的方式，按照前面理論部分的診斷步驟，盡量讓大家一目了然地看到某個藥會在哪個層次發生效能（下焦、中焦或上焦），其方向是開還是闔，是氣分還是血分。

在每個層次，會標明藥物的作用、方向，描述每味藥的性、氣、味，並摘錄《神農本草經》和《本草綱目》裡有關的條文，以描述它的特質。另外，凡是屬於《神農本草經》收錄的藥物，會標出「上品」、「中品」、「下品」。

每種藥都有一個「簡介」（這部分最初是提供給西方中醫學生加強理解和記憶，經過斟酌，中文版將此保留，供初學者參考）。如果我們能清楚病人的資源狀況、氣機和病機，那麼透過這些表格的提示，開處方會更容易。

必須說明，表格中的內容只是我個人的實踐經驗和體會，其中，部分藥物的性味感受與流行的觀點略有不同，僅供大家參考。它並不全面，也不意味著可以取代通行教材的分類方法。在實踐中，藥物的選擇，取決於患者自身的神質、體質和敏感性，以及既有氣機和病機格局。

作為學習者，最終是要形成自己對所用藥物的個人化的藥勢坐標系，首先要反覆品嚐這些藥物，包括觀外象、聞氣味、嚐性味，感受其在體內臟腑經絡、皮肉筋骨、氣機神機各部分帶來的影響和變化，然後再細讀《神農本草經》和《本草綱目》裡的相關條文，再組合成方劑嘗試其合化的效能，用之於病人，以觀其在形、氣、神、病產生的變化。

比如，川楝子，通常可作為理氣藥使用，屬於氣分流通藥，但相對於虛弱的病人或老年人，氣味可能偏厚了些，會影響到血分。再如，對於神氣敏感、形瘦而脾胃虛的病人，用茯苓、佛手、荷葉這一類氣味柔和的藥物來調理中氣，會比用香附、木香或厚朴更合適。雖然後者也屬於理氣藥，但對於虛弱的患者，可能會氣味過強，而勢過其度，影響到更深的層次。

下焦層次

可分為兩類：開與闔。

根據「闔」的作用層次，又可分為三類：精、陰、氣，代表不同的深度、細微度和流通度，見表1至表3。

根據「開」的層次，也可分為三類：開通表裡內外（全身）、開血分、開水道（利小便），見表4至表6。

下焦藥：益精氣、開／闔深層、下行氣機、調理水道。

表1：下焦（闔）　功效：闔精

藥名	品別	性味	簡介
菟絲子	上品	辛，甘，平	「強志，怯者服之，增加勇氣。」 通絡、有升浮之力，辛而能散鬱火，勿過量。
巴戟天	上品	甘，辛，微溫	「虛寒風濕之良藥。」 溫陽達表、強筋骨。
山藥	上品	甘，平	「補中、補虛羸。」 闔收精氣、助生化，亦屬中焦藥。
山茱萸	中品	酸，溫	「虛極，闔收元氣之品。」
肉蓯蓉	上品	甘，微溫	「乾涸之流的救助者。」 竣補精氣、養五臟、強陰。
枸杞子	上品	甘，溫	「助陽、動陽。」 氣味厚滯，強陽。
龜甲	上品	鹹，平	「闔定下焦。」 闔收陽氣、安神。
生杜仲	上品	苦，涼	「強腰脊。」 固元氣。
何首烏		苦，溫	「祛血分毒。」 氣味柔和、消肌肉間壅氣。

藥名	品別	性味	簡介
桑寄生	上品	苦，平	「補精、柔運下焦。」通絡、去風濕痹、助消化。
熟地黃		甘，酸，微苦，微溫	「柔補精血。」固元氣；久服生鬱熱，小劑量服之良。
白人參	上品	甘，微苦，微涼	「安神志、開心。」安神、闔收精氣。
五味子	上品	酸，溫	「溫柔地把能量收向下焦。」收澀精氣、養五臟、補諸不足、助氣化。

表2：下焦（闔）　功效：補陰（多有去血熱之功）

藥名	品別	性味	簡介
生地黃	上品	甘，微苦，微酸，涼	「定血分之氣。」助精血化生、解血毒、養陰。
玄參	中品	苦，甘，涼	「行血分、涼血解毒。」
麥冬	上品	甘，平	「主胃絡脈絕、羸瘦短氣、補中。」養陰生津。
天冬	上品	甘、微苦，涼	「主治諸暴風濕偏痹，清降涼收之力。」鎮心、去熱。

表2（續）：下焦（闔）　功效：補陰（多有去血熱之功）

藥名	品別	性味	簡介
女貞子	上品	苦、平	「去熱毒痹。」補陰氣、「靜」藥。
沙參	上品	甘，平	「柔補胃中津液。」和胃氣、養陰。
石斛	上品	甘，微苦，涼	「溫和的存在，去邪氣。」補中上焦、益精闔補下焦，久服會帶來一種神氣的完整感。
玉竹	上品	甘，平	「除煩悶。」潤肺。
天花粉	中品	苦，甘，微寒	「補虛安中。」祛胃中煩滿而熱、生津、消腫毒，亦屬中焦藥。
桑椹		甘，酸，涼	「純粹的助陰。」滋陰、其效速、無生熱之弊。
百合	中品	甘，平	「肺和悲傷的安撫者。」闔元氣、暢心胸、平靜的力量、潤肺。
墨旱蓮		酸，苦，平	「涼潤清靜的樹蔭。」安神、除虛熱。

表3：下焦（闔）　功效：闔精氣（礦物類：多鎮定安神）

藥名	品別	性味	簡介
生牡蠣	上品	鹹，涼	「清理思緒。」 闔精氣、清晰思維、降氣下行。
生龍骨	上品	甘，平	「質樸地收闔到內。」 闔氣歸元、舒緩神氣。
灶心土		辛，微溫	「來自大地的支持。」 溫闔中下焦、提升勇氣。
珍珠母		鹹，平，涼	「覺察和保護。」 清晰思想、鬆靜意識、澄清迷惑、冷靜觀察。
磁石	中品	辛，涼	「冷靜地重新排序。」 安神定志、回復平衡感（眩暈、迷亂）、去周痹風濕。
紫貝齒		鹹，平	「勇氣的恢復。」 強化意志力、勇氣和清晰遠見。
石決明		鹹，涼	「助眠藥。」 純粹的鎮定作用、穩定氣機、有助於決斷力。
朱砂	上品	甘，涼	「溫暖安寧的陽光。」 帶來精神之光和能量，與外部世界重新聯通；虛己、通神明，治療恐懼和噩夢。

表4：下焦氣分（開）　功效：表裡內外流通（助元氣運行十二經絡及三焦，或補陽氣）

藥名	品別	性味	簡介
附子	下品	辛，熱	「內在的正午陽光。」溫中下焦、通行表裡上下十二經絡、闔中回陽，治療恐懼。
細辛	上品	辛，溫	「溫通雙刃劍。」溫通，與麻黃同用，易散肺氣、適合絡脈瘀阻寒閉，慎用大劑。
桂枝	上品	辛，甘，溫	「經絡溫暖者。」溫通經脈、升陽氣、溫上焦。
肉桂	上品	辛，甘，熱	「火之空間。」溫、闔、固下焦元氣，守而不走。
補骨脂		苦，辛，熱	「點燃腎之火。」興陽、向上向外，過用則泄下焦元氣，慎用。
冬蟲夏草		鹹，甘，溫	「輕平補劑。」溫養下焦而不動陽氣、不耗精、補下焦氣、守而不走、助生氣。
紅參		甘，微苦，溫	「冬日暖陽。」溫養周身，但流通性不如人參。
鹿角膠		鹹，甘，溫	「強陽之品。」升陽運督、溫通周身陽氣；重劑或久服易損下焦，慎用。
淫羊藿	中品	甘，微苦，微辛，溫	「晨曦般的陽氣。」走而不守、通達之力、散寒除濕。

藥名	品別	性味	簡介
白人參	上品	甘，微苦，微涼	「元氣的恢復者。」 闔收中下焦，安神志、定魂魄，明目開心益智。
紅景天		微苦，微溫	「助力之友。」 補充能量、升浮、動陽氣。
沉香		芳香，甘，微辛，微苦，溫	「理下焦氣。」 調和下焦之氣，闔、降，溫而不燥。

表5：下焦血分（開） 功效：作用於深層血分

藥名	品別	性味	簡介
鱉甲	中品	鹹，涼	「無情的清理者。」 降下、疏肝之淤滯、攻邪外出，有時會帶來精神上的不適感。
阿膠	上品	甘，溫	「深層血分的滋養和化瘀、津枯血燥者之友、婦科良藥。」 益精血之力速、柔和地活血。
蜈蚣	下品	辛，溫，有毒	「無畏的將軍。」 血中風藥，其行效速、開通表裡、去頭部風疾疼痛；精血虛者慎用之，或致頭眩痛，有時會帶來精神上的不適感，久服耗氣傷血。
全蠍		鹹，辛，平，有毒	「清晰的調節者。」 精神冷靜、動血氣、微補三焦之氣、保持氣機穩定感。

表5（續）：下焦血分（開）

功效：作用於深層血分

藥名	品別	性味	簡介
蟅蟲	中品	鹹，微苦，涼	「痛經良藥。」（瘀血證）下血閉、血積、癥瘕，破堅。
陽起石	中品	鹹，溫	「血分重整的發起者。」力宏、大於蟅蟲，破下焦血閉、闔助下焦、補不足。
牛膝	上品	微苦，酸，微溫	「柔和地流通腰膝。」強筋骨、下行至足，藥力持久緩和、引寒濕下行排出、舒緩氣機。
桃仁	下品	苦，溫	「鼓動氣血。」行氣血、通行周身內外、消胸中滯氣。
水蛭	下品	鹹，微苦，涼	「最佳化瘀藥。」
乳香		辛，苦，溫	「血分調節者。」效力柔和細膩，穩定氣機，梳理內外血氣以復其自然。
沒藥		甘，苦，微溫	「血分清理者。」能入深層血分細微脈，常與乳香同用，闔降。
琥珀		甘，平	「定魄之精華。」定魂魄、安神，理下焦血分，通絡，逐風、寒、熱邪，利氣下行，尿血尿痛之良藥。
昆布		鹹，涼	「涼潤良品。」柔闔緩收、潤而下行，藥力持久緩和。

藥名	品別	性味	簡介
海藻	中品	鹹，涼	「深海之湧動。」血分藥，氣味俱厚、純陰、沉也。鹹能軟堅，通行氣血、不循常道、增加體內壓力，當與流通藥同用。
芒硝	上品	鹹，苦，寒	「快速清理者。」亦屬中焦藥，逐六腑積滯、利大小便、祛血毒，過量或致吐瀉，孕婦、體弱者慎用。

表6：開—三焦水道

藥名	品別	性味	簡介
薏苡仁	上品	甘，涼	「信息不定的利水藥。」會帶來神氣的不穩定、情緒搖擺，久服建中焦、強肌膚、祛風濕痹。
瞿麥	中品	甘，微苦，寒	「清血熱利尿。」柔開深層血分、下閉血、通絡脈、利小便。
通草		甘淡，平，體輕，升浮	「助三焦蒸騰氣化。」清晰思想、暢胸中氣、歡喜滿足感，自然地提升三焦能量、穩定精氣格局。
冬瓜皮		甘，平	「開宣三焦氣機。」皮類走表、柔開上焦，作用層次不如豬苓深入，利小便。

表6（續）：開—三焦水道

藥名	品別	性味	簡介
白茅根	中品	甘，涼	「三焦水精布化。」氣味比通草（141頁）為厚，可入血分、降氣而達於四末、補中益氣。
車前草		甘，平	「順暢水道。」利小便而有升浮之氣，輕開上焦、利三焦氣。
車前子	上品	甘，平	「緩和的瀑布。」比車前草略厚重，利水、通淋止痛、闔收精氣、利氣下行。
澤瀉	上品	甘，涼	「下焦之水閥。」入血分、闔收下焦、作用到深層的水液代謝、利水。
豬苓	中品	微苦，平	「沖泄之水。」本列最強之利水藥，行氣利水之效速、入血分，久服傷精氣。
滑石	上品	甘，涼	「三焦涼潤劑。」有升浮之能、可升可降、益精氣、引濕熱自小便而出、清利三焦、清晰思維，兒科常用藥。

中焦層次

在中焦層次，分為四類：闔中焦、開中焦、中焦沉降藥、中焦升浮藥，在每一類中，又分為氣分藥和血分藥，見表7至表13。

中焦藥都有運化水穀、轉輸氣血和調節氣機升降的功能。

表7：中焦氣分（闔）

藥名	品別	性味	簡介
山藥	上品	甘，平	「精氣化生的支持者。」亦屬下焦藥（134頁）。
訶子		苦，酸，微甘，溫	「肉體和精神的雙重保護。」闔收精氣神、補中氣，保護神氣格局、安神、強胃氣，下焦闔收運通藥。
乾薑	中品	辛，溫	「溫暖的脾胃守護者。」守而不走、溫化肺胃。
白人參	上品	甘，微苦，微涼	「元氣恢復者」亦屬下焦藥（135頁），止渴，也是中氣恢復者。

表7（續）：中焦氣分（闔）

藥名	品別	性味	簡介
白扁豆		甘，平	「胃氣支持者。」 和胃氣、柔和地滋養氣陰、守而不走。
粳米（蓬萊米）		甘，平	「胃之氣陰的最佳提供者。」 柔補胃氣
麥芽		甘，平	「喚醒胃氣。」 滋養、活化胃氣；柔闔中焦、微微的升浮之力。
穀芽		甘，微涼	「平靜的少年。」 功同麥芽，滋養之力略勝；補中氣、柔化下行。
大棗	上品	甘，微溫	「美味甜點。」 補益氣血、味厚而略膩，胃氣鬱滯、濕滯者慎用。
茯苓	上品	甘，淡，平	「隱藏的力量。」 像通草（141頁），創造一個流動蘊育的氣場以協助胃氣和諧，大劑量有降氣安神之功，增加定力。
西洋參		甘，苦，涼	「形氣活化者。」 養氣陰、生津液、增加頭腦和肺部需要的能量，忙碌急躁者用之，會加速上焦氣的運轉；平和者服之，則闔降氣機。
蓮子		甘，平	「柔和安定的使者。」 闔收中下焦、守而不走、穩定神氣、安神補虛。

藥名	品別	性味	簡介
砂仁		微甘，辛，溫	「溫暖的夥伴。」溫中和胃、柔運中焦。
甘草	上品	甘，平	「令人放鬆舒緩的和諧者。」在神的層面，提升接受度；在氣的層面，放鬆胃部、調柔氣機、解毒。
山楂		酸，甘，微溫	「中焦的緩和推動者。」補氣活血，亦屬血分藥，略黏滯。

表8：中焦血分（闔）（註：部分藥亦屬下焦藥。）

藥名	品別	性味	簡介
黃連	上品	苦，寒	「冷靜的苦修士。」清利頭目、清心、穩定氣血，小劑服之厚腸胃。
黃柏	上品	苦，微辛，寒	「沉降而開。」通達於四末、散邪外出，亦屬氣分藥；浮陽不收者，可闔收陽氣，穩定氣機。
龍膽草	上品	苦，寒	「龍之膽。」清明神氣，闔收而降、定五臟、強志、治療恐懼不安、化濕濁。
阿膠	上品	甘，微溫	「女性之友。」補血虛風勞、四肢痠痛、潤中，亦屬下焦藥（139頁）。

表8（續）：中焦血分（闔）（註：部分藥亦屬下焦藥。）

藥名	品別	性味	簡介
灶心土		辛，微溫	「來自大地的支持。」亦屬下焦藥（137頁），溫中闔收、止血。
紫蘇子		甘，辛，溫	「虛弱之肺的朋友。」補中上焦、溫補肺氣、通絡化痰。
白果		甘，微苦，平，小毒	「沉靜的君子。」創造穩定的氣場以助中上焦氣機運化，柔開而達表，慎用大劑量。
酸棗仁	上品	甘，芳香，平	「祝福的力量。」闔降氣機、安舒神志、利上焦、保持氣機穩定。
麻子仁	上品	甘，芳香，平	「潤導之藥。」在神的層面，帶來安心和滿足感。
吳茱萸	中品	苦，辛，熱，小毒	「溫暖的能量保護場。」布散之力寬大、驅寒、溫運中下焦、固中。

表9：中焦氣分（開）

藥名	品別	性味	簡介
佛手		甘，辛，溫	「最佳中焦助手。」柔開之品、和運中焦，助氣流通表裡內外。

藥名	品別	性味	簡介
菖蒲	上品	辛，微甘，溫	「寬心之品。」升浮之藥，行表氣、開竅、醒神、通行表裡上下、舒展氣機。
陳皮		辛，苦，溫	「中焦的老管家。」運中健胃、理氣下行、開胸暢氣。
白朮	上品	苦，微甘，溫	「土地之領主。」建中、補中氣而達表散邪。
蒼朮		苦，辛，溫	「濕濁專家。」亦升浮而通表氣。
青皮		苦，辛，溫	「中焦小旋風。」效強於佛手（146頁），深入血分、降氣下行。
木香	上品	辛，甘，溫	「暖心之物。」比佛手柔開，氣味雄壯、保護安定神機與氣機，治療恐懼失眠。
川楝子	下品	苦，微辛，涼	「肝經疏導者。」亦入血分和下焦，理氣之力大於沉香，涼降之品。
茯苓	上品	甘，淡，平	「隱藏的力量。」柔和地降運中氣，亦能闔補中氣，安神。
佩蘭		微甘，微苦，平	「保持中焦氣機流動。」柔開之品，協理中上焦氣機運通。
紫蘇梗		微苦，微辛，溫	「中焦的門童。」柔開之品，功同佩蘭而溫通之力略強，開宣中上焦肺胃之氣，亦屬上焦藥（154頁）。

表9（續）：中焦氣分（開）

藥名	品別	性味	簡介
竹茹		甘，涼	「清新的竹蔭。」柔運之品，功同佩蘭（147頁），而宣上之力不足，引熱下行；調和腸胃，功同甘草（145頁）。
柴胡	上品	苦，微辛，平	「刷新。」行氣解鬱達表，輕開中上焦、柔行血分。
威靈仙		微辛，溫	「三焦門戶開通者。」運通三焦、疏通經絡，開表氣、通二便、化鬱結。

表10：中焦血分（開）（註：部分藥亦屬下焦藥。）

藥名	品別	性味	簡介
當歸	中品	辛甘，微苦，溫	「婦科要藥。」大劑用之，補益氣血；小量用之，通行氣血；散邪出表、走而不守、行諸周身；氣厚之品，過用生熱。
香附		辛，微苦，溫	「肝木之使者。」疏調木氣、通行氣血、溫補中氣。
艾葉		辛，微苦，溫	「無分別地溫暖給予。」擴大能量場域、保護、澄清、補充、流通血分。

藥名	品別	性味	簡介
蒲黃	上品	甘，微溫	「血分組織者。」活血化瘀、補中、清熱、流通血分。
夏枯草	下品	微苦，辛，涼	「西伯利亞寒風。」行深血分，大劑用之，散癭（長在脖子上的囊狀瘤）結氣；小量用之，消實化滯。
琥珀		甘，平	「定魄之精華。」行血分、降通之力，亦屬下焦藥（140頁）。
茵陳	上品	微苦，甘，平	「中焦清潔工。」清化濕濁、化食積、調暢氣機、建中。
血餘炭		苦，微鹹，溫	「血之精靈。」闔收之品、行深血分，通行周身內外、安神、定氣血。
丹參	上品	微辛，甘，苦，涼	「血府執政官。」化瘀血、涼潤氣血。
梔子	中品	苦，微辛，寒	「內在聰慧的冷美人。」行於血分、清心降火解毒，味薄之品。
栝蔞皮（瓜蔞皮）		苦，甘，涼	「固執的戰士。」氣味厚、行氣而沉降下行、化胸中痰、助寐。
桂枝	上品	辛，甘，溫	「溫經脈。」通行上下之氣血、散寒、通經活絡、補心氣、強精神，亦屬上焦藥（156頁）。

表10（續）：中焦血分（開）（註：部分藥亦屬下焦藥。）

藥名	品別	性味	簡介
三七		甘，微苦，涼	「血分侍衛。」清理血分、去邪氣不潔、化瘀血、涼血、補血。

表11：中焦氣分（降）

藥名	品別	性味	簡介
大腹皮		微辛，甘，苦，溫	「運通之信使。」通行周身之氣、化皮膚肌肉之壅滯，亦入血分。
雞內金		甘，鹹，微溫	「化虛滯良藥。」補中，亦入血分，化「有形」之聚（瘤腫、結石、陳舊瘀血）；溫中，尤適於小兒脾胃積滯。
厚朴	中品	辛，微苦，溫	「中焦潤通。」滋養中氣、助運化，亦入血分，暢胸中氣、助大便、導邪外出。
荔枝核		甘、澀，溫	「下墜之石。」補血、降氣下行、理下焦氣。

表12：中焦血分（降）（註：部分藥亦屬下焦藥。）

藥名	品別	性味	簡介
大黃	下品	苦，寒	「破關之將。」最好的血分流通藥，通降三焦、行氣活血、泄熱通便。
酒軍		苦，微辛，微溫	「溫和的將軍。」效似大黃而柔和，驅熱而下，降通、化瘀通絡。
萊菔子		甘，辛，微溫	「人參的對頭。」效似紫蘇子（146頁）而氣味略強，化痰消食，勿與人參同用。
枳實	中品	苦，酸，微辛，涼	「瓶子刷。」清利腸胃、行氣化積。
白芍	中品	酸，苦，涼	「闔收者。」闔補中氣、穩定氣機、益陰氣，補益之力較赤芍佳，行血分。
赤芍		酸，苦，涼	「行深部之血。」行中焦血分而降下，通經絡、清利思維。
檳榔		苦，辛，溫	「氣血阻滯的切割刀。」活血化瘀、去食積、闔而降氣、破癥結。
代赭石	下品	甘，微溫	「血分柔化者。」補中、溫化氣血、殺精物惡鬼、腹中毒邪氣、降氣化瘀。
桔梗	下品	苦，辛，溫	「化痰。」宣肺化痰、消腸中滯毒，亦屬血分藥。

表13：中焦氣分（升）（註：此類藥物亦屬上焦藥。）

藥名	品別	性味	簡介
黃耆	上品	甘，溫	「中焦激發者。」 補中益氣、溫肌膚、補氣血，升浮之品。
藿香		辛，溫	「中焦的和風。」 祛風散寒、宣通中上焦。
紫蘇葉		辛，溫	「柔開中上焦。」 調和中焦氣機以運化正常、解夏季寒濕。
荷葉		微苦，甘，涼	「夏日涼風。」 調和中焦氣機以運化正常、解暑濕。
浮小麥		甘，平	「上浮的氣球。」 升浮之品，補三焦之氣、溫表。
防風	上品	甘，微辛，溫	「以風拂平。」 柔化交通表裡內外，亦屬上焦。
葛根	中品	甘，微辛，平	「陽明之信使。」 柔和地打開身表以上經絡，升浮之品，解肌發表。（陽明皮部）
升麻	上品	微苦，涼	「接通和喚醒陽明之表裡。」 清熱，氣味皆薄，升浮之品，化中焦淤積，解毒。
川芎	上品	辛，溫	「頭痛良藥。」 辛溫升散之品、溫通氣血、通經解肌，小心上火。

上焦層次

從氣機的主要方向來看：上焦多為開；中焦為升降樞紐，所以有「在氣」、「在血」的不同升降方向的藥物；下焦為闔，故以闔收為主，分為「闔精」、「闔陰」、「闔氣」。

上焦藥，原則上，都是以開氣分為主的藥，但為了臨床用藥的細微準確，我們分為氣分（純表層）和類似「血」分的藥物（表層深部），後者雖然亦屬開氣分類藥，但有輕微入血分的效用。此類藥物往往亦可屬中焦藥。

關於上焦的闔補類藥，本節未做特別歸納，從氣機的角度而看，三焦本為一體，中焦之中氣和下焦之元氣構成了人體內部能量的基礎。所以大部分補益中下焦的藥物，都有補上焦的效能。見表14至表17。

表14：表層氣分（溫開）

藥名	品別	性味	簡介
麻黃	中品	苦，辛，溫	「三焦交通信使。」氣味皆薄、輕可去實，升浮之品，亦降氣、通絡、破癥堅積聚；中虛者慎用，免致大汗而泄陽氣。

表14（續）：表層氣分（溫開）

藥名	品別	性味	簡介
藿香		辛，溫	「中焦的和風。」 散寒濕、開表氣或增餘熱，見中焦相應欄位（152頁）。
防風	上品	甘，微辛，溫	「以風拂平。」 柔化交通表裡內外，亦屬中焦藥。
蘇葉（紫蘇葉）		辛，溫	「平衡魚蟹的寒濕。」 祛寒濕之力遜於藿香，清化升浮、穩定上焦氣機，亦屬中焦藥（152頁）。
紫蘇梗		微苦，微辛，溫	「中焦的門童。」 柔開中上焦以達表、清化氣機、穩定三焦，亦屬中焦藥（147頁）。
生薑		辛，溫	「胃舒之友。」 散寒化痰、溫開肺胃及表氣，解魚蝦毒。
香薷		微辛，微溫	「柔版麻黃。」 宣通表裡上下，夏日用之以微開上焦而無泄陽氣。
羌活	上品	辛，微苦，溫	「地表之風。」 行氣、通經絡，散寒除濕止痛之力甚於麻黃（153頁）。

表15：表層氣分（涼開）

藥名	品別	性味	簡介
生石膏	中品	辛，甘，寒	「退熱專家。」 清降火熱之邪而達表、清化神氣之鬱火。
青蒿		微苦，微酸，寒	「透血分熱而達表。」 涼降氣機、輕開上焦。
淡竹葉	中品	甘，平，寒	「輕靈涼化。」 清化濕熱，引肺熱從小便而出。
薄荷		辛，涼	「清新醒神。」 清利頭目、升浮輕劑、開胃氣。
蟬蛻		甘，鹹，微	「皮表解放者。」 清利頭目、止驚癇、透疹外出。
菊花	上品	甘，微辛，微苦，涼	「養陰氣之花。」 護陰分、養陰氣、清降火熱、解表氣、舒經絡，柔補中上焦。
桑葉		苦，微辛，甘，平	「涼闔之葉。」 祛風熱、闔降柔開之品、清利頭目、涼潤。
蘆根		甘，微寒	「自然的氣陰調理。」 穩定上焦氣機、益氣、生津液、益肺、暢三焦。
佩蘭	上品	微甘，微苦，平	「保持中焦氣機流通。」 通衡中上焦、柔升之品、引濕熱透表而出、通達中上二焦、復其升降、利三焦而助小便。

表16：表層血分（溫開）

藥名	品別	性味	簡介
荊芥	中品	辛，溫	「安全的皮表清理。」 祛風寒、散鬱熱、通絡解表、通血絡、輕清升浮之品。
白芷	中品	芳香，辛，溫	「美肌潤膚。」 氣味俱輕，溫經絡、長肌膚，止帶、療瘡瘍。
桂枝	上品	辛，甘，溫	「溫經散寒。」 通行氣血、通經絡、補神氣、強心，亦屬中焦藥（149頁）。
杏仁	下品	苦，辛，溫	「上焦降氣者。」 氣薄味厚，易生鬱熱，降肺氣，亦入血分，化痰。
半夏	下品	辛，溫，生品有毒	「痰閉專家。」 開表氣、祛風寒痰、開胸暢氣、溫胃補中、化滯消瘤。
艾葉		辛，微苦，溫	「愛的給予。」 擴大能量場域、溫經散寒、安神舒體、護神氣、流通血分，可內服、外敷或艾灸。
蒼朮		苦，辛，溫	「濕濁專家。」 開表氣、化濕濁、祛風濕，亦屬中焦藥（147頁）。

表17：表層血分（涼開）

藥名	品別	性味	簡介
浮萍	中品	微苦，微辛，涼	「退疹良藥。」輕浮之品、升散發表、助邪排出。
連翹	下品	微辛，苦，涼	「肌膚熱疾良藥。」祛風毒、解表氣、清利熱邪、破積滯。
金銀花		苦，甘，寒	「處理感染專家」清解血絡之瘀熱、消風熱、解毒。
忍冬藤		微苦，微辛，涼	「表層深部疏通。」解表、疏通氣機、祛風熱。
黃芩	中品	苦，寒	「上焦涼風。」輕開上焦、祛風熱痰、開胸暢氣、清利頭目、醒神。
蒲公英		甘，微苦，涼	「消防隊。」清化血分熱毒、消癰腫（膿瘡，惡性腫毒）、潤化瘀血。
牛蒡子		微苦，微甘，辛，寒	「疏通熱結。」療熱阻於身半以上（咽喉、淋巴腫痛）、潤肺涼化。
桑白皮	中品	甘，微辛，涼	「肺熱清理者。」清降上焦熱、開胸化痰、利小便、清利頭目。
益母草		微辛，甘，微苦，平	「驅邪者。」清宣風熱、引熱從小便出、利邪外出。

克勞迪那：我們總結一下：

在上焦，我們用氣勝於味的藥，味辛、淡平或微苦，以此打開表層。

在中焦，為了補中氣，我們用甘、苦、溫，或微苦、微辛，氣勝於味的藥，以助運中焦。味過苦，雖有「厚腸胃」的作用，但過用則下泄太過。味過辛，升散之力會過強。

血分淤滯，需要開和瀉，可用苦辛之藥，味厚而氣薄之品。若氣分鬱滯，用氣勝於味之品。一般而言，作用於中焦層的藥，嚐起來的氣味會比上焦層厚一些。

在下焦層，用味厚之品：甘、酸、苦或鹹，於深層（血分）闔收或流通。若腎陽虛弱，當用溫熱藥（如附子、肉桂）；若腎陰不足，可用涼潤藥（如生地黃、桑椹）；性平或溫平之藥用於精不足，以防下焦動散太過（如金櫻子、菟絲子、五味子、杜仲）。

李辛：是的，這樣我們對上焦、中焦和下焦的用藥，就有了一個非常清晰的認識。

克勞迪那：你最喜歡用哪些藥呢？

李辛：有四味藥在臨證中可以體現大方向：人參、麻黃、大黃和附子。

打個比方，如果把人體形氣神與外界互動的生命活動，比喻成一家公司，人參可以增加「公司」中焦的現金流，上焦和下焦也很快地間接受益；若公司資金充足，神氣穩定，使用麻黃，就像公關部門的推廣，充分地建立外部的管道，疏通不通暢的阻隔（打開上焦）；使用大黃，可以用來清理公司內部負資產和多餘的冗員（中下焦）；附子點燃下焦的火力，激發公司的活力和創造力，讓三焦運轉程度更高，前提是公司尚有資源。

我會常用以下四味溫藥：附子、肉桂、乾薑和淫羊藿。

附子可全面地打開周身表裡內外，也增強中下焦能量中心，啟動層次在下焦。

肉桂的啟動層次也在下焦，但力量更為和緩而偏闔守，穩固心腎之陽氣。

乾薑作用於中焦和上焦，可以溫散肺胃之寒與痰飲。

淫羊藿作用於中下焦，有輕清流動之力，可以流通內外而達於表。

克勞迪那：我們如何來「治神」呢？是否在調理下焦和中焦的同時，加入質重的礦物類藥，如龍骨和牡蠣？

李辛：是的，神的平衡取決於精和真氣。所以，確保中下焦的氣機穩定，是治神的基礎。然後，我們可加入礦物類藥，以發揮到「潛鎮」、「通神明」，或「安神定志」、「去鬼魅邪氣」的作用，使人體能量系統既能闔收、穩固，又能與外部世界交感互通。所以，不少礦物類藥本身就能夠直接作用在「神」的層面（詳見附錄一：《神農本草經》藥物枚舉）。

我們還可用針刺、心理治療、運動和靜坐來治神。

以下表格總結了常用的與「治神」相關之藥（表18）。

表18

闔補精氣	五味子、山茱萸、菟絲子、人參
闔收精氣	生龍骨、灶心土、生牡蠣
清除多餘思維	生鐵落、石決明、珍珠母、厚朴
除鬼魅、安精神、止驚悸	生紫石英、代赭石、朱砂、紫貝齒、菖蒲、靈芝、艾葉、木香、桂枝、附子

第4章

方劑的分類

克勞迪那：我們能否用類似的思路，對歷代的經典名方進行分類呢？

李辛：當然可以。我還是按照下焦、中焦、上焦，以及水液代謝（三焦水道）四個層次，依據方劑作用的不同趨向分為四大類。我將挑選歷代名方，但不限於上述的經典，同時，依據《黃帝內經》裡氣味「厚薄、升降、浮沉」的原則，強調每個方劑的氣味及其藥勢的作用方向，而不僅僅是介紹適應症。我們也將透過討論，看到中藥的劑量比例是何等重要！

我讀書的時候跟隨過一位醫師，無論病人處於什麼狀況，他幾乎只以小柴胡湯為底方做加減。我看到他是根據患者的特定氣機格局，來調整藥物的劑量並加減用藥。

然而，他的一些學生並沒有注意到劑量調整所帶來的藥勢方向和藥性寒熱的改變，因為這些學生的思想停留在「小柴胡湯針對少陽證，主要症狀是往來寒熱、口苦咽乾目眩」，所以心生困惑，不理解為什麼用同一張方子，可以治療不同的病情，症狀不符合教材所述，卻又取得良好的療效？

最後，我們需要理解：所有這些方劑出自不同的朝代，醫師用藥的劑量單位多有所不同：分、銖、兩、錢、斤、合、升、斗……而且它們在不同時期所折合的重量也不同，這是理解混亂的緣由之一。

另外，還涉及不同的劑型：丸、散、湯、丹。在每一個方劑的討論篇目裡，我將先列出古籍裡記載的原始劑量，根據其成分的基本比例和現代人的體質變化，折合成「克」標註在括弧裡，以便於讀者參考。需要提醒一下，這只是我個人的臨床經驗常用量。

總之，書中的用藥劑量，主要目的是提示方子中每一成分的**比例**，最終是需要醫師根據具體病人，找到適合自己內心的處方思路和劑量感。

而且，我們將發現所有丸、散、丹的劑量，都比湯劑更大，這是因為在原書裡，丸、散、丹劑的每次處方一般可服用一到三個月。丸、散、丹劑的所有成分都先打磨成粉狀，每次的劑量，散劑建議1～3克，丸劑6～9克，溫水送服。

下焦層次

克勞迪那：首先，我們來看看下焦，生命力的源頭。

李辛：用於下焦層的方劑，如果屬於**下焦陰分**，其湯往往色深而味厚，比如六味地黃丸、左歸丸、烏梅丸；如果屬於**下焦陽分**，顏色會相對較淺，味較薄，或氣味相對平衡，比如五子衍宗丸、金鎖固精丸、附子理中丸。還有專門用於補陽的方藥，氣厚味薄、流通性好，比如四逆湯、麻黃附子細辛湯。

在陰陽兩大類之下，會做進一步的細分，我們將討論每一類中最具代表性的方劑。

一、補陰的方藥 ─藥勢：闔、降、收，氣味多酸、苦、涼。─

陰虛陽盛

△六味地黃丸▽

出自《小兒藥證直訣》，宋代，錢乙。

此方原名「地黃圓」，用來治療小兒先天不足、囟門遲閉、兩眼無神。在《小兒藥證直訣》書中，有四個方子用來開泄相應之熱邪：瀉白散以瀉肺，瀉青丸以瀉肝，瀉黃散以瀉脾，導赤散以瀉心火。（註：「泄」偏向流通、向外排出之意，「瀉」為消除、減少、排除之意。）

錢乙認為「腎主虛，無實也」，以六味地黃丸補其不足。此方原用於小兒，現代很多成年人用它來補腎，但未必合適，因為此方偏於涼降，而中年以後的下焦虛損，多伴有陽虛。

整張方子氣涼，味略厚，闔而降。具補益、收聚下焦作用，並可以利小便的方式引虛熱外出。

傳統理論認為，腎與下焦屬先天，主靜。靜則闔，動則散，所以用氣微涼，味微苦、微酸之藥以養陰，若用溫性藥，則謂之助陽，能暫時提升陽氣之流通鼓蕩，但久服多服，會耗傷陰精而非固精。

藥方

熟地黃・八錢（24g）—甘、微苦、微溫
山藥・四錢（12g）—甘、平
山茱萸・四錢（12g）—酸、溫
茯苓・三錢（9g）—甘、淡、平

澤瀉．三錢（9g）─甘、涼

牡丹皮．三錢（9g）─苦、辛、涼

【補充說明】

再次提醒，所有這些方劑出自不同的朝代，醫師用藥的劑量單位多有所不同：分、銖、兩、錢、斤、合、升、斗……而且它們在不同時期所折合的重量亦異，另外，還涉及不同的劑型：丸、散、湯、丹。在每一個方劑的討論篇目裡，括弧中的折合劑量，是我個人臨床經驗的常用量，主要目的是提示方子中每一成分的比例，並非古籍裡原始劑量的簡單換算，也不是服用次數的參考。最終是需要醫師根據具體病人，找到適合自己內心的處方思路和劑量感。

而且，我們將發現所有丸、散、丹的劑量，都比湯劑更大，這是因為在原書裡，丸、散、丹劑每次處方一般可服用一到三個月。丸、散、丹劑的所有成分都先打磨成粉狀，每次的劑量，散劑建議1～3克，丸劑6～9克，溫水送服。

❁

藥方

六味地黃丸加減用藥

．知柏地黃丸

六味地黃丸＋知母6～9g（苦、甘、寒）＋黃柏6～9g（苦、寒）

藥勢趨向與六味地黃丸相同，而氣寒涼，降下的力量更強，除了補陰，還可治療虛熱，但脾胃虛弱、陽氣不足者慎用。

．杞菊地黃丸

六味地黃丸＋枸杞子9g（甘、溫）＋菊花6g（甘、微辛、微苦、涼）

增加補下焦精（枸杞子）和流通上焦（菊花）的作用。

方藥

．都氣丸

六味地黃丸＋五味子（酸、溫，闔下焦）

收闔補精的力量更強。

這些方劑中的藥物，尤其是「地黃」味厚而膩，不可用於胃氣虛弱的患者（如泄瀉、不能食涼物，納呆，消化不良，面色白，四末寒……）。

「脾胃為後天之本，腎為先天之本。」在實踐中，如果患者有「後天」和「先天」皆虛的情況，我們需要先調理「後天」，即中焦脾胃。因為滋養「先天」下焦之藥中，補陰者氣涼味厚，易傷脾胃，或致腹瀉、納呆（消化不良、食慾不振）；補陽者多氣厚性熱，或致上火、煩躁、不寐。

所以，在補下焦腎時，宜先保護中焦胃氣，令氣流通，管道暢達。山藥、茯苓之建中，牡丹皮、澤瀉之泄疏，正是用來達到這個目的。

陰—精虛損

闔補下焦，守而不走，適宜靜藥。

代表方劑：左歸丸、二至丸、五子衍宗丸和金鎖固精丸。

精，生之本也。化生元氣，為後天三焦運化、神氣出入、水穀攝納之用。若元氣虧虛，因於患者體質或病邪而呈現出兩種格局：陰虛與陽虛，陰虛多伴虛熱，或因涵育不足而虛火上揚，故有六味地黃、知柏地黃丸之制。

所以在傳統意義上，「氣血虛」可以理解為中焦層次，其「虛損」的程度尚不嚴重。當我們說到「元氣虛、陰虛、精虛」的時候，意味著下焦虛。

下焦虛的嚴重度依此順序：元氣虛、陽虛、陰虛、精虛。精虛，可以理解為下焦虛或陰虛的極限狀態。

▲左歸丸▼

出自《景岳全書》，明代，張景岳。

藥方

熟地黃・八兩（240g）　山藥・四兩（120g）
山茱萸・四兩（120g）　牛膝・三兩（90g）
菟絲子・四兩（120g）　枸杞子・四兩（120g）
鹿角膠・四兩（120g）　龜甲膠・四兩（120g）

熟地黃、山茱萸、牛膝、菟絲子、枸杞子、鹿角膠、龜甲膠，具闔收之力，尤其後兩味，補精作用更強。

牛膝，下焦血分或精分（下焦深層血分）藥，降下、流通之力甚強。

山藥，氣分藥，可闔補中下焦之腎氣和中氣。

此方諸藥，味厚質重，補益闔收之力，比六味地黃丸更強。服此方者，須中氣尚足、經絡流通。

由於味重厚膩之劑，取效需要運化輸布之力，如果服用者胃氣虛滯，管道不通，反而會生滯脹濕痰，阻礙氣機。

此方特別適合兩腿虛軟、行走無力者，其力可直達深層及下肢足部。

此方為丸劑，故劑量大。

◬二至丸◬

出自《醫方集解》，清代，汪昂。

藥方

女貞子（冬至日採，不拘多少，陰乾、蜜酒拌蒸、過一夜，粗袋擦去皮，曬乾為末。）

旱蓮草（夏至日採，不拘多少，搗汁熬膏。）

將兩者製成藥丸。

兩者皆為「陰中之陰」，甘寒氣平之藥。收斂潤下、補腰膝、壯筋骨、益精。

方中有時會再加入桑椹（也是「陰中之陰」藥），此方可用於下焦不足、陰虛火燥、虛火上浮之證，如女性更年期失眠、虛煩。

◬五子衍宗丸◬

出自《證治準繩》，明代，王肯堂。

藥方

處方成分是五種「子」：

菟絲子・八兩（240g）

枸杞子・八兩（240g）

覆盆子・四兩（120g）

五味子・一兩（30g）

車前子・二兩（60g）

以上諸藥，收闔腎氣，多氣平微溫，配車前子甘平而涼，有流通之力。相對於左歸丸之厚重，五子衍宗丸和二至丸屬於「清補」，補而不膩，適合身心敏感、氣機輕靈者，五子衍宗丸還可用於小兒下焦腎氣不足之輕證。二至丸相對氣寒，而下行之力甚，故中焦脾胃虛寒，平素不耐寒涼食飲者慎用。

△金鎖固精丸▽

出自《醫方集解》，清代，汪昂。

藥方

沙苑蒺藜・二兩（60g）
芡實・二兩（60g）——闔補下焦

蓮子・二兩（60g）——闔補中焦

藥方

龍骨・一兩（30g）
牡蠣・一兩（30g）
蓮鬚・二兩（60g）

闔收神氣

此方氣味甘緩而微酸，輕柔平和，有收攝固澀之力，補精、益下焦。用於下焦精氣虛損，或見陽痿、遺精及腰痛之症。若患者有虛火鬱熱之象，可配以知柏地黃丸。

還有兩張《傷寒論》的方子：

◬黃連阿膠湯▽

用於「少陰病，心中煩，不得眠」，此陽浮而陰闔不及之象，少陰屬下焦。此方氣寒味苦，苦能堅陰，是六張方子中最寒涼、闔降之劑。

藥方

黃連・四兩（12g）　黃芩・二兩（6g）
阿膠・三兩（9g）　芍藥・二兩（6g）
雞子黃（蛋黃）・二顆

◬豬膚湯▽

用於「少陰病、下利、咽痛，胸滿、心煩」，此病在下焦，本氣自病、純虛無邪，適合燥火陰虛體質之乾瘦體型。豬膚氣味平和，甘寒補陰，潤而收之。

藥方

製法：豬皮一斤（220g），以水一斗（2000ml），煮取五升（1000ml），去滓，加白蜜一升（200ml），白粉（粳米粉）五合（90g），熬香，和令相得，溫分六服。

陰—氣虛損

本類方劑，亦有補益下焦陰精之效能，但藥味略多而氣味龐雜，較之前兩類，藥勢多**走而不守**，各具表裡寒熱升降開闔之勢，以應不同之格局需要。

◬天王補心丹▽

出自《攝生秘剖》，明代，洪基。

此方作用於中焦（氣分和血分）及下焦（陰分和陽分）。其性溫平而有流通之能，闔下焦而運通中焦氣血。

藥方

藥物	性味功用
人參．五錢（15g） 茯苓．五錢（15g）	甘淡、溫平，闔補中下焦氣分。
生地．四兩（120g） 五味子．五錢（15g） 麥冬．二兩（60g） 天冬．二兩（60g） 柏子仁．二兩（60g） 酸棗仁．二兩（60g）	甘酸、微苦、微涼，闔補中下焦陰分。
當歸．二兩（60g） 丹參．五錢（15g） 玄參．五錢（15g）	甘溫、微辛、微苦，化運中焦血分。
遠志．五錢（15g） 桔梗．五錢（15g）	苦辛溫，通散之品，打開中上焦表裡管道。

▵天麻鉤藤飲▿

出自《雜病證治新義》，作者是胡光慈，一九五八年。

此方在教材中歸入「平息內風劑」，方中有許多闔收精氣之品。

藥方

藥材	說明
石決明 18g	性平涼而降。
朱茯神 9g	
梔子 9g　黃芩 9g 益母草 9g	味苦，降，通血分達絡脈，梔子、益母草亦利小便而行氣。
杜仲 9g　桑寄生 9g 天麻 9g　夜交藤 9g	闔補下焦。
牛膝 12g	補下焦、下行、通血脈而化瘀。
鉤藤 12g	甘涼，輕平行風氣之品，流動疏透，消解三焦內部鬱氣積熱，清心安神。

此方能闔補下焦陰精，流通氣分與血分，降下闔收之力明確。當下焦陰精虧虛，神虛失攝，易煩亂浮散，可致頭痛、高血壓、失眠、焦慮。此方可用於中年生活忙碌，散亂不收或過勞致下焦虛損，氣機內鬱不通，虛火上逆之證。

除了梔子，還可以使用微苦微涼之品，如夏枯草、菊花，增加開泄鬱火之力。

如有水腫，可加入威靈仙、澤瀉、蒼朮，以流暢三焦水道。

如氣虛，可加黃耆、黨參。

如有濕，可加防風、白芷、荊芥等辛通之物。（古云：風可勝濕）如需清利神氣，降化志意過用所致之鬱熱，可加入生鐵落。

《黃帝內經》中提到生鐵落用來治療躁狂之證。近代，人們多顧忌金石之藥，恐傷胃氣，但原其本，此類藥物大多取其信息與能量層面的作用，主要用於調神和導氣，若能辨證施藥，合機合度，則不傷胃氣。

◭當歸六黃湯◮

出自《蘭室秘藏》，金元，李東垣。

藥方

當歸、生地黃、熟地黃、黃芩、黃連、黃柏，各9～15g.；黃耆雙倍劑量。

此方與知柏地黃丸相類似，但味更苦、更厚。其性寒涼，可收闔陰氣、補下焦陰。當歸行中下焦血分之氣，黃耆補中而達表，整張方劑以闔收涼降之藥為主，故大方向為「闔降涼收」，亦見於「中焦血／氣虛」。

◭石斛夜光丸◮

出自《原機啟微》，元代，倪維德。

藥方

1

人參・二兩（60g）　茯苓・二兩（60g）
山藥・七錢半（24g）　甘草・半兩（15g）

補中下焦氣分，運中焦。

2

防風・半兩（15g）
川芎・半兩（15g）
菊花・七錢半（24g，辛、涼）
杏仁・七錢半（24g，辛、平、微苦，開上焦並降下）
白蒺藜・半兩（15g，辛、苦）
枳殼・半兩（15g，苦、辛、涼，流通中上焦氣分）

以上諸品開表氣，引藥勢上浮而行於頭目。

3

天冬・二兩（60g）　枸杞子・七錢半（24g）
麥冬・一兩（30g）　五味子・半兩（15g）
熟地黃・一兩（30g）　石斛・半兩（15g）
生地黃・一兩（30g）　肉蓯蓉・半兩（15g）
菟絲子・七錢半（24g）　牛膝・七錢半（24g）

闔補下焦陰精，陰陽雙補。

4

黃連・半兩（15g）
青葙子・半兩（15g）
決明子・七錢半（24g）
犀角*・半兩（15g）
羚羊角・半兩（15g）

苦、涼，藥勢通透鬱熱而降下，行於血分。

（*一九九三年起，犀角禁止入藥。以下同。）

本方用於目疾。目疾多源於火，不單是體內之鬱火，還包括情志之火，或用眼過度（看手機、電腦、電視等）所造成的下焦虛而火浮之疾。此方可分為四組藥，最後一組藥（黃連、犀角、羚羊角等）可清利頭目、情志及經絡之火，第二組藥可引藥勢上行，把補入的中下焦陰陽氣血引至上部，以滋養頭面空竅。此方廣泛適用於各類老年疾病，不僅僅是眼目疾患。若胃氣強盛，可減去第一組藥。

七寶美髯丹

出自《醫方集解》，清代，汪昂。

藥方

赤白何首烏共一斤（480g）
牛膝・八兩（240g）
菟絲子・八兩（240g）
當歸・八兩（240g）
茯苓・八兩（240g）
枸杞子・八兩（240g）
補骨脂・四兩（120g）—補腎陽

此方闔補下焦（赤白何首烏、牛膝、枸杞子、菟絲子），而略溫（補骨脂、當歸）。補骨脂苦、辛、溫，補下焦陽氣而收闔神氣，以助「闔」中有「動」。如果不需要此效能，可易之以五味子，增加闔守之力。

前北京中醫藥大學藥學院龔樹生教授對何首烏有多年研究，他認為此方是古代宮廷滋補方的代表，相較於六味地黃丸，滋補下焦之力更為深入。

△烏梅丸▽

出自《傷寒．論辨厥陰病脈證並治》，漢代，張仲景。

藥方

烏梅．三百枚（480g）　細辛．六兩（180g）
乾薑．十兩（300g）　黃連．十六兩（480g）
當歸．四兩（120g）　附子．六兩（180g）－炮，去皮
蜀椒．四兩（120g）－出汗　桂枝．六兩（180g）－去皮
人參．六兩（180g）　黃柏．六兩（180g）

傳統製法：上十味，異搗篩，合治之，以苦酒漬烏梅一宿，去核，蒸之五斗米下，飯熟搗成泥，和藥令相得。內臼中，與蜜杵二千下，丸如梧桐子（註：直徑約0．7公分）大。

此方先收闔下焦陽氣：烏梅、附子、人參、乾薑。

然後流通三焦陽氣：細辛、桂枝、當歸。

黃連、黃柏苦寒而堅陰，以堅固下焦陽氣，不至散失，並非全用以清熱。

厥陰，乃六經傳遍中陽氣最弱的一層，此方用於下焦虛極，陰陽將離，變證百出，寒熱虛實混亂錯雜之勢，當此之時，亟須要「治病求本」、「顧護本氣」，而不為各種症狀所疑惑牽引。

所以，其中之甘溫熱藥（附子、人參、乾薑）是為「回陽」而非驅寒，其中辛溫流通藥（細辛、桂枝、當歸）是為協運三焦表裡氣機，令陽氣流通布散，接續四肢百骸，而非開散祛邪。

厥陰篇有不少關於「厥熱勝復」的條文，須知此時的「熱」，皆因下焦虛極，陰陽失和所致之「本氣自病」，切勿以陽明、太陽之「實熱、邪熱」發汗、清下，否則必重傷裡氣。

又有因三焦失運、陰陽失衡致熱鬱於內，發於上下，而致腹痛泄及咽痛諸症。治同上理，闔收下焦，益陰潛陽而運通三焦，令陽氣達於表裡內外。

二、補陽的方藥

闔補下焦，溫陽通絡，走而不守，多為動藥。

藥勢：闔、運、通，比起第一類（補陰）方劑，味道和顏色會淺一些（右歸丸除外）。

陽氣虛

▲附子理中丸▼

出自《太平惠民和劑局方》，宋代，陳師文等，官修方書。

在宋代，這本由政府編輯撰寫的方劑書，是所有醫師必須學習和使用的。

此方闔補中下焦陽氣，丸者，緩也。取其「守」而藥力緩和。

藥方

人參．一兩（30g）　乾薑．一兩（30g）　白朮．一兩（30g）

炙甘草．一兩（30g）　附子．一兩（30g）

△附子湯▽

出自《傷寒論・辨少陰病脈證並治》，漢代，張仲景。

少陰病，身體痛，手足寒，骨節痛，脈沉者，附子湯主之。

闔補中下焦陽氣，流通布散，由裡出表。此方劑量相對偏輕。輕劑取其氣，走而不守。

藥方

附子・二枚（15g）—炮，去皮，破八片。
茯苓・三兩（9g）
人參・二兩（6g）
白朮・四兩（12g）
芍藥・三兩（9g）

△麻黃附子細辛湯▽

出自《傷寒論・辨少陰病脈證並治》，漢代，張仲景。

此方辛甘發散為陽，走而不守，補陽氣而流通三焦、表裡內外。本方亦見於本章「上焦層：陽氣精血不足體質之開表法」部分。

藥方

麻黃・二兩（6g）
附子・一枚（9g）
細辛・二兩（6g）

▵四逆湯▿

出自《傷寒論．少陰篇》，漢代，張仲景。

此方甘溫而辛，闔補中下焦陽氣。此方較附子理中丸簡，而補陽回陽之力直捷，取其速效。

藥方

附子．一枚（9g）—生用，去皮，破八片。

乾薑．一兩半（4．5g）

甘草．二兩（6g）—炙。

陰陽兩虛

▵右歸丸▿

出自《景岳全書》，明代，張景岳。

此方的組成與左歸丸（補陰和精）十分相似，另加入附子和肉桂，氣味皆厚，用於陰陽兩虛（精虛）。

此方實用於下焦精虛（陰陽兩虛）偏於陽虛而寒者，溫煦不足、收攝無力。多有身冷、水腫、便溏、陷下等症狀；補精、陰陽雙補、闔收下焦。

藥方

熟地黃・八兩（240g）
山藥・四兩（120g）
菟絲子・四兩（120g）
鹿角膠・四兩（120g）
附子・二至六兩（60～180g）
肉桂・二至四兩（60～120g）
山茱萸・三兩（90g）
枸杞子・四兩（120g）
杜仲・四兩（120g）
當歸・三兩（90g）

△金匱腎氣丸▽

出自《金匱要略》，漢代，張仲景。

藥方

乾地黃・八兩（24g）
山藥・四兩（12g）
茯苓・三兩（9g）
附子・一兩（3g）─炮
山茱萸・四兩（12g）
澤瀉・三兩（9g）
牡丹皮・三兩（9g）
肉桂・一兩（3g）

此方以六味地黃丸補陰，加入附子和肉桂。

用於下焦陰陽兩虛。從成分比較，此方無枸杞子、菟絲子、杜仲、鹿角膠，故補精的力量不及右歸丸，但有「三瀉」（澤瀉、茯苓、牡丹皮），所以流通性比右歸丸更好。六味地黃丸係由此方減去附子和肉桂而成。亦見於本章的「三焦水道：開下焦以通利水道」部分。

麻黃升麻湯

出自《傷寒論・辨厥陰病脈證並治》，漢代，張仲景。

陰陽兩虛，伴邪正交爭、寒熱錯雜。

傷寒六七日，大下後，寸脈沉而遲，手足厥逆，下部脈不至，喉咽不利，吐膿血，瀉利不止，為難治，麻黃升麻湯主之。

藥方

麻黃・二兩半（15g）
升麻・一兩一分（8g）

辛、苦溫、平，升浮之品，引下陷之氣機回歸本位。

當歸・一兩一分（8g）
桂枝・六銖*（2g）
茯苓・六銖（2g）
炙甘草・六銖（2g）
白朮・六銖（2g）
乾薑・六銖（2g）

甘溫、辛溫之品，劑量極輕，取其「氣」，以助升浮，闔補中氣，運化中焦，以資化源。

知母・十八銖（4g）
黃芩・十八銖（4g）
玉竹・十八銖（4g）
芍藥・六銖（2g）

苦寒、甘寒之品，劑量極輕，取其「氣」，以化鬱火，而不傷中氣。

天門冬・六銖（2g）
石膏・六銖（2g）

——

*補充說明：「銖」為漢代計量單位，一斤等於16兩，一兩等於24銖，據現存文物「新莽嘉量」測定，一斤是226・7克，按此推算，一銖是226・7÷16÷24＝0・59克。

此方的特點是劑量的精微控制，以及穩定氣機、補正、驅邪三個目標的和諧把握。由於病已至下焦厥陰層，資源耗盡，陰陽將離，邪正交爭，而氣機已下陷不收，故上有「喉咽不利，吐膿血」，下有「瀉利不止、手足厥逆，下部脈不至」，所以用甘溫以「守中」，輕劑苦甘寒以「泄熱」，此時乃病人最後一線之生「機」。

故此方所面對的病人與氣機格局，比烏梅丸、附子理中丸等以上諸方，都要嚴重而複雜。值得反覆品味。

克勞迪那：下焦方藥的氣味、寒熱、補瀉、走守的特點，可以為我們總結一下嗎？

李辛：後面的表格是很好的參考，提供了不同方藥的對比與效能大小，以及它們的氣味、藥勢方向。我們以「＋」和「－」來指代各方劑在不同性向的力量有無。

如有「＋－」同時出現，代表其力量是相對中性的。再次提醒，這只是我本人在臨床實踐的

表 19：下焦／闔補下焦陰

特色：多味厚、色深。

	寒	溫	補陰	泄陽	闔下焦	開下焦	升	降
◆陰虛陽盛								
六味地黃丸	＋	－	＋	＋	＋	＋＋	－	＋
知柏地黃丸	＋＋	－	＋＋	＋＋	＋＋	＋	－	＋＋
杞菊地黃丸	＋－	＋－	＋＋	＋－	＋－	＋	＋	＋－
都氣丸	＋－	＋	＋＋	＋	＋＋	－	－	＋
◆陰－精虛								
左歸丸	＋	＋	＋＋＋	－	＋＋＋	－	－	＋
二至丸	＋＋	－	＋＋	＋＋	＋	－	－	＋＋＋
五子衍宗丸	－	＋	＋	－	＋＋	＋	－	＋＋
金鎖固精丸	＋－	＋－	＋	－	＋＋	－	－	＋＋
黃連阿膠湯	＋＋＋	－	＋＋	＋＋	＋＋	＋	－	＋＋
豬膚湯	＋	－	＋	－	＋－	－	－	＋－
◆陰－氣虛								
天王補心丸	－	＋＋	＋＋	－	＋	＋＋	＋＋	＋－
天麻鉤藤飲	＋＋	－	＋	＋＋	＋＋	＋	＋	＋＋＋
當歸六黃湯	＋＋	－	＋＋＋	＋＋	＋＋	＋	＋	＋＋＋
石斛夜光丸	＋＋	＋	＋＋	＋＋	＋＋	＋	＋	＋＋
七寶美髯丹	－	＋＋＋	＋＋	－	＋	＋－	＋＋	＋－
烏梅丸	－	＋－	＋－	－	＋＋＋	＋＋	＋－	＋－

表 20：下焦／補下焦陽氣

特色：味輕、色淺

	寒	溫	補陽	祛寒邪	闔下焦	開下焦	升	降
◆陽氣虛								
附子理中丸	－	＋	＋＋	＋	＋＋	＋－	＋＋	＋
附子湯	－	＋＋	＋	＋＋	＋	＋－	＋	－
麻黃附子細辛湯	－	＋＋＋	＋＋＋	＋＋＋	－	＋＋＋	＋＋＋	－
四逆湯	－	＋＋＋	＋＋＋	＋＋	＋＋	－	＋－	＋
◆陰陽兩虛								
右歸丸	－	＋	＋＋	＋	＋＋＋	－	＋	＋＋
金匱腎氣丸	－	＋＋	＋＋	＋＋	＋＋	＋	－	＋＋
麻黃升麻湯	＋	＋－	＋－	－	＋	＋－	＋	－

感受與經驗，給大家做一個增加理解的參考。讀者需要自己嚐藥，體會其在自身和不同患者的變化與反應，得出自己的清晰答案，見表19至表20。

所有用於下焦陰虛的方藥，都有寒（涼）、闔、降的藥勢，一般都味厚，如果長期服用，會影響中焦胃氣的消化功能。

這一類的代表方是「六味地黃丸」，如果需要加強「涼降」之力，可以用「知柏地黃丸」。

如果需要更加「闔」而「溫」的力量，可以用「都氣丸」；而「杞菊地黃丸」增加了下焦與頭面的流通性。

如果需要滋補陰／精，「左歸丸」的力量最大。

如果需要加強涼降之力，「闔」下焦不作為主要方向（精虛不嚴重），我們可以用「黃連阿膠湯」。

如果不需要過於寒涼的闔下焦，我們用「五子衍宗丸」，這是其中相對「溫平」的方劑，既有「闔」的力量，也帶有一些流通性。

「金鎖固精丸」氣味平和，偏於「闔」下焦精氣，守而不走。

「豬膚湯」和「二至丸」，氣味平和純粹，補陰精而無生熱、黏滯之弊；可以長期服用，但補下焦的力量不如「左歸丸」和「五子衍宗丸」。對於女性更年期症狀，「二至丸」和「黃連阿膠湯」因其「涼降」之力，尤其適合。

在滋補陰—氣這一類，我們先看看各自的寒溫差別，「天王補心丹」偏於溫，「天麻鉤藤飲」和「石斛夜光丸」偏於涼，且下降之力尤勝。

「烏梅丸」是比較特別的配伍，值得細細研究：以「苦寒、甘寒」之品補陰，「辛溫、甘溫」之品補陽，再以烏梅之「酸溫」和合陰陽二氣不致分離。此方用於下焦極虛、陰陽將離之厥陰證，以此回復和穩定氣機，轉逆為常。

在陽氣虛之列，「附子理中丸」是基本方。

在陽虛將脫的危證，我們可以「四逆湯」或「麻黃附子細辛湯」急救回陽。但「麻黃附子細辛湯」開散之力很強，長於散寒通絡，下焦陰精虛損嚴重者慎用，否則易致元氣脫散之弊。

「附子理中丸」亦用於中焦虛寒，「金匱腎氣丸」雙補陰陽，但「闔」之力不如「右歸丸」，長於運通三焦氣機和利小便。

「麻黃升麻湯」和「烏梅丸」一樣，都是用於厥陰證「陰陽將離」之危證，後者針對雖病甚但邪氣不重，以「闔收運」為用，「麻黃升麻湯」在烏梅丸證的基礎上，更針對氣機逆亂、寒熱錯雜、邪氣積聚和下焦失攝，其選藥配伍和劑量精微，值得我們反覆體會。

中焦層次

克勞迪那：如果病機在中焦，有哪些經典方藥可以來用呢？

李辛：在中焦層，病機要分清是在氣分還是血分。當然，我們討論的是病機，而不是症狀，列舉的症狀不一定只限於中焦。在氣分和血分，又分為補益中焦和開瀉中焦的方劑。

首先，關於補益中焦氣分和血分的方劑如下。

補益中焦之一：中焦不足，補氣

◭四君子湯◮

出自《太平惠民和劑局方》，宋代，陳師文等，官修方書。

四君子湯是補中焦類方劑的基礎。在我過往的經驗中，七成的處方都會考慮到中焦。

藥方

人參、白朮、茯苓，各9g；甘草6g。

氣味甘平而藥勢和緩，開闔升降之力和諧，無急躁、爆發之弊，所以稱為「四君子湯」。適合管道通暢、內無鬱火之中焦氣虛患者，能闔補柔運中焦（若有內火，則去人參）。可收闔中焦，補中氣、助運化，人參亦闔收下焦元氣。

本方藥簡而效宏，還有不同的化裁：

如有痰，可加兩味開中上焦之藥：陳皮、半夏（辛苦，溫），即「六君子湯」。

如果中焦氣分鬱滯，將六君子湯再加入兩味運通中焦之藥：砂仁和木香（辛溫），即「香砂六君子湯」。

如表氣不暢或有寒氣，可用防風、柴胡、荊芥配以四君子，適用於中虛而有寒的老年人。

如有表閉或寒邪甚，可配以麻黃。

▲參苓白朮散▼

出自《太平惠民和劑局方》。

藥方

人參、白朮、茯苓、甘草（即四君子湯），每味藥二斤（1000g）	以闔運中焦為主。
山藥．二斤（1000g） 蓮子．一斤（500g） 白扁豆．一斤半（750g） 薏苡仁．一斤（500g）	以上皆種子和根類藥，「闔」中焦之品。
砂仁．一斤（500g） 桔梗．一斤（500g）	辛，微苦，溫，行中焦氣。

本方「闔」中焦之力，比四君子湯更強。臨床中，如消化功能不佳，用四君子湯。若還有軟便、泄瀉，食物吸收欠佳，納少胃脹，用參苓白朮散。如果必要，還可加入五味子，增加闔守下焦之力，蓋久泄多因下焦不足。

△理中丸▽

出自《傷寒論》。

藥方 人參、乾薑、白朮和甘草（炙），各三兩（9g）。

以乾薑（辛溫）代替茯苓，較之四君子湯，此方偏溫。中焦虛而寒者適宜，這類人多有不耐寒食、嘔吐及胃痛等症狀。

乾薑，雖稟辛溫之氣味，但守而不走。不像當歸、附子、黃耆、香附等走而不守。乾薑其性（似蓮子）可守，溫中之力柔和而持久。適合中氣虛而不固、易於開泄流失者。比如，中氣虛寒之泄瀉，理中湯可快速止痛、止瀉。病情穩定幾天後，可用參苓白朮散來圍補收尾，因其藥勢緩和而更深入。

加入附子，即附子理中丸，出自《太平惠民和劑局方》，此方更為溫燥，不可久服。如前所述，此方亦補下焦之陽。

△補中益氣湯▽

出自《脾胃論》，金元，李東垣。

藥方

人參．三分（9g）　白朮．三分（9g）
炙甘草．五分（15g）　黃耆．半錢或一錢（15～30g）
當歸．二分（6g）　橘皮．三分（9g）
升麻．三分（9g）　柴胡．三分（9g）。

此方以人參、白朮和炙甘草來補益中焦胃氣，劑量輕，「闔」的力量不大，「走而不守」，藥勢升浮。

此方不適合內有鬱熱或氣機上浮者，以及志意過用、入睡困難者。

△當歸補血湯▽

出自《內外傷辨惑論》，金元，李東垣。

藥方

黃耆．一兩（30g）
當歸．二錢（6g）

名為當歸補血湯，但黃耆（氣分藥）的量是當歸（血分藥）的五倍，故此方並非直接補血。當歸辛甘、微苦、溫，是「血中氣藥」，重在「行血氣」而非「補陰血」。故本方實用於中焦氣虛，脈絡瘀堵、流通不暢之格局，補充中氣，氣行則血行，幫助周身經脈周流、精氣通達，化生為血。

助化源、行氣血，此方重心在此。

△小柴胡湯▽

出自《傷寒論》。這是一張非常有用的方子，尤其適於小兒、老人等身體虛弱者，這類人神氣格局尚定，管道尚通，因中氣不足、升降失常而致的各種病證。

藥方

柴胡・半斤（12g） 半夏・半升（6g，洗）	皆辛、微開。 （註：《傷寒論》所載劑量，柴胡、半夏的用量為其他藥的五倍以上，但對現代人過大了，括弧裡提供的是臨床常用劑量，供參考。）
黃芩・三兩（6g）	微苦，寒，降氣泄中上焦之熱，亦佐制其他藥物的辛溫之熱。

（＊藥方未完，接續於下頁。）

藥方

人參．三兩（6g）
甘草．三兩（6g，炙）
生薑．三兩（6g，切）
大棗．十二枚（剝開）

甘溫補中焦。

本方的煎煮法亦很有特色：「**以水一斗二升，煮取六升，去滓，再煎，取三升，溫服一升，日三服**」，第一次煎加水量很大，煮取一半（六升），去藥渣後，再煎，濃縮成三升。目的是增加「闔」的力量，並緩和藥性。

用於少陽證，真氣虛弱，邪氣留於中上焦，其勢已退，正邪對抗往來交復，故有「寒熱往來、不欲飲食、心煩喜嘔」諸症，此因中氣不足，無力驅邪外出，邪氣有下陷深入之勢。

服此方後，「**上焦得通，津液得下，胃氣因和，身濈然汗出而解**」。

桂枝甘草湯及甘草乾薑湯亦出自《傷寒論》，皆氣味辛甘而溫，闔補陽氣，原用於傷寒發汗過多，致裡氣不足。

◭桂枝甘草湯◮

藥方

桂枝．四兩（12g，去皮）
甘草．二兩（6g，炙）

闔補中上焦，用於陽氣外泄，心慌心悸。

甘草乾薑湯

藥方

甘草．四兩（12g，炙）
乾薑．二兩（6g）

闔補中焦，平補之劑，適合用於中氣虛寒之輕證。

吳茱萸湯

亦出自《傷寒論》。

藥方

吳茱萸．一升（3～9g）──洗
人參．三兩（1～3g）
生薑．六兩（3～6g）──切
大棗．十二枚（1～3枚）──剝開

用於中焦虛寒，氣機逆亂、食穀欲嘔。吳茱萸苦辛熱；生薑辛溫，是溫熱之品，通陽運化；人參、大棗闔補中氣。此方重在調整氣機，是緊急情況下，中焦虛寒所致急痛、嘔吐的最佳方藥。

補益中焦之二：中焦不足，補血

補血方劑可分為兩類：藥勢作用於陰—血層面（深層、多為「靜」藥），藥勢作用於氣—血層面（多為「動」藥）。

中焦陰－血虛

◬四物湯▽

出自《太平惠民和劑局方》。

藥方

當歸、川芎、白芍、熟地黃，等份（9～12g）。

這是補氣生血的八珍湯的一部分，四物湯裡，當歸、川芎為辛溫之品，乃「動」藥，走而不守；白芍酸苦涼，養陰血而化瘀，熟地黃甘酸溫平，為「靜」藥。

在宋代，女性更多居家生活，此方補血而寓流通之勢，是合適的。現代女性終日奔波在外，志意過用，陽浮於上，氣血易動，單純的血虛和血瘀並不多見，而且很多人有下焦精虛的問題。若服用此方，可能會出現皮疹或月經過多、失眠等氣機虛熱上浮之象。

◬炙甘草湯▽

出自《傷寒論》，用於「脈結代，心動悸」。

藥方

人參．二兩（6g）　桂枝．三兩（9g）—去皮

甘草．四兩（12g）—炙　生薑．三兩（9g）—切

藥方

大棗．三十枚（6枚）—剝開　生地黃．一斤（20～48g）—大劑量

阿膠．二兩（6g）　麥冬．半升（10g）—去心

火麻仁．半升（10g）

煎煮法：以清酒七升，水八升，先煮八味，取三升，去渣，阿膠入內烊化。

此方以人參、甘草、大棗、火麻仁、麥冬，甘平甘溫之品補中焦；以阿膠、生地黃補下焦血分，桂枝辛甘溫，運通表裡血脈。

此方屬於氣味厚重之品，可用於中下焦血分「虛滯」之證，所謂虛滯，一則氣血嚴重不足，二則血分瘀滯。對於這種「虛瘀」並存的病機，不能過於使用大辛大熱發散通利之藥，以免傷及正氣，使虛者更虛；亦要慎用過於黏滯收澀的滋補藥，免得瘀象更甚。

理解的思路：如同枯水期的河床，水流緩慢，沉積物很多，流通不暢，這就是「虛滯」之象。若要滋養恢復身體內部的精氣，需要緩和增加河道的水量，慢慢地，身體下焦精氣回復，中焦氣血流通，堵塞的瘀血自然會化解。所以，針對這種情況，不能用猛烈的汗、吐、下法，也不能過用「水蛭、紅花、蜈蚣、大黃」等活血化瘀藥，強行化瘀通絡，以免過傷正氣。

血脈層次有問題的患者，常常會有心臟或肝臟疾患，或者是深層微循環不良。此方用以和解血分，其中生地黃劑量最大。

桂枝有推動和打開的作用，可化解深層循環中的瘀血，並不只是為了補陽；生地黃能去瘀，同時有補「虛勞血痹」的作用；清酒辛甘微溫，氣味柔和，補中氣而通經活絡，活血化瘀。

方中所有成分並非為了收聚，而是柔和地流通。整張方子作用於身體內部的流通。闔補中、上焦。

◬桂枝湯▽

出自《傷寒論》。

藥方

桂枝．三兩（9g）—去皮　芍藥．三兩（9g）

甘草．二兩（6g）—炙　生薑．三兩（9g）—切

大棗．十二枚（3枚）—剝開

整個方子甘辛、微酸、溫，收闔氣血並流通。張仲景用於太陽病中風（表虛）證（註：指發熱、汗出、惡風、脈緩等），此表虛或因患者體質本虛，或以患者中焦不足而致表氣不攝。故以桂枝、生薑辛溫助陽，甘草、大棗甘溫補中，芍藥酸苦、微涼闔陰。故更偏重於闔中，補氣血，並非單純的「解表散寒」。

此方的加減化裁，亦歸屬這一類（陰—血虛損）。

藥方

桂枝加芍藥湯：酸、微涼之芍藥加倍，闔陰補血之力更強。

桂枝加芍藥、生薑各一兩，人參三兩之新加湯：加入人參三兩，芍藥加至四兩，闔補元氣，收闔氣血。用於發汗後、身疼痛、脈沉遲之虛證。

◬溫經湯▿

出自《金匱要略》，漢代，張仲景。

藥方

吳茱萸．三兩（9g）　當歸．二兩（6g）
川芎．二兩（6g）　芍藥．二兩（6g）
人參．二兩（6g）　桂枝．二兩（6g）
阿膠．二兩（6g）　丹皮．二兩（6g）─去心
生薑．二兩（6g）　甘草．二兩（6g）
半夏．半升（6g）　麥冬．一升（9g）─去心

此方以吳茱萸、當歸、川芎、桂枝、生薑、半夏辛開苦泄，開通氣血，然後以芍藥、人參、阿膠、甘草、麥冬甘溫補氣、甘涼柔潤，補陰氣而降下闔收。

用於中下焦不足而瘀血在裡，所引起的虛熱、腹痛、唇口乾燥、月經不調及不孕。

◬芍藥甘草湯▿

出自《傷寒論》。

藥方

芍藥．四兩（12g）
甘草．四兩（12g）─炙

酸甘闔陰，藥勢與桂枝甘草湯、甘草乾薑湯相反。

用於裡虛傷寒，誤發其汗而亡陽，「厥逆、咽乾、煩躁、兩脛攣」，先以甘草乾薑湯回闔陽氣（《傷寒論》條文29，「作甘草乾薑湯與之，以復其陽」），再以本方闔陰氣。

◬小建中湯◬

出自《傷寒論》。

闔補中焦血分，比桂枝湯，多加入一倍量芍藥、一升飴糖，皆甘酸復陰、闔補中焦陰血之品。

藥方

桂枝．三兩（9g）—去皮
甘草．二兩（6g）—炙
大棗．十二枚（3枚）—剝開
芍藥．六兩（18g）
生薑．三兩（9g）—切
飴糖．一升（30g）

中焦氣—血虛

本類方藥同時作用於氣分（開）和血分（補或闔）。

△逍遙散▽

出自《太平惠民和劑局方》。

藥方

藥物	功用
白朮・一兩（30g） 茯苓・一兩（30g） 甘草・五錢（15g）	補中運化
當歸・一兩（30g） 白芍・一兩（30g）	補中焦血分，活血化瘀。
柴胡・一兩（30g） 薄荷・少許 生薑・一片	開上焦。

甘、辛、微苦。升、開中上焦。

本方補益中焦之力，比小柴胡湯稍弱。適用於中氣虛弱、內有鬱火。如女性中焦氣血鬱滯，或老人中氣虛、納差、運化不利、易感冒。

注意：當歸乃辛散溫通之品，非闔收之物！

△歸脾湯▽

出自《濟生方》，南宋，嚴用和。

此方用於胃氣虛寒，而內無鬱火之人。氣血雙補，氣分流通力大。可用於中氣虛弱所致的失眠、痛經、血虛，回復臉部光彩。

藥方

黃耆・一兩（15g）
白朮・一兩（15g）
甘草・二錢半（3g）
大棗・酌量（1枚）
當歸・一錢（1.5g）
酸棗仁・一兩（15g）
木香・半兩（6g）
遠志・一錢（1.5g）

人參・半兩（8g）
茯神・一兩（15g）
生薑・五片（2片）
龍眼肉・一兩（15g）

闔補中氣，運化中焦。

補陰血。

辛溫之品，流通諸藥。

△八珍湯▽

出自《正體類要》，明代，薛己。

本方即「四物湯」（194頁）加「四君子湯」（187頁）。平衡陰陽、補益氣血，藥勢平和而無偏力，闔中有開。

△當歸六黃湯▽

出自《蘭室秘藏》，金元，李東垣。

黃連、黃芩、黃柏、地黃稟寒涼下行之力，收闔血分，當歸、黃耆補運中氣。亦見於「下焦陰—氣虛損」。

藥方

當歸、生地黃、熟地黃、黃柏、黃芩、黃連・各等份（各6g）

黃耆・加倍（12g）

△桂枝去桂加茯苓白朮湯▽

出自《傷寒論》。

藥勢類似「逍遙散」（199頁），茯苓、白朮、甘草柔運中焦而補氣，大棗、白芍柔補血分，全方柔補氣血，而無升散之勢（無桂枝、柴胡、薄荷）。

藥方

芍藥・三兩（9g）

生薑・三兩（2片）—切

茯苓・三兩（9g）

甘草・二兩（6g）—炙

白朮・三兩（9g）

大棗・十二枚（3枚）—剝開

瀉中焦：氣分與血分

克勞迪那：在中焦層，當病機出現「實」的情況，我們需要瀉或開，有哪些方藥可以推薦？

李辛：實證，可以分為氣分與血分，所謂氣分，就是邪氣的侵襲或病機的發展，還在功能性的能量層面，尚未影響及物質肉體層面；血分，則是邪氣已經進入物質層面，或帶來肉體組織層面的影響。

比如，單純的高熱，有煩躁、口渴、尿黃、汗出等伴隨症狀，但沒有咽喉腫痛、肺部感染、嚴重便祕或濃痰，這種情況是功能性的氣分問題；如果發熱伴隨有咽喉腫痛、肺部感染、嚴重便祕或濃痰等物質肉體層面的症狀，表示病情已經發展到血分。

氣分和血分在方藥使用的區別在於味道：是否有陰味（苦、酸、鹹），以及湯藥整體味道的薄與厚。

我們先來看氣分的方藥。

中焦實證：氣分

其中所有的方劑都出自《傷寒論》。

白虎湯

藥方　石膏・一斤（24g）—碎　知母・六兩（9g）
　　　甘草・二兩（3g）—炙　粳米・六合（9g）

甘寒微苦而清降泄熱，用於陽明氣分有熱之高燒，因石膏氣味辛、甘寒，故能透熱轉氣，引熱外散，並非單純的「壓制性」清熱。與銀翹散、小柴胡湯或天麻鉤藤飲合用，其效更佳。

本方雖謂寒涼之劑，然較之黃連、黃芩、大黃等苦寒之品，用之於氣分實熱，並無傷胃之弊。

白虎加人參湯

本方為白虎湯之變方。加入「人參三兩（5g）」，闔補中下焦之精氣，使原本的清降之「勢」變得和緩。常用於傷寒陽明病或溫病耗散太過，氣陰不足，及夏日為暑熱所傷，神氣耗散、汗出過多、乏力口渴、虛熱時作的患者。

大黃黃連瀉心湯

本方無須煎煮，類似茶飲。

二藥入沸水中，浸泡時間很短。此取其氣，苦降氣分而不傷胃氣，避免了久煮後大黃、黃連之苦厚瀉下之藥勢。

作用層次比白虎湯更深（味道較苦）。

藥方

大黃二兩（6g）和黃連一兩（3g），以麻沸湯二升漬之須臾，絞去渣，分溫再服。

▲附子瀉心湯▼

此為大黃黃連瀉心湯之化裁。

藥方

大黃．二兩（6g）　黃連．一兩（3g）
黃芩．一兩（3g）　附子．一枚（15g）－炮、去皮、破，別煮取汁。

製法同前，大黃、黃連、黃芩「以麻沸湯二升漬之須臾，絞去渣」，附子另煎取汁後，再入湯中合服。

用於中焦虛寒，氣分鬱滯。大黃、黃連、黃芩取其氣，而降下通利，附子辛溫大熱，補中散寒，運通三焦。

▲梔子豉湯▼

藥方

梔子．十四枚（9g）－剝開
豆豉．四合（25g）－綿裹

豆豉微苦、微辛、澀而甘平，為柔闔中氣之品，而助運化，輕疏上焦而祛風熱；梔子苦，微辛，寒，清化中上焦鬱熱。

本方用於中氣虛弱，邪熱留滯於中上焦氣分。辛開苦降，以豆豉穩定中焦氣機格局，梳理氣機之劑。可以參考下焦虛弱、氣機逆亂之「麻黃升麻湯」（182頁），處方用藥之理相似。

中焦實證：血中氣分

本節方藥，氣味兼有辛開苦降，辛則走氣、為開為升，宣通中上焦；苦則入血、為降為泄，運通中焦。

◮藿香正氣散◭

出自《太平惠民和劑局方》。

藥方

藿香．三兩（90g）
紫蘇．一兩（30g）
白芷．一兩（30g）
半夏曲．二兩（60g）
陳皮．二兩（60g）
桔梗．二兩（60g）

辛、微苦、溫，發散流通中上焦。

（＊藥方未完，接續於下頁。）

藥方

大腹皮：一兩（30g）	苦、辛，溫，開運中焦。
白朮：二兩（60g）	
厚朴：二兩（60g）	
茯苓：一兩（30g）	甘辛、平、溫，溫補中氣，調和諸藥。
甘草：二兩半（75g）	

製法：將所有成分磨成粉，每次服用二錢（3～6g），以生薑1～3片，大棗0.5～1枚，水煎後服用。

在現代書籍中，本方歸為化濕劑，但原書記載：「治傷寒頭疼，憎寒壯熱，上喘咳嗽，五勞七傷，八般風痰，五般膈氣，心腹冷痛，反胃嘔惡，氣瀉霍亂，臟腑虛鳴，山嵐瘴瘧，遍身虛腫；婦人產前、產後，血氣刺痛；小兒疳傷，並宜治之。」

因其氣味辛苦，辛為陽，入氣分，苦為陰，達血分。可見其開上焦、運中焦、祛風痰氣鬱之氣分壅滯，亦可化血分積聚。

從氣味來看，辛為陽，則開氣分，可向上、向外打開；苦為陰，則開血分，向下開，「苦則堅」，可微闔中氣。

故本方藥勢，首在「辛開」上焦與中焦氣分，繼之以「苦降」中焦血分，透過打開表層，運通內部鬱滯（表解裡自和）。

若患者虛象不甚，就無須「闔藥」：茯苓、甘草、大棗；若寒閉不甚，可去白芷、生薑，或減量。

若患者管道不暢，而內有鬱火，方中辛溫之藥，易助熱生火，可加入竹葉、車前草、滑石、生石膏以宣通滲泄之。

若中焦鬱滯（便祕、口腔潰瘍、舌苔厚），可去甘草、大棗，增加厚朴、大腹皮之劑量，或加大黃。

此方中，茯苓是唯一的淡滲利水藥，祛濕之力或有不足，如需加強，可用薏苡仁或車前草。

本方以發散上焦為大方向，如患者表氣已開，兼有上火等升浮之象，則非此方所宜。我們必須遵循每張方子的大方向，以適於對應之病機，此為重點。

平胃散

出自《太平惠民和劑局方》。

藥方

蒼朮．五斤（250g）

厚朴．三斤二兩（156g）

陳皮．三斤二兩（156g）

甘草．三十兩（30g）

辛開苦降，向上打開，微微降下，開散之力不及藿香正氣散。

——平補中氣，此方乃藿香正氣散之小劑。

製法：以上為細末，每次6～9g，以大棗2枚、生薑2片，水煎後服用。

在宋代《太平惠民和劑局方》中有不少「辛香溫燥」的方藥，此與當時的大司天（註：輪值主司天氣，也就是當令的氣候）為太陽寒水有關。後有醫家朱丹溪在其著作《局方發揮》中指出：《太平惠民和劑局方》有溫補燥熱之弊，提出「滋陰降火」的治則，此觀點亦與當時的大司天轉為相火、君火有關。

「辛香溫燥」與「滋陰降火」並無衝突，重點是用之對證，前者對於寒濕體質之氣血淤滯，是必要且有良效的，但不宜久服。

在緊急情況下（胃痛、嘔吐），本方理氣活血效速，較四君子湯流通性更佳。對於虛弱患者，可在平胃散疏解氣機、解除症狀後，繼服四君子湯以補益中焦。

總結一下，如患者確實虛弱，以四君子湯闔補柔運；如需開通氣機，可以平胃散或藿香正氣散；如陽虛寒滯，則以吳茱萸湯。

▲半夏厚朴湯▼

出自《金匱要略》。

藥方

半夏・一升（18g）　茯苓・四兩（12g）

厚朴・三兩（9g）　生薑・五兩（15g）

蘇葉・二兩（6g）

本方以辛開溫通（半夏、生薑、紫蘇葉）為主，輔以苦降淡滲（厚朴、茯苓），具備升、降、開、闔四個方向。宣化中上焦，運通中焦氣分。

本方用於「婦人咽中如有炙臠（痰涎）」，亦可用於中焦胃滯，或中上焦鬱滯所致之哮喘諸疾。

藥勢無補闔之意，開通宣暢也。

葛根芩連湯

出自《傷寒論》。

藥方

葛根・半斤（15g）　甘草・二兩（6g）—炙

黃芩・三兩（9g）　黃連・三兩（9g）

本方在《傷寒論》中用於「太陽病桂枝證誤下，利遂不止，脈促，喘而汗出」。

由條文可見，本太陽桂枝證，中虛也；誤下，且此解救方仍有芩連，表示中焦有熱而在氣分，前醫誤在「下之」而致氣機下墜不收，故有「利遂不止、喘而汗出」，此中虛不攝、氣機陷下之象。

故以葛根為君，甘辛平，氣味皆薄、升也，輕可去實；黃連、黃芩苦寒味厚。此方氣寒涼、味甘苦，以甘草闔收中焦，葛根提升氣機，芩連清泄中焦鬱熱。

本方旨意，在恢復氣機之本來的位與勢，不只是現代教材觀點的清瀉濕熱之劑。

△大柴胡湯▽

出自《傷寒論》。

藥方

柴胡：半斤（24g）
半夏：半升（9g，洗）
黃芩：三兩（9g）
生薑：五兩（15g，切）
大棗：十二枚（3枚，剝開）
枳實：四枚（15g，炙）
大黃：二兩（6g）
白芍：三兩（9g）

此即小柴胡湯去人參、炙甘草，辛開苦降，通宣中上焦氣分。

苦酸寒，降泄運通向下入血分。

本方用於太陽病不解，上焦不暢，而中焦有形之積滯和鬱熱，其藥勢重在開通以去淤滯，非簡單的寒者熱之、熱者寒之。

如有發熱，或預知服用此方後有發熱，可加入生石膏以佐制。

在保持藥勢的基礎上，本方可簡化為：柴胡（向上、苦辛平涼）、大黃（向下、苦寒）和半夏（打開中上焦、向上，辛、微苦、微溫）。

△四逆散▽

出自《傷寒論》。

藥方

甘草（炙）、枳實（破，水漬，炙乾）、白芍、柴胡各等份，搗篩，白飲和服方寸匕，日三服（每次1～3g）。（註：方寸匕，為古代量取藥末的器具，大約十顆梧桐子。一顆梧桐子的直徑約0.7公分。）

藥勢以枳實、白芍，苦酸下行為主；甘草甘緩匱中為輔；柴胡苦辛平涼，升而流通為佐。

本方用於「**少陰病，四逆，其人或咳，或悸，或小便不利，或腹中痛，或泄利下重者**」。

少陰病乃中下焦不足之證，其治當以回陽匱本為中心。四逆散為開泄之劑，當如何理解？

從該條文（３１８）可見其描述的症狀皆非少陰病本病之象，而其後有豬苓湯（３１９）、大承氣湯（３２０、３２１、３２２）諸條文，皆是從權治之之法。

由是可知，少陰雖屬不足，但仍有邪正對抗未盡之餘勢，或暫時由虛轉實，或由血分轉氣分。

四逆散所主之病機，當是暫時的中焦鬱滯，而致上焦肺氣不降而為咳，心氣不舒而為悸，三焦閉塞而為小便不利，當此之時，可小劑服之，以急則治其標，斡旋氣機，不可久服。

故其用量極少，而以白湯送服，白湯者，即是米湯，補中氣也。

中焦實證：血中血分

▲大承氣湯▼

出自《傷寒論》。

藥方

大黃・四兩（9～12g）—酒洗　芒硝・三合（6～9g）

枳實・五枚（15～22g）—炙　厚朴・半斤（18～25g）—炙，去皮。

大黃、芒硝、枳實，酸苦湧泄為陰，入於血分；厚朴辛苦溫，氣分藥。

此為瀉下通便、引氣下行之劑。用於熱在血分（非氣分），或血熱互結之患（癲狂證），或邪氣阻結於胃腸道。

芒硝鹹寒之品，鹹可軟堅、散結（結節、腫塊）、通便。

▲承氣湯▼

出自《傷寒論》。

藥方

大黃・四兩（12g）

枳實・三枚（9g）—大者，炙

厚朴・二兩（6g）—炙，去皮

本方無芒硝，芒硝泄瀉之力強於大黃。大承氣湯的藥勢，以行血分為主，兼顧氣分；小承氣湯乃小之制，以行氣分為主。病在中焦鬱阻，全身鬱阻尚不嚴重。

又，臨床有醫，以三化湯治療中風（註：此為中醫名詞，見373頁，非指腦中風）：大黃、厚朴、枳實、羌活（辛溫，開散流通之品）。適於體質素健、便祕嚴重的中風患者。

△大黃附子湯▽

出自《金匱要略》。

藥方

大黃．三兩（9g）
附子．三枚（9g）一炮
細辛．二兩（6g）

此方寒熱並用。附子辛溫大熱，通行內外，闔補下焦陽氣；細辛開散溫通；大黃引氣下行，通行導滯。

本方用於寒性體質，血分閉結於內（陽虛、水腫、惡寒），或中焦血分阻滯，或胞宮淤滯（痛經），或臟腑淤阻（腫塊），導致經絡閉阻。

臨床中，對於急性疼痛，即使無便祕（或有泄瀉），只要病機有瘀阻之象、下排之勢，皆可用之。

大黃為君，通下行氣血，附子、細辛通達陽氣，助其開通之勢。本方適於邪正交結，邪氣熾盛，故能一鼓作氣，達邪外出。

這裡有一項重要原則：如果無法判斷病邪自然的排出通道和「第一個醫師」需要的藥勢方向，就先等待觀察，可以暫用穩定中下焦、柔和流通三焦的方藥，不要急於用大開大闔的藥物，方向錯誤的開闔補瀉會帶來危險！可行的策略是，順勢而為，幫助正氣提升，激發邪正對抗，這樣病機將更加明朗地呈現，然後出手，中病即止。

克勞迪那：下列表格，總結了用於中焦的方藥，見表21至表24。

李辛：這些表格清晰實用。要記住，中醫治療的第一步，是確保中氣（胃氣）充足和流通！要特別關注中焦。以下表格能幫助我們用好這些方藥。

在「**氣虛**」類，「四君子湯」是基礎方。

如果需要增加「開」或「動」的藥勢，我們可用「六君子湯」或「香砂六君子湯」。

如果需要增加「闔」或「溫」的藥勢，可用「附子理中丸」或「理中丸」。

如果我們想「開」，同時增加「向上」的藥勢，可用「補中益氣湯」。

如果需要「升浮」，同時增加「補」的藥勢，可用「當歸補血湯」。

如果需要交通表裡，聯通中焦與上焦，可用「小柴胡湯」（以開為主）。

如果體內寒甚，逆氣上衝，中焦虛閉，可用「吳茱萸湯」。

表 21：中焦虛／氣虛

	寒	溫	補氣	瀉中焦	闔中焦	開中焦	升	降
四君子湯 *	−	+	+	−	+	+−	−	−
六君子湯	−	+	+−	+	+−	+	+	−
香砂六君子湯	−	+	+−	++	+−	++	++	+
參苓白朮丸	−	+−	+	+−	++	+−	−	+−
理中丸	−	++	++	−	++	−	−	−
附子理中丸	−	+++	+++	−	+++	+	+	−
補中益氣湯	−	++	+++	−	+−	++	+++	−
當歸補血湯	−	++	+++	−	−	+	++	−
小柴胡湯	+−	+	+	+	−	++	+	+−
桂枝甘草湯	−	+	+	−	+	+−	+−	−
甘草乾薑湯	−	+	+	−	++	−	−	−
吳茱萸湯	−	+++	+++	++	+	++	+	++

* 此類的基礎方。

表 22：中焦虛／血虛／血－陰虛

	寒	溫	補陰血	瀉瘀血	闔固陰血	通行血脈	升	降
四物湯 *	−	++	+	++	+	++	+	+
炙甘草湯	−	+++	+++	+	+	+++	++	+
桂枝湯	−	+	+	+	+	++	++	+−
桂枝加芍藥湯	−	+−	++	++	++	+−	−	++
桂枝加芍藥人參新加湯	−	++	+++	+	+++	+−	+	+
溫經湯	−	++	+	+++	−	+++	+	++
芍藥甘草湯	+−	−	++	+−	+++	−	−	+++
小建中湯	−	++	+++	−	+++	+−	+−	++

* 此類的基礎方。

表 23：中焦虛／血虛／氣－血虛

	寒	溫	補氣血	瀉瘀血	闔中焦	開中焦	升	降
逍遙散	−	+	+	+	+−	++	+	+−
歸脾湯	−	+++	+++	−	+++	−	−	−
八珍湯 *	−	++	++	+	++	+−	+−	−
當歸六黃湯	++	+−	+	−	++	++	+	++
桂枝去桂加茯苓白朮湯	−	+−	+−	+	+−	++	−	+

* 此類的基礎方。

在「**血—陰虛**」類，「四物湯」是基礎方（溫、補、通、瀉瘀血）。
如果需要加強化瘀血的力量，可用「溫經湯」。
如果需要增加「補」和「向上」，而減緩「動」之力，可用「桂枝湯」。
如果需要「闔補」陰血，可用「小建中湯」、「桂枝加芍藥人參新加湯」或「炙甘草湯」（「動」之力更弱）。
如果需要「涼、降、闔」之力，可用「芍藥甘草湯」。

在「**氣—血虛**」類，「八珍湯」為基礎方。
如果需要更強的「溫」與「闔」，可用「歸脾湯」。
如果需要更強的補氣血，並有「涼降」、「厚味」的藥勢，那就是「當歸六黃湯」。
如果需要調整氣血之「升降」，可用「逍遙散」。

在中焦「**氣分實**」類，基礎方為「白虎湯」，涼、泄、降。
如果要增加一些「闔補」的力量，減緩「涼降收」的藥勢，可用「白虎加人參湯」。
如果需要「涼、降、泄熱」的藥勢，可用「大黃黃連瀉心湯」。
如果既要「涼降泄熱」，又需要「溫中」，可用「附子瀉心湯」。
如有虛熱鬱阻中焦，既需要緩中闔中，又要輕宣微開上焦以泄熱，可用「梔子豉湯」。

表 24：中焦實

說明：味厚、入血分；味薄、入氣分。

	寒	味	補	瀉	闔	開	升	降
◆ 氣分一實								
白虎湯 *	＋＋	薄	－	＋＋＋	－	＋＋	＋－	＋＋＋
白虎加人參湯	＋	薄	＋	＋－	＋	＋－	＋－	＋
大黃黃連瀉心湯	＋＋	薄	－	＋＋	－	＋＋	－	＋＋
附子瀉心湯	＋－	薄	＋	＋	＋	＋＋	－	＋
梔子豉湯	＋－	薄	－	＋	＋	＋	＋	－
◆血中氣分一實								
藿香正氣散	－	厚	－	＋＋＋	－	＋＋＋	＋＋＋	＋－
平胃散 *	－	厚	－	＋＋	－	＋＋	＋	＋＋
半夏厚朴湯	－	薄	－	＋	－	＋＋	＋＋	＋
葛根芩連湯	＋＋	厚	－	＋	＋－	＋	＋＋	＋
大柴胡湯	＋	厚	＋－	＋＋＋	－	＋＋＋	＋	＋＋＋
四逆散	＋－	薄	－	＋	－	＋－	＋	＋
◆血中血分一實								
大承氣湯 *	＋＋＋	厚	－	＋＋＋	－	＋＋＋	－	＋＋＋
小承氣湯	＋＋	厚	－	＋＋	－	＋＋	－	＋＋
大黃附子湯	＋	厚	＋－	＋＋	－	＋＋＋	－	＋

* 此類的基礎方。

在中焦「**血中氣分**」類，基礎方為「平胃散」。

如果需要「升」和「開散」之藥勢，可用「藿香正氣散」。

如果需要「降下」、「涼瀉」，可用「大柴胡湯」。

如果需要「提升氣機」、「微闔中焦」、「涼泄鬱熱」，可用「葛根芩連湯」。

在中焦「**血中血分**」類，基礎方為「大承氣湯」，藥勢為「涼降瀉下」。

如果需要柔和之「涼降瀉下」，可用「小承氣湯」。

如果需要「溫通瀉下」，可用「大黃附子湯」。

上焦層次

李辛：接下來，我們進入上焦的討論。

為了便於臨床使用，我們把上焦的方藥分為三類：純開上焦之表、開中上焦（表之深層），以及陽氣、精血不足體質之開表法。

本節所有的方藥，都用於需要「開上焦」的病機，目的是把邪氣經體表排出。

下面我們會分別討論各類的代表性方藥。

純開上焦之表

△麻黃湯▽

出自《傷寒論》，散上焦之寒邪。

藥方

麻黃．三兩（9g）—去節
桂枝．二兩（6g）—去皮
杏仁．七十枚（9～12g）—去皮尖
甘草．一兩（3g）—炙

氣味辛甘微溫，升也。

用於寒邪襲表，致表氣鬱閉，而無汗、身痛。

麻黃為君，苦辛溫，發表散寒，輕可去實，通行經脈，如陽光布散周身。桂枝為臣，辛甘溫，助陽化氣，通行氣血，暢達經絡。杏仁苦辛溫，辛則通，苦則降，行氣降氣，兼入血分。辛溫解表之劑，本方藥勢為「開表」、「布散陽氣」。

▲麻杏石甘湯▼

出自《傷寒論》。

藥方

麻黃．四兩（12g）──去節　石膏．半斤（24g）──碎，綿裹
杏仁．五十枚（9g）──去皮尖　炙甘草．二兩（6g）

辛涼解表之劑，「開」之力比「銀翹散」（220頁）更大。漢唐之方，多有此類「行風氣」之劑，本方藥勢明確，無多餘的力量。本方類似「麻黃湯」，以「辛甘寒」之石膏，替換「辛甘溫」之桂枝，石膏發泄氣分之熱。杏仁苦辛溫，宣降上焦肺氣。

氣味辛涼以發表，瀉肺中之熱。

▲大青龍湯▼

出自《傷寒論》。

表氣鬱閉，邪正對抗激烈，症見：頭痛、身痛、無汗，陽氣鬱而不舒，病人煩躁。

此為「麻杏石甘湯」大之制，麻黃、石膏劑量更大，辛涼發表之力強。

藥方

麻黃．六兩（18g）—去節　　桂枝．二兩（6g）—去皮

石膏．雞子大（30g）—碎　　杏仁．四十枚（9g）—去皮尖

甘草．二兩（6g）—炙　　生薑．三兩（9g）—切

大棗．十二枚（3枚）—剝開

△銀翹散▽

出自《溫病條辨》，清代，吳鞠通。

藥勢類同於「麻杏石甘湯」，但本方源於清代南方之溫病，體質、病機不同於《傷寒論》漢代北方之體質與病機。

氣味辛，微苦，涼，宣暢上焦。

藥方

金銀花．一兩（10g）　　連翹．一兩（10g）

薄荷．六錢（6g）　　竹葉．四錢（4g）

牛蒡子．六錢（6g）　　桔梗．六錢（6g）

淡豆豉．五錢（5g）　　荊芥穗．四錢（4g）

生甘草．五錢（5g）

傳統製法：杵為散，每服六錢（6～9g），鮮葦根湯煎，香氣大出，即取服，勿過煮。肺藥取輕清，過煮則味厚而入中焦矣。

如果用湯劑，可以上列括弧裡的參考用量。

本方用於上焦風熱鬱表，而中焦無礙，症見咽痛、咳嗽、發熱或皮膚黏膜的過敏。

如果中焦鬱滯或上焦表閉嚴重，本方力量不足，需加入麻黃、柴胡。

△桑菊飲▽

出自《溫病條辨》，清代，吳鞠通。

藥方

桑葉．二錢五分（7.5g）	菊花．一錢（3g）
薄荷．八分（2.5g）	蘆根．二錢（6g）
連翹．一錢五分（4.5g）	桔梗．二錢（6g）
杏仁．二錢（6g）	生甘草．八分（2.5g）

銀翹散為「辛涼平劑」，本方為「辛涼輕劑」，屬「輕清柔開」上焦之劑。

銀翹散用於風熱閉阻於皮毛咽喉，桑菊飲乃小之制，藥勢更輕柔。

△定喘湯▽

出自《攝生眾妙方》，明代，張時徹。

方義似麻黃湯，而氣味更複雜。

本方辛開苦降，以開表氣為主，兼以化痰泄熱，用於喘證。

藥方	
麻黃．三錢（9g） 紫蘇子．二錢（6g） 款冬花．三錢（9g） 杏仁．一錢五分（4.5g，去皮、尖） 法制半夏．三錢（9g，如無，用甘草湯泡七次，去臍用。）	以上諸藥，辛苦溫，辛散開表。（註：法制半夏由半夏和丁香皮組成）。
桑白皮．三錢（9g，蜜炙） 黃芩．一錢五分（4.5g，微炒）	苦寒泄熱。
甘草．一錢（3g） 白果．二十一枚（9g，去殼，砸碎炒黃）	闔中補肺氣

開中上焦之表（表之深層）

此類方藥，因其氣味比第一類更厚重，而列入此列。

△桂枝湯▽

出自《傷寒論》。亦見於本章「中焦層：補益中焦」的「中焦虛／血陰虛」部分。

藥方

桂枝．三兩（9g）－去皮　芍藥．三兩（9g）
甘草．二兩（6g）－炙　生薑．三兩（9g）－切
大棗．十二枚（3枚）－剝開

製法：上五味，以水七升，微火煮取三升，去滓，適寒溫，服一升。服已須臾，啜熱稀粥一升餘，以助藥力。溫覆令一時許，遍身漐漐（出汗）微似有汗者益佳，不可令如水流漓，病必不除。若一服汗出病瘥，停後服，不必盡劑。

本方氣味甘辛、微酸，溫。

本方用於表氣已開而不固，自汗出，而裡氣不足以排邪外出。本方補充中焦之氣血，而以生薑、桂枝引至上焦，排寒外出。有「補中托邪」之意。

服桂枝湯需要「啜熱稀粥」，以扶助中氣，故知患者平素氣血虛弱。後又補言：「遍身漐漐微似有汗者益佳，不可令如水流漓，病必不除。」乃顧忌汗多開泄太過而傷及正氣。

體虛之人，易汗出過而陽氣不固，臨證中，如表邪已去，可囑病人靜養、溫食，或可以「補中益氣湯」、「歸脾湯」或「四君子湯」，以補中氣，闔氣血。

故本方亦可用於女性產後或經期氣血不足之外感寒邪。

歸脾湯（200頁）和桂枝湯，皆可用於中虛之記憶力下降、面色蒼白、失眠。兩方雖成分

不同，然皆稟甘辛溫之氣味。歸脾湯因有「白朮、木香、茯神」，補中運化之力，強於桂枝湯；且歸脾湯有當歸、龍眼肉，入於血分之力更甚於桂枝湯。

以下為桂枝湯之化裁：

△桂枝加葛根湯▽

藥方

桂枝湯加麻黃、葛根，各四兩。

此方用於「太陽病，項背強几几，反汗出惡風者」，葛根、麻黃，輕可去實之品，增加開表之力，葛根甘，微辛、微涼，微闔中氣而生津液。

△桂枝麻黃各半湯▽

藥方

桂枝．一兩十六銖（5g）—去皮　芍藥．一兩（3g）
生薑．一兩（3g）—切　甘草．一兩（3g）—炙
麻黃．一兩（3g）—去節　大棗．四枚（1枚）—剝開
杏仁．二十四枚（5g）—湯浸，去皮尖及二仁者。

《傷寒論》原文：「太陽病，得之八九日，如瘧狀，發熱、惡寒，熱多寒少，其人不嘔，清便欲自可，一日二三度發。脈微緩者，為欲癒也。脈微而惡寒者，此陰陽俱虛，不可更發汗、更下、更吐也。面色反有熱色者，未欲解也，以其不能得小汗出，身必癢，宜桂枝麻黃各半湯。」

故此方適用於「此陰陽俱虛，不可更發汗、更下、更吐」之證。本方調和中上焦之輕劑，以麻黃湯柔開表氣，桂枝湯闔中補氣，兩方劑量皆減半，輕柔之劑也。

桂枝二麻黃一湯

本方是桂枝湯與麻黃湯二比一用量的合方，即取桂枝湯三分之二量，麻黃湯三分之一量合和而成。量小則藥勢柔和，用於「服桂枝湯，大汗出，脈洪大者，與桂枝湯，如前法；若形似瘧，一日再發者，汗出必解，宜桂枝二麻黃一湯」。

此為大汗後，氣血已弱，不可強發其汗，故以輕劑緩開其表。

藥方

桂枝．一兩十七銖（5g）－去皮
芍藥．一兩六銖（4g）
麻黃．十六銖（2g）－去節
生薑．一兩六銖（4g）－切
杏仁．十六枚（3枚）－去皮尖
甘草．一兩二銖（3.5g）－炙
大棗．五枚（1枚）－剝開

▲桂枝二越婢一湯▼

《傷寒論》原文：「太陽病，發熱惡寒，熱多寒少，脈微弱者，此無陽也，不可發汗，宜桂枝二越婢一湯。」

本方亦是輕劑柔開之意，越婢湯有「石膏、麻黃、生薑」，氣味辛苦、寒。

藥方

桂枝（去皮）、芍藥、麻黃、甘草（炙），各十八銖（2.3g）
大棗．四枚（1枚）—剝開
生薑．一兩二銖（3.1g）—切
石膏．二十四銖（3g）—碎，綿裹。

以上三方，皆為治療表裡同病、中虛而邪氣留而不去之大原則。學者當深思熟習。

▲桂枝加厚朴杏仁湯▼

本方用於太陽病，桂枝湯證有喘證者。厚朴、杏仁苦溫下氣化痰，兼運中焦。

▲葛根湯▼

藥方

葛根．四兩（12g）　麻黃．三兩（9g）
桂枝．二兩（6g）　生薑．三兩（9g）

甘草・二兩（6g）—炙　芍藥・二兩（6g）
大棗・十二枚（3枚）—剝開

「上七味，以水一斗，先煮麻黃、葛根，減六升，去白沫，內諸藥，煮取三升，去滓，溫服一升。」

「太陽病，項背強几几，無汗惡風，葛根湯主之。」

葛根湯以「無汗惡風」為特徵，煎煮法是：水一斗，先煎麻黃、葛根，減六升後（久煎取其味），再內諸藥，最後「煮取三升」（桂枝湯煎煮時間短，取其氣）。最後的藥勢，應以「麻黃、葛根、桂枝、生薑」發表為主導，「甘草、大棗、芍藥」闔中為輔。

下面是「桂枝加葛根湯」，組成與劑量與「葛根湯」一致，主證與煎煮法不同：

「太陽病，項背強几几，反汗出惡風者，桂枝加葛根湯主之。」

「上七味，以水一斗，先煮麻黃、葛根，減二升，去上沫，內諸藥，煮取三升，去滓，溫服一升，覆取微汗，不須啜粥，餘如桂枝法將息及禁忌。」

「葛根湯」與「桂枝加葛根湯」煮法的區別是，前者「桂枝湯」煮取時間比後者短，相對「取其氣」，符合「無汗惡風」，重在發汗解表；後者「桂枝湯」久煎而取其味，符合「反汗出惡風」，以「闔中解表」為主。

以上從煎煮法來理解方藥之氣味偏重及其藥勢走向。

由於《傷寒論》流傳日久，而版本不一，另有「桂枝加葛根湯」無「麻黃」之說，兩方煎煮法都一樣：「以水一斗，先煮麻黄、葛根，減二升，去上沫，內諸藥，煮取三升，去滓，溫服一升。」此說亦符合葛根湯「無汗惡風」與桂枝加葛根湯「反汗出惡風」之區別，故存之。

◬葛根加半夏湯▽

半夏辛溫，開表氣，降氣化痰。本方較「葛根湯」辛溫之力加強，用於表氣不開，嘔吐之證。半夏止嘔而降氣。

◬蘇子降氣湯▽

出自《太平惠民和劑局方》。

藥方

紫蘇子．二兩半（7.5g）
半夏．二兩半（7.5g）—湯洗七次
川當歸．一兩半（4.5g）—去蘆
甘草．二兩（6g）—炙
前胡．一兩（3g）—去蘆
厚朴．一兩（3g）—去粗皮，薑汁拌炒。
肉桂．一兩半（4.5g）—去皮
上為細末。

本方重在溫補中焦（當歸、甘草、肉桂），而非開表氣（無麻黃、桑白皮、杏仁）。半夏、厚朴亦溫中降氣之品，紫蘇子溫中而達表，輕開上焦。用於中焦虛寒，運通不暢，而邪氣無力從表層排出，以補中宣通、降運中焦為其藥勢。

◬柴胡桂枝湯▽

出自《傷寒論》。

藥方

桂枝・一兩半（4.5g）—去皮
芍藥・一兩半（4.5g）
黃芩・一兩半（4.5g）
人參・一兩半（4.5g）
甘草・一兩（3g）—炙
半夏・二合半（5g）—洗
大棗・六枚（1枚）—剝開
生薑・一兩半（4.5g）—切
柴胡・四兩（12g）

此方為小柴胡湯加桂枝、白芍（闔補中焦血分）。

本方辛溫發表為首，甘以補中，苦以降下。柴胡為君，開表裡氣；黃芩泄熱、半夏降氣化痰。

本方用於表氣不暢而內有鬱熱的「非純粹表證」，既有寒邪留滯，亦有裡氣不和。

陽氣精血不足體質之開表法

◬麻黃附子細辛湯、桂枝加附子湯、桂枝去芍藥加附子湯▽

此三方皆出自《傷寒論》。

加入附子，溫陽而闔補下焦，「麻黃附子細辛湯」長於發散風寒。該方亦見於「下焦陽氣虛」一節；「桂枝加附子湯」補陽氣闔中之力，勝於桂枝湯；「桂枝去芍藥加附子湯」中，芍藥為陰藥也，故本方闔補下焦之力更強。

◬小青龍湯▽

出自《傷寒論》。

原文：「傷寒表不解，心下有水氣，乾嘔，發熱而咳，或渴，或利，或噎，或小便不利，少腹滿，或喘者，小青龍湯主之。」

藥方

麻黃（去節）、芍藥、細辛、乾薑、甘草（炙）、桂枝（去皮），各三兩（9g）

五味子・半升（6g）

半夏・半升（9g）一洗

註：「升」為古代容器，五味子較半夏輕，故以上克數為臨床參考用量。

芍藥、五味子為味酸之品，可闔收中下焦血分，小青龍湯的味道與「桂枝湯」（223頁）接近，但辛味更勝。桂枝湯用於表氣已開，內虛而無邪之證，小青龍湯作用於表氣鬱閉而下焦不足。三焦運轉不利，故有乾嘔、發熱、咳、渴、小便不利、下利等症狀。這一系列症狀，都是由於表氣鬱閉，裡氣不足而致三焦水道不暢，「水氣」停留所致。所以，本方針對的是「氣機」，使水道得通，並非「對症」治療。

克勞迪那：上焦的治療相對簡單：如果是「純表」證（脈浮、惡寒、頸項痛、無汗），我們用「麻黃湯」及其變方；如果表氣不和，中焦虛滯，用「桂枝湯」及其變方；如果患者還有陽虛（身寒、脈弱），用「麻黃附子細辛湯」或「桂枝加附子湯」；如果還存在精虛的情況，就加入相應的補下焦之品。

真正的困難在於認清病機和邪正相爭的層次。《傷寒論》確實是一部珍貴而詳盡的臨證指導經典。但對我來說，還有些複雜和令人困惑。（詳見附錄三：《傷寒論》選讀。）

李辛：是的，初學者會覺得有困難。但是，只要理清病機與藥勢的理路，加之臨床經驗的累積，辨證的困難會一步步克服的，見下頁的表25至表27。

三焦水道

李辛：現在，我們進入方藥分類的最後部分——三焦水道。

正如在第一部分「中醫理論」裡所述，三焦的功能，可以理解為一個「中央供暖」系統，用來把食物轉化為中氣，把水轉化為「水氣」以供應全身。為了保持系統穩定和適時維修，我們有幾個入手處：調整「爐」（下焦），調整「鍋」（中焦），以及打開管道系統（上焦、表氣、經和脈）。在本節，我們提供了四種方藥：即直接開水道、開上焦、開中焦和開下焦。

表 25：上焦／純開上焦之表

	寒	溫	補	瀉	闔	開	升	降
麻黃湯	－	＋＋	－	＋＋	－	＋＋＋	＋＋	－
麻杏石甘湯	＋＋	－	－	＋＋	－	＋＋	＋	＋－
大青龍湯	＋＋＋	－	－	＋＋＋	－	＋＋＋＋	＋＋＋	＋
銀翹散	＋＋	＋－	－	＋	－	＋＋	＋＋	－
桑菊飲	＋	－	－	＋	－	＋	＋	－
定喘湯	＋	＋	＋	＋	＋	＋＋	＋	＋＋

表 26：上焦／開中上焦之表（表之深層）

	寒	溫	補氣	祛寒	闔	開	升	降
桂枝湯	－	＋＋	＋＋	＋	＋＋	＋－	＋－	－
桂枝加葛根湯	－	＋＋	＋	＋＋	＋	＋	＋＋	－
桂枝麻黃各半湯	－	＋	＋	＋	－	＋＋	＋	－
桂枝二麻黃一湯	－	＋	＋	＋	＋	＋	＋	＋
桂枝二越婢一湯	＋－	＋	＋	＋	＋	＋＋	＋＋	－
桂枝加厚朴杏仁湯	－	＋	＋－	＋	＋－	＋	＋	＋
葛根湯	－	＋	＋	＋＋	＋－	＋＋	＋＋	－
葛根加半夏湯	－	＋＋	＋－	＋＋	－	＋＋	＋＋	＋
蘇子降氣湯	－	＋＋	＋＋	＋－	＋	＋	＋	＋
柴胡桂枝湯	－	＋－	＋	＋－	＋－	＋	＋	＋

表 27：上焦／陽氣精血不足體質之開表法

	寒	溫	補	祛寒	闔	開	升	降
麻黃附子細辛湯	－	＋	＋	＋＋＋	－	＋＋＋	＋＋＋	
桂枝加附子湯	－	＋＋	＋＋＋	＋	＋＋＋	＋	＋	－
桂枝去芍藥加附子湯	－	＋＋＋	＋＋＋	＋＋	＋＋	＋＋	＋＋	－
小青龍湯	－	＋＋	＋＋	＋＋	＋	＋＋	＋＋	＋

直接開水道

△五苓散▽

從上焦入手，出自《傷寒論》。

本方用於發汗過多，出現暫時的陽氣不足，而致水道不暢，小便不利。

原文：「太陽病，發汗後，大汗出，胃中乾，煩躁不得眠，欲得飲水者，少少與飲之，令胃氣和則癒。若脈浮，小便不利，微熱消渴者，五苓散主之。」

劑量小，小補陽氣，輕可去實之劑。

藥方

豬苓．十八銖（2．5g）—去皮　澤瀉．一兩六銖（6g）

白朮．十八銖（2．5g）　茯苓．十八銖（2．5g）

桂枝．半兩（1．5g）—去皮

上五味，搗為散，以白飲和服方寸匕，日三服。多飲暖水，汗出癒。如法將息。

△豬苓湯▽

從中焦入手，出自《傷寒論》。本方闔中焦，利水道。

藥方

豬苓（去皮）、茯苓、澤瀉、阿膠、滑石（碎），各一兩（9g）。

△真武湯▽

從下焦入手，出自《傷寒論》。

補下焦陽氣而利水道。本方屬《傷寒論‧辨少陰病脈證並治》。

藥方

茯苓、芍藥、生薑（切），各三兩（9g）

白朮‧二兩（6g）

附子‧一枚（3g）一炮，去皮，破八片

開上焦以通利水道

△麻黃湯▽

本方乃「表解裡自和」、「提壺揭蓋」之原理，詳見「上焦層：純開上焦之表」（218頁）。

開中焦以通利水道

△苓桂朮甘湯▽

出自《傷寒論》。

本方類似「五苓散」（233頁），然鬭運中焦之力更勝。

藥方

茯苓．四兩（12g）　桂枝．三兩（9g）—去皮

白朮．二兩（6g）　甘草．二兩（6g）—炙

開下焦以通利水道

◬金匱腎氣丸▽

出自《金匱要略》。

原文：「虛勞腰痛，少腹拘急，小便不利者，八味腎氣丸主之。」

本方用於下焦陰陽兩虛，小便不利。以附子、桂枝溫陽通達陽氣，開通三焦水道。亦見於「下焦層：陰陽兩虛」（181頁）。

藥方

乾地黃．八兩（24g）

薯蕷、山茱萸，各四兩（12g）

澤瀉、牡丹皮、茯苓，各三兩（9g）

桂枝、附子（炮），各一兩（3g）

上八味末之，煉蜜和丸。

克勞迪那：本節的最後一張方藥對比表格，請見下頁的表28。

臨床案例

克勞迪那：是否可以提供一個典型的案例，來展示草藥的應用，我希望是一個複雜的慢性病，這樣也能幫助我們理解中醫診斷的基礎原則：資源、氣機、病機，以及如何在特別的邪正轉化中抓住「機」而逆轉病勢。

李辛：有一位A先生，生於一九六八年，是資訊科技行業的高級管理人員。

二〇〇四年五月二十一日第一次來看診。

主訴：嚴重口腔潰瘍四年，伴有牙齦腫痛，局部淋巴結腫大。

他曾在不同的西醫院，包括五官科醫院就診，以抗生素、激素治療兩年，無明顯改善。之後又在北京某知名中醫醫院就診，服用苦寒、解毒類湯藥兩年，亦無明顯療效，但脾胃消化功能變得虛弱了。

這個病人還有下肢肌肉和軟組織深部的慢性感染，

表 28：三焦水道

	寒	溫	補氣	泄水氣	闔	開	升	降
◆直接開水道								
五苓散（上焦）	−	+	+	+	−	++	+	+
豬苓湯（中焦）	+−	−	+−	++	+−	+	−	++
真武湯（下焦）	−	++	++	+++	+−	++	+−	++
◆開上焦以利水道								
麻黃湯	−	+	−	+++	−	+++	+++	−
◆開中焦以利水道								
苓桂朮甘湯	−	+	++	+	++	+−	+	+
◆開下焦以利水道								
金匱腎氣丸	−	+++	+++	++	+++	+−	−	+++

局部有暗紅色潰瘍口，少量膿液，氣味臭穢，伴雙下肢水腫。以上病況時重時輕近十年，但從未痊癒。據他回憶，有可能是因為外傷感染所致。

這是一位壓力很大，非常繁忙的商務人士，具有高度責任感，長時間工作並有很多跨國長途飛行。內心還有很多未表達的情感創傷。

首診：二〇〇四年五月二十一日

病人表示口腔潰瘍嚴重，很痛，進食困難，口很渴；失眠多夢，夜間汗多；自覺眼壓過高，視物不清；排氣很多，胃時痛；足寒，下肢水腫；小便不暢；腹股溝濕疹、瘙癢。

舌診：深黃色厚膩苔，地圖舌，表示體內濕毒壅盛，中焦嚴重受損。

脈診：右脈數而強，浮大而搏指，左脈緊滯，表示陰分虛滯，而陽熱外浮不收。

診斷：中下焦不足，虛陽上浮，鬱熱濕毒在內。

因為患者服用「苦寒清熱」藥很久，目前脾胃氣弱，不能再受「苦寒重藥」了。

現在的問題是：如何減輕濕熱，減緩口腔疼痛？顯然，不能用「掄棍子」的方法，再以厚重之味來對抗，過去的診療過程也證明此路不通。

我決定用「輕宣疏透」的方式，來運通中焦，引熱從小便下行。以「甘寒」洩氣分熱，而不傷胃氣，再用「人參、附子、乾薑」溫中，闔收下焦陽氣。

處方

酒大黃 6g，大腹皮 6g，生甘草 10g，滑石 12g（先煎），土茯苓 20g，連翹 6g，白茅根 20g，生石膏 15g（先煎），薏苡仁 15g，佩蘭 10g，生白朮 10g，乾薑 6g，人參 6g，熟附子 6g（先煎），生杜仲 15g。

六劑。

本方的酒大黃、大腹皮、連翹為味苦之品，劑量很小，清中焦濕熱，引血分熱下行而不傷胃氣。其他諸藥，多為甘、平、微苦。滑石、土茯苓、白茅根、薏苡仁，淡滲、引熱下行。

首次沒有針刺治療，因為病人沒有時間。

第一個月的治療情況

患者在六天後複診，感覺好多了，口腔潰瘍改善很多，喝牛奶也不再腹瀉。左脈變得柔和。這表示他的中氣和元氣逐漸恢復。

此後他每週來兩次，處方基本同前，根據他的氣機開闔程度，或加入「五味子、烏梅」以闔，或加入「荷葉」以開。

因為患者日程匆忙，到六月四日，做了第一次針刺治療。

取穴：以「足三里、合谷、豐隆」開陽明；以「太衝、然谷」開陰分；以「上星」清降神氣，泄熱。

第二個月的治療情況

六月十八日，我增加了開上焦表氣的藥：麻黃 6g，升麻 12g。

但不是合適的時機，開早了，他的口腔潰瘍加重，入睡也困難了。左脈再次拘緊不舒。此為精虛、陽氣上浮之象。可見，下焦精虛是其根本原因。但此時中焦尚弱，熱毒之勢尚熾，還沒有條件濡養陰精。

六月正處夏季，天地之氣開泄，即便用了「知柏地黃丸」，還是無法控制氣機上浮的格局。但這次「開」的好處是，表氣已通，為未來的進一步治療打好了基礎。

第三個月的治療情況

我回到了第一次的治療原則：輕宣疏透。

在原方的基礎上，根據患者中焦運化能力，逐漸加入闔下焦之品：如黃柏 10g、生地黃 10g。

患者的口腔潰瘍漸漸得以控制，胃口也越來越好。

繼續輔以針刺治療，其目的是清泄熱毒、流通中焦和外周經絡，使裡氣外達。

取穴：大椎、命門、風府、風池、中脘、關元、肓俞。

患者的舌苔變化很大，黃厚膩苔轉為略厚苔，表示濕熱之邪大部分已去。左脈由過去的緊滯，變得沉而柔緩，顯示陰精得以恢復。腿部皮損的顏色，由過去的暗紅，變為淺紅色。

第四、五個月的治療情況

我開了足浴藥，以宣通氣血、化瘀通絡。

處方

大黃 20g，黃耆 30g，桂枝 20g，連翹 15g，白芷 20g，荊芥 20g，烏頭 15g，金銀花 9g，透骨草 30g，木香 20g，沒藥 20g。

他每週用三至四次，一共用了三週。

同時，每天繼續服用「輕宣疏透」的湯藥。

在這兩個月中，他有大量的外出差旅，不能常來看診。

他的脾胃大大地改善了，我可以用更苦、涼一些的藥物來清瀉熱毒，也用了一些甘苦之品來補陰。這幾個月的基本方變得更加「味厚」，以治療更深的「血分」。

處方

青蒿 12g，鱉甲 10g，知母 9g，生地黃 10g，玄參 20g，何首烏 15g，生大黃 6g，白茅根 25g，生甘草 15g，穿山甲*9g，生石膏 15g，熟地黃 15g，連翹 12g，肉桂 6g，山茱萸 15g，炒白朮 12g。

（*二〇二〇年起，穿山甲禁止入藥。）

患者的口腔潰瘍已經很少發作，只有在吃了螃蟹、海鮮和羊肉，或者長途飛行、睡眠不足時才會有問題。每當這時，我就繼續用第一個月的處方，運轉三焦，利小便以引熱下行，來控制局面。

雖然患者仍然有大量的差旅，但經過這兩個月時斷時續的治療，他的舌苔正常了，腹股溝濕疹徹底消失。睡眠正常，自覺精神和思維清晰冷靜，腿部仍有一塊深紅色的皮損，但局部不再有紅腫炎症的現象。

二〇〇四年十月十五日來診

患者剛剛結束二十個小時的飛行，提著箱子直接來看診。他的下肢潰瘍復發，但口腔正常，舌苔乾淨，左脈平順，右脈略緊，尚和。這代表陰血已復，陽氣尚不足。

還記得第一次的脈診：右脈強而浮大搏指，這意味著邪熱熾盛，而非正氣強盛。

現在邪之大部已去，經脈通暢，所以呈現出「氣虛之象」。這是右脈緊的含義。

當天，有一個「補中」、「闔中」的機會，因為邪之勢已退，中焦和經絡管道通暢（舌淨）。而且之後他可以休假，神氣會更舒緩。

處方

茯苓12g，生白朮10g，生牡蠣25g，荷葉10g，烏梅三個，生地黃10g，熟地黃10g，蘆根15g，白茅根15g，蓮子25g，玄參10g，生黃耆6g，陳皮6g，忍冬藤12g，生甘草6g。

患者服用後，效果很好。

二〇〇四年十一月一日來診

患者表示最近的口腔處於這些年的最好狀態，左腿的潰瘍已經收口一個月（十年來第一次），右腿還有一些小紅點，雙下肢的暗紅色皮膚也都變淺了很多。最近沒有出現過腰痛和腳冷（下焦闔住了）。精神穩定、思路清晰，即便因為飲食不節，或長途飛行過於疲勞而出現口腔潰瘍，症狀也都很輕微，幾天之內就能恢復，不像過去會持續幾個星期。

二〇〇四年十一月二十六日來診

患者精、氣、神得以闔收恢復，現在是一個進攻「深層血分」邪氣的機會。

我用了一個簡單的處方：

處方

生大黃20g（先煎），芒硝6g（沖服），竹茹3g。

以此方攻逐中焦血分的瘀滯。

看診這天是週五，患者週六服藥後，出現腹痛、腹瀉四次。

週日：無腹痛，排出黑色便三次，味臭穢。

週一：腹中微痛，腹瀉兩次，黑色。

大開之後，需要再「闔」。

處方為「四君子湯」加入酸甘之品，以資氣血。

處方

生白朮10g，茯苓30g，甘草10g，山藥15g，灶心土30g，生牡蠣25g，烏梅3個，乾薑6g，玉竹10g，連翹6g，金銀花3g，丹參6g，天花粉10g，鱉甲9g，大腹皮10g，生地黃10g，熟地黃10g。

患者小便不暢多年，自五月第一次看診服藥後，他的小便已恢復正常（此為三焦水道通暢、元氣漸充之象），且體重逐漸增加。

二〇〇四年十二月二十一日來診

患者精氣神漸盛，氣機平復，但體內仍有濕熱，餘邪未盡，舌見白而厚苔，右脈緩和，但左脈緊，沉取強而搏指，此為氣分邪氣已去，深層血分尚有瘀熱結聚之象。

又到了攻邪之機，處以「三物小白散」，這是唐代的方藥。

處方

桔梗、貝母、巴豆（3：3：1），按需服用0.1～0.3g。（巴豆去皮心，炒黑）研磨如脂，上三味為散。白飲服之（白米湯）。

醫囑：自煮大米粥，涼後備用，如果藥後腹瀉嚴重，可以喝涼粥。

巴豆辛熱，有毒，會導致強烈的腹瀉，而且巴豆性熱，不同於其他通便藥多為寒涼之品（如大黃、芒硝）。近代中國，巴豆已列為「禁藥」，很難獲得。但用之得機得法，巴豆可去除中下焦深層血分之瘀及寒積邪氣，其效無他藥可及。

患者服用標準劑量的「小白散」後，連續腹瀉兩天，每天六至七次。但他覺得自己的精神、身體和肌肉非常輕盈，臉也變得乾淨而色淺，腿部不再出現腫脹、瘙癢和紅色皰疹。十多年來，他的腳第一次有汗出的感覺，這顯示下焦的陰氣和陽氣得以交通，最深層的氣血得以通達於外。

此次大開之後，陰陽自和，可運通中氣。

患者沒有虛弱的感覺，所以不再需要「四君子」了。

處方

生白朮12g，大腹皮12g，酒大黃9g，檳榔9g，
忍冬藤15g，牛膝10g，生石膏20g，連翹6g，
車前草10g，蒲公英10g，鱉甲10g，桂枝3g。
五劑。

二〇〇五年一月四日來診

患者連續出差兩週，口腔無異常，這是最近一年來最好的狀態！

目前，患者的精與氣恢復得很好，皮表、經絡和中焦管道通暢。可繼續治療血分鬱熱。

於是，以小劑量味苦之品，避免「味過厚而直入腸腑」之弊，而通達全身經絡，清理表裡內外之餘熱。

處方

生大黃5g，黃芩6g，黃連6g，黃柏9g，
生地黃15g，熟地黃15g，知母6g，山藥12g，
天花粉15g，白人參3g，炮薑5g，蓮子15g，
鱉甲9g，半夏10g，茯苓30g，黃耆15g，蜈蚣1條。

茯苓、花粉、蓮子、山藥，甘潤闔中，調和諸藥。

鱉甲，行深層血分。半夏，降氣化濕。

蜈蚣，通經達絡。大黃，化血分之有形積滯。

效果令人滿意。此診之後，患者轉為不定期看診調理，諸症告癒。

在這個案例的治療過程中，我們回顧一下抓住「機」的治療切入點：第一，是「開」還是「闔」？首先，需要闔補元氣，同時柔開中焦與三焦水道。

第二，邪氣的出路和氣機方向的調整。選擇從大便（味苦之品，大黃、芒硝、大腹皮、檳榔）和小便（味淡之品，車前草、薏苡仁、白茅根、滑石）排除邪氣。以微辛之品（連翹、佩蘭、麻黃）開上焦表氣，以酸苦、甘寒、鹹降之品（玄參、生地黃、熟地黃、石膏、烏梅、灶心土、生牡蠣）幫助浮陽下潛。

第三，適時補中焦、闔精氣。當邪氣漸去，經絡通暢時，以蓮子、白術、山藥、天花粉等甘平溫潤之品，以及熟地黃、鱉甲清補，補而不膩，不增加鬱熱。

患者的精虛是邪氣入深、纏綿難癒的根本原因，所以，根據中焦運化及氣機空間的變化，適時「闔補精氣」是貫穿治療的主線，首診用了「人參、生杜仲、白茅根」，後面有「生地黃、玄參、何首烏、山茱萸」；待邪去大半後，開始用「烏梅、灶心土」以闔收下焦。

第四，在精氣神相對充足、格局穩定時，抓住機會，通下排邪。該患者有十年的慢性潰瘍病史，在這個較長的治療過程中，補精氣、運中焦和驅邪熱是主線，需要根據每一時期的邪正虛實與標本先後，決定開闔的先後與比重。最終的目的，是恢復三焦的氣機：上焦得通，中焦得運，下焦精氣恢復，而周身經脈、表裡管道暢通。

在整體治療方案中，方藥是最核心的手段；針刺用來打開管道、安定神志，是第二位的。

克勞迪那：這個案例非常清晰地表明：即使是非常複雜的慢性病，只要診斷與治療得法，可以有很大幫助。治療的過程，始終跟隨診斷的大方向：人體的資源，氣機的開闔，病機邪正的轉換，以及如何選藥處方，調和氣味以契合當時的病機和病勢。這裡面最重要的，是跟隨邪正氣機的隨時變化，抓住機會，順勢而為，或扭轉不良的格局與趨勢。

我們關於「本草」的討論將要完成，接下來，能不能在「藥物外敷法」方面給我們一些建議？

李辛：外敷法在《黃帝內經》中就有記錄，我還想介紹一本專門的書：清代吳師機的《理瀹駢文》。他指出外敷法的原理與內服藥一致：「外治之理，即內治之理，外治之藥，亦即內治之藥；所異者，法耳。」在診斷與辨證用藥部分，指出「判上中下三焦，五臟六腑，表裡寒熱虛實，以提其綱」，即以三焦和八綱為綱。

我們選用合適的藥物外敷，其效能，有兩個方面，一是非特異性刺激，類似針灸或磁力；二是以「氣」為用，多以辛溫之品，如透骨草、烏頭、桂枝，用於穿透皮膚腠理，配以他藥以調整氣機與邪正開闔。若是病機以濕熱為主，多以辛涼苦寒之品。

可以用於藥浴外洗，或製成膏劑直接外敷特定的針灸穴位。常用的敷貼部位有：神闕、湧泉、勞宮。

傳統有玉紅膏、黑膏藥，用於皮膚和傷科疾患，我們也可以自己調配敷料，如以大黃、金銀花、三七來活血化瘀，消腫止痛。

總結

克勞迪那：接下來，我們回顧前面深入討論的幾個重要話題：

- 識「機」
- 藥物劑量
- 煎煮法

李辛：這幾項確實很重要，我再詳細說明一下：

1. **識「機」而動**：當機而處置，是在開方前至關重要的。當下，正在發生發展的變化與趨勢中，什麼才是通往向癒的鑰匙？這需要醫師在整個治療過程中，保持對患者持續而精微的觀察，尤其是在「機」變化極快的急性病證，處方必須跟隨其進程，及時調整其藥勢方向。

在古代，這是行醫就診的合適方式，但在現代，除非病人是住在醫院裡，否則很難每天觀察其變化，更不要說觀察每個小時的變化了。這就增加了識「機」的難度，**除非醫師有深入的「內在訓練」，可以看到更多，感受到更細微，並且了知將要發生的變化。**

基本原則是，急性病的開始階段，每次處方不要超過三至四天，需要複診再評估態勢，直到病情穩定了，才可以開具較長時間的湯劑。

而對於慢性「本氣自病」類病證，使用調和氣血及滋補類方劑，一至二週，甚至更長的連續服用是相對安全的，不需要隨時換方。

2. 藥物劑量：組方中的某個或某些藥物劑量的變化，可以改變整個處方的氣、味和藥勢方向。舉例說明，單味藥「人參」和方劑「小柴胡湯」。

◬人參▽

用於補益和急救，可用較大劑量（10～20 g），僅適用於內無鬱熱和淤滯的患者。

用於安神或闔守，可用小劑量（3～5 g）。

作為佐使藥，支持和協助其他藥物，可用小劑量。如人參＋桂枝，可支援桂枝引氣外出和流通的力量；人參＋厚朴，可協助厚朴導氣下行的力量；人參＋甘草，加強了甘草闔收中焦的力量。

如果需要控制某藥的偏力，用小劑量。如人參＋麻黃，人參可減緩和防止麻黃發散過度，傷及裡氣。

◬小柴胡湯▽

如果我們用常規劑量：

藥方

柴胡 9g，黃芩 6g，人參 5g，半夏 6g，生薑 6g，大棗 3 枚，甘草 3g。

方藥甘辛，微苦，屬於氣分藥，藥勢上升而向外開散。

如果增加桂枝和白芍各6g（柴胡桂枝湯），就偏於血分，而且也增加了辛溫通陽的力量。

如將白芍增加到10～15g，味變厚，藥勢將偏闔降、偏陰分。

如外感風寒，可減少人參、大棗（甘補厚膩），增加半夏和生薑的劑量，以辛開散表。

如外感風寒，伴有發熱咽痛，可加大苦寒泄熱之藥「黃芩」的劑量，保持柴胡劑量而減少其他藥物的用量，來泄熱散表。

如患者咳嗽而痰多黏滯，可去人參、大棗（滋補且偏黏滯），增加半夏、生薑和黃芩的劑量，藥勢將更開散而清瀉痰熱，走氣分。

如患者「中氣不足」，伴有低熱、口渴、咽乾、嘔吐、煩躁，可減輕人參、柴胡和生薑，增加甘草與黃芩，以和中降逆，藥勢甘緩而守中。

如患者處於「少陽」而有鬱熱的階段，即往來寒熱、便祕、上腹部疼痛、嘔吐、煩躁，可去人參、大棗，加梔子、大黃，（大柴胡的思路）以瀉中焦鬱熱。

現代的處方，往往劑量過大，且用藥繁雜，也許是因為古人「病」的呈現比現代人更為「清晰」，現代人的精神生活和病證表現確實更為複雜，但醫師每一次處方用藥，都應明晰「標本緩急」（識機），而不是見症投藥，滿天飛雨而不明格局。這也正是我的啟蒙老師任林先生告訴我的。

3.煎煮法：不同的煎煮過程，也會影響方藥「氣與味」的取捨偏重。

基本原則是：辛味藥，尤其是辛香開竅之品，應後下而勿久煎（如薄荷、紫蘇葉），以取其氣；

礦物、貝甲類應久煎（除非已打成粉）。

回顧「桂枝加葛根湯」和「葛根湯」，兩方藥味、劑量一致，但煎煮法不同。

藥方

· 桂枝加葛根湯

上七味，以水一斗，先煮麻黃、葛根，**減二升**，去上沫；內諸藥，煮取三升，去滓，溫服一升，覆取微似汗，不須啜粥，餘如桂枝法將息及禁忌。

· 葛根湯

上七味，以水一斗，先煮麻黃、葛根，**減六升**，去白沫，內諸藥，煮取三升，去滓，溫服一升，覆取微似汗，不須啜粥，餘如桂枝法將息及禁忌。

如果換算成現代劑量比，桂枝加葛根湯，是以十升水先煎葛根、麻黃，「減至八升水」時加入「餘藥」，最後煮剩三升水時完成。而同樣配方的葛根湯，也是以十升水先煎葛根、麻黃，「減至四升水」時加入「餘藥」，最後同樣煮剩三升水時完成。

兩者的區別是「餘藥」煎煮時間的長短。

可見第一種煎法，「餘藥」煎煮的時間更久，目的是取「餘藥」（桂枝湯方）的味；第二種煎法，取的相對是「餘藥」的氣。這樣，前者闔收的力量相對後者更大。

所以，「桂枝加葛根湯」以補中解表為主，而非發汗。而「葛根湯」重在發汗解表。

克勞迪那：能否提供一個簡明的方法，顯示如何根據不同的氣味、煎煮時間、劑量和顏色，來判明方藥在三焦不同的藥勢分布？

李辛：請看以下表格。

上焦	中焦	下焦
氣勝味	氣味平衡	味勝氣
味淡	味道中等	味重
煎煮時間相對短	煎煮時間如常	煎煮時間久
方藥劑量相對輕	方藥劑量如常	方藥劑量相對大
氣味芳香而清晰	氣味相對複雜	味厚重
顏色淺	顏色中等	顏色深
餐後服用	餐後服用	餐前服用
升而開表	開闔升降兼顧	闔開兼顧
開通表氣、經絡	調理中焦	作用於下焦
氣分	氣血兼顧	血分

克勞迪那：前面談到，你的第一位啟蒙老師——任林先生鼓勵你處方用藥時，要注意「識機」和「藥味精簡」。那麼，你從第二位老師——宋祚民先生那裡學到的重點是什麼？

李辛：宋老曾經告訴我，有兩種不同的用藥方式：

第一種叫「**掄棍子**」，用比較強烈的藥物和較大的劑量，使用「麻黃、黃連、黃柏、大黃、細辛」等大辛大熱、大苦大寒、強烈開通或發散、瀉下的藥物。

他告訴我：「這種方式，打中有奇效，但如果藥不對證，也可能傷害到病人。」

這種「大開大闔」很適合《傷寒論》時代的體質，但也必須在病勢清晰、診斷清楚的條件下使用。現在適合用於急性疾病，病人體質尚好，但也有賴於醫師的診斷「識機」。這種偏於「剛猛」的方式，並不適合敏感而虛弱的病人，在虛實夾雜、病勢尚不清晰時，也需要慎用。

第二種相對穩妥的方式為「**輕宣疏透**」，用氣味相對輕柔的藥物，來開上焦（宣）、運中焦（疏），目的是通達三焦氣機（透）。這一遣方用藥的思路不僅在氣分病非常有效，在血分和下焦病的治療也是適宜的。

宋老在下焦用藥的特點，是用「柔藥清補」和「潛鎮益精」，前者如菟絲子、桑椹、肉蓯蓉、巴戟天、女貞子，此類藥不礙胃氣，亦不易生鬱熱；後者用礦物、貝甲類幫助陽氣闔收入陰（潛），安神定志（鎮），如：紫石英、生磁石、生龍骨、生牡蠣、珍珠母。還常以種子類藥物補益精氣，如：五味子、核桃肉等，這些都並非大熱大補之物，而是以「闔降滋潤」為補。

以上用藥思路，又稱為「**輕靈柔化**」，以輕柔、流通的藥物，以通為用，順應氣機，幫助病人的**正氣「自化」，邪氣「自解」**。就像面對家庭內部問題，不需要用過於強烈的方式，應柔和地推動其本有的進展過程。

「大開大闔」與「輕宣疏透」兩種方式並不衝突，但相對於體質、神質複雜的現代人，後者應用的機會更多。大量的現代人因過度使用電子產品，與大自然失去連結，工作壓力巨大，飲食起居不節而神不定且散亂，氣血上浮於頭面，下焦精氣虧虛，中焦常常濕熱或食積阻滯。他們都需要安神、疏利中焦、闔收下焦。

克勞迪那：是否可以這樣理解，中國歷史悠久，不同的時代，因其歷史文化、地理、生活方式的不同，呈現出不同的疾病表現，從而形成不同的醫學流派？

李辛：是的。《傷寒論》之前的時代，人類生活與自然的關係更緊密，他們的「神」更加清明，體質更為強盛，但也更容易受到氣候因素的影響。他們的邪正對抗和病機方向更清晰，所以「麻黃湯、桂枝湯、大承氣湯、小承氣湯、大柴胡湯、小柴胡湯」這些用藥簡單、藥勢直接的方劑，可以處理大部分問題。

那時候的醫師按照古代的「氣、味」、「升、降」原則，借用不同藥物所蘊含的能量方向與資訊特質，來幫助人體神與氣的正常運行，而不像現代醫師，根據「功效」來使用本草。

在孫思邈生活的唐代，那時的方劑沿襲了漢代以前的特點，但更複雜。醫師們還能夠保持過去的傳統，關注生命和疾病的無形層面，能夠直接調神與氣。在孫思邈的《備急千金要方》、《千金翼方》裡有很多記載：比如，醫師需要自我調神，醫師如何在大自然修練，如何體會和製作具有調神力量的藥物。所以，那個時代的醫師，還能夠從根本上調治神氣和身心，並順應自然，應時而動。

到了宋代，藝術與思想得到了高度的發展，但社會習俗與文化傳統控制了個體的自由意識。國家主導醫學教育和官修本草著作，為全國性的醫藥管理提供了可能。政府組織專人，編著了官修本草，如《太平惠民和劑局方》，頒布全國統一使用，開始了集中統一的醫學學習、考試和藥品製造。

這既是醫學的進步，但也使得當時的醫師大多從規範化的書本和既有的經驗裡學習，這是一種相對「頭腦型」的而非「由心」的學習方式。大多數的醫師漸漸失去了與天地自然、藥草蟲獸真實的聯繫和感受，而不得不更依賴於書本知識和累積的個人經驗。

可以說，從宋代開始，傳統中醫的發展轉入了現代人熟悉的模式：有些醫師不再熟悉藥物，由藥農去採集和生產；正如現代的醫師和藥師，不再參與選材、炮製和製劑加工，而有專門的作坊和工廠來按照官修本草裡的藥方製作。

人們開始追求享受，偏重於理論思辨和道德說教的社會文化潮流，勝過了傳統所推崇的尚武精神和勇氣。那個時代，以農業和文化為中心的中國內陸，始終受到西北部遊牧民族的進攻和威脅，往往以金錢和聯姻來維護國家的安全，而在漢唐時代，中國人是有能力採取進攻態勢的，這也反映了個體的體質、精神力和意志力的下降。

外在的連年戰亂和流離的生活，內在的中焦脾胃失常而產生的各類內科雜證，成為普遍的病患，這也是《脾胃論》作者李東垣學術思想產生的歷史背景，他的老師張元素也是當時的名醫。根據記載，李東垣「明於性味、精於針術」，這兩位大家和李東垣的弟子王好古、羅天益，延續了以「氣味升降」為特點的方藥傳統，他們的著作非常重要。

在其他的著名醫家中，朱丹溪認為，房勞傷精和情志過極，導致下焦腎氣不足，痰濕熱淤滯，他的代表思想是「陽有餘陰不足論」，確立了「滋陰降火」的治則；張從正提出「汗吐下」之祛邪法。

明代是一個相對「穩定固化」的時期，農民被禁錮在土地上；除了官方主持的海洋貿易和探索，其餘民間的相關活動都被禁止；北部的長城再次重建、加固和延伸。中國進一步走向「閉鎖」的狀態，如同人體的三焦阻隔，流通不暢。「**臟腑辨證**」的思想開始流行了，而傳統醫學的本源漸漸被偏離，更多的醫師寫下個人的理解和經驗，彙編出很多大部頭的中醫書籍。

到了明末清初，大量的農民起義和暴亂在全國各地發生，代表人物是在西安周圍的李自成和攻入四川成都的張獻忠。那時候，飢民遍野，生靈塗炭，以「發熱」為特點的傳染病在各地蔓延。這是「溫病學說」產生的背景。

到了清代，女真人統一全國，開始了對文化學術的審查政策，因為文字獄，株連抄家治罪的人不計其數，人們不敢自由地探索和表達。那個時候，中國人的體質和神質也遠遠不同於漢唐時期的人們。

精神壓抑之後，思想變得瑣碎而複雜，宋代開始，大部分知識分子終其一生，按照官方指定的注釋版本，理解專研「孔子」的經典，力圖符合官方的正統觀點，以期在科舉考試中獲得名位，求得衣食具足。

當社會和思想控制過度，會潛移默化地消解了個體的思考力和觀察力，「神主不明」的後果，會在肉體和能量層面產生大量的鬱熱、痰濕。

雖然在這個時段，不論文學、藝術，都少了過去傳統的「靈動」與「生機」，「**溫病學派**」卻在這一時期產生，這對傳統醫學有著意義重大的貢獻。代表作有吳鞠通的《溫病條辨》、《吳鞠通醫案》，葉天士的《外感溫熱篇》、《葉天士醫案》。「銀翹散」、「桑菊飲」是當時用於溫熱和濕溫類疾病的常用方劑。

時代進入二十世紀早期，西學東漸，科學的影響力因為西方的軍事、政治和平民生活的巨大優勢，為中國人所接受。中西互參、中西共學的思想也進入醫學界，代表人物是張錫純，著有《醫學衷中參西錄》。這是一個新時代的開始。

所以，可以說：不同的時代呈現不同的「面貌」，從而引發不同的疾病，也因此產生了相應的新的療癒方式。今天，我們需要學習《傷寒論》或古代醫書的理法方藥，但不能呆板地「按圖索驥」、「按病開藥」。我們需要根據現代人生活、體質、疾病的特點加以調整，但不管是什麼樣的疾病，主要的原則是始終如一的，也是我們必須牢記的：**「識機」、「明氣與味」，把握每一處方的藥勢。然後才能夠順應正確的方向，獲得良效。**

第三部分

針刺、艾灸、火罐和按摩

第1章

針刺在傳統中醫裡的位置

克勞迪那：你曾經說過，在學習中醫的早期偏重於方藥，那麼，你如何看待針灸？在使用方藥時，針刺是如何協作配合的？在你的臨床中，針刺是否必不可少？

李辛：方藥和針刺，其入手的方式不同。方藥，是服用後進入人體中焦，布散周身，調整的是整體的氣機。醫師遣方用藥，如同中央政府推行一項政策，貫徹到機體的每一層面和機構中。所以，方藥的作用和效果是全方位層層推進的。

當機體的某些層面出現局部的抵抗或阻隔，使得中央政府的政策無法貫徹實施，這時候，會需要一個應急的團隊，在特定的區域針對突出的問題，進行「精準式」的作業，這就是針刺所擅長的。透過對病人的「調神」、「導氣」和「交通內外」（自然界和體內的氣機），就可以讓氣機的運行平復如常。

草藥利用藥物勢能，從內部平衡、清理、推動人體的氣機運轉；針刺直接打開閉阻、導氣流通至需要的方向。草藥能夠促進人體的基本生命功能：闔下焦、溫中焦、開上焦、補陽氣、行氣血、發汗、通便、利尿；針刺在體表打開一個個特定的能量調節的「小開關」，來幫助人體氣機／神機開闔得當，內外交通，神明氣達。

針刺的另一個不可替代的作用是「調神」。效用直接而快捷，令神氣清明，氣機回復正常，而消除「虛假症狀」，而方藥是透過某些礦物藥、貝甲類、酸味或香味藥，以及種子類來「治神」的。

方藥對於「神不清晰」或裡氣不足的病人，同時伴有多種病理因素，如痰濕、鬱火、食積，會非常有幫助。而對於「神清」而病在氣分的患者，針刺可以作為第一選擇，療效迅捷。

換言之，針刺不僅可以療疾，更可用於通神明、穩定神氣格局，對經絡能量系統進行微調，從而提升身心健康水準。方藥在「精、血、氣」的層面效用良好，針刺更長於在「神與氣」的調治。

克勞迪那：據調查，人群中有一成對針刺反應迅速而效佳，另有一成效用不顯，剩下的介於兩極之間，有什麼特別的因素與效果的差異有關？

李辛：《靈樞．通天》把人分為五種不同的類別，前四種指的是此型的負面狀態：

- **太陰之人，陰氣重，皮膚黑而厚，期待得到而不願付出，不表達自己的內心感受，壓抑，血濁而氣澀不行。**這類人的針刺效果會差一些。
- **少陰之人，陰多陽少，容易嫉妒、猜疑，貪心而不知滿足，難以有感恩之心。氣血容易脫失不守。**這類人適合針刺，但不能耐受強烈的刺激。
- **太陽之人，陽氣多，喜歡說大話、炫耀，言行不太考慮別人的感受。**他們開宣太過，陽氣易動而陰氣內虛，所以適合針刺，但也需要小心，不要過瀉其陰，而致危險。
- **少陽之人，陽多於陰，他們喜歡交往，身體常動搖，喜歡吸引別人的注意，自尊心強，敏感而好面子，容易中氣不足。**他們對針刺的反應會很靈敏，但也需要小心不能過傷其氣。
- **陰陽和平之人，是醫師最喜愛的患者，但往往不需要就醫。**他們內心安靜而順應自然，過著與世無爭的平常生活，會根據環境和時節、自己的身心狀態，來調整食物、睡眠和運動、性活動。這類人氣血調和、容易治療，所以岐伯在《靈樞．終始》說：「平人者不病。」

第2章

《黃帝內經》關於針刺的重要原則

克勞迪那：如果不同的人對針刺的反應不同，那麼，《黃帝內經》對醫師的內在訓練有什麼要求？又有什麼特別的原則能使療效更好？

李辛：《素問．寶命全形論》提供了五個重要原則：

「針有懸布天下者五，黔首共餘食，莫知之也。一曰治神，二曰知養身，三曰知毒藥為真，四曰制砭石小大，五曰知腑臟血氣之診。」

「**一曰治神**」，醫師知道如何訓練自己的精神，達到感通人我內外、專注、清明。

「**二曰知養身**」，知道如何訓練及保養自己的身體。

「**三曰知毒藥為真**」，知道如何鑑別選擇合適的藥材。

「**四曰制砭石小大**」，知道如何製作合適的大小和形狀的砭石，砭石是刮痧用的石器，早於針具，在這裡亦指代針刺。

「**五曰知腑臟血氣之診**」，知道五臟血氣之虛實診斷方法。

克勞迪那：這樣看來，根據《黃帝內經》的觀點，一個好的醫師需要盡可能地「訓練」自己，就像他必須熟悉中醫原理一樣。這是否意味著，不同「訓練」水準的醫師在不同的層次工作？

李辛：是的，這部分非常重要。根據《內經》的原則，可以分為三類不同的針灸層次：

第一種，透過四診，知道何時需要以及如何用針，這是初級新手，在以形治形的層次：能夠記住經絡穴位的定位和功效，根據病發部位和症狀進行基本常規的診斷與治療；知道如何選用合適的針具和正確的操作手法。

第二種，透過四診，尤其是脈診和相對細微的感受，判斷氣血盛衰和表裡內外各部的虛實。這個層次需要更多的經驗和技巧。在古代，醫師用「三部九候」和「人迎寸口」的脈法，來判斷何部虛、何部實。這是在「辨氣虛實」的層次，現在能夠這樣診斷的醫師已經不多了。

第三種，知道用神。僅僅依靠五官，無法把握更多更細微的資訊。完成「內在訓練」的醫師，在針刺過程中，能夠「**以我知彼**」、「**以神會氣**」，這是一種「直觀把握」的能力，超越有形之肉體現象、邏輯思維與經驗積累。

《靈樞．九針十二原》有言：「粗守形，上守神。」、「粗之闇乎，妙哉！工獨有之。」在「神」這一層次的微妙體驗，不是那些粗心的、執著於看得見、摸得著，只關注有形有象的人，可以體會的。

所以，我們在初學階段，從形體層次和不同針具的熟悉入手，根據病情的深淺、部位及表現不同，在形體層面，參考經絡穴位和前人經驗，按圖索驥；漸而借由「持脈有道，虛靜為保」的脈學，來學習感受氣血的變化，以調其平；更高的成就需要透過靜坐等「內在訓練」才可能達到，那樣的醫師可以與病人合一，與自然感通。

由此我們可以理解，為什麼醫師療效的差異是如此巨大，即使是用同一個穴位，不同的醫師也會根源於不同的能力，而在不同的層次發揮作用。

要成為一個優秀的針灸師，個人的「內在訓練」是非常重要的。練習靜坐、按摩（提高對皮脈筋骨和氣血的感受力），以及保持規律的運動是必須的。靜坐幫助我們的精神穩定，提升敏感度和直覺，從而「**由心而感**」，而不僅僅依賴五官。所有關於患者的精神魂魄、氣血開闔、能量格局、情緒情感、病理因素（風、寒、濕、熱、受驚、悲傷……）的資訊都在那裡，等待我們感受，慧然獨悟。

這取決於我們的身心有多敏感，神有多清晰，能否接收到。只依靠邏輯思維的醫師，是不可能以古代的方式直接獲得關於神機、氣機、病機、邪正和虛實的資訊的，這是傳統的「**直觀之道**」。

按摩，尤其是內功按摩，訓練「**以我之氣，調彼之氣**」，這一學習和運用的過程，可以幫助醫師更細微地感受身體、能量、經絡的狀態，以及存在何種致病因素，它又在多深的層面。（詳見「第三部分第六章：按摩與內功按摩」。）

克勞迪那：你可以就「直觀之道」再深入地解釋嗎？

李辛：在《素問．寶命全形論》有言：「今末世之刺也，虛者實之，滿者泄之，此皆眾工所共知也。若夫法天則地，隨應而動，和之者若響，隨之者若影，道無鬼神，獨來獨往。」

意思是，當代針刺中的補虛瀉實，這是大部分的醫師都知道的，如能感通，並且依從和遵循天地自然之道，隨著時空變化的節律與病者之機順應而運針，其效如桴鼓相應、如影隨形，這樣的醫術，非關鬼神，唯有道之人能為之。

又言：「凡刺之真，必先治神，五臟已定，九候已備，後乃存針，眾脈不見，眾凶弗聞，外內相得，無以形先，可玩往來，乃施於人。」

這裡的重點是「**必先治神**」、「**眾脈不見，眾凶弗聞**」、「**外內相得，無以形先**」。行針的關鍵，首先要「**治神**」，要忘掉病人的脈象和症狀，不聽不看周圍，於是內外合一，不能拘於形體之象。

克勞迪那：這是否也是一種「識機」的能力？

李辛：是的，《靈樞．九針十二原》的原文是：「**粗守關，上守機**，機之動，不離其空，空中之機，清靜而微，其來不可逢，其往不可追。」

意思是：普通的醫師，關注點在身體的關節和穴位；高明的醫師，能夠虛靜以「守機」，「機」的變化運動，與醫患所在的空間、能量、信息場都密切相關，那是一種「安靜、清淨而細微的感覺」，它的出現無法預測，當它消散時，也無法追蹤或強留。

「機」，在古代有「徵兆」、「機會」、「靈感」的意思，病人的氣機在不斷的變化中，有著自己的節律與方向，醫師能做的是順應之、扶助之，針灸師的每一次針刺，應該根據當下的神氣變化和能量狀態而動。如同下棋，病人的內外虛實和邪正格局就像正在博弈的棋局，我們需要感受整體的形勢，然後放入一針，病人的精神─能量系統會立即反應，然後在新的格局中再放入一針，以此類推。

在這個過程中，需要安靜、耐心地等待和觀察、感受，這就是「識機」。

這也像釣魚，當魚兒吞餌的剎那，我們需要立刻反應。或者像打網球或搏擊，不能只靠眼睛、耳朵、大腦思維，必須用直覺和當下反應。所以，在上述情況下，必須當下便知，在手揮出、擊出之前。

克勞迪那：前面你還談到，療效與病人自身是否清晰有關，那麼，對於已經達到第三層次的良醫，面對不清晰的患者，能否取得明顯而快速的效果？

李辛：這裡需要考慮兩個因素：

第一，病人的「不清晰」在哪個層次？如果只是在神與氣的淺表層面，效果是很明顯的。如果混亂的狀態已深及血分，或邪氣播散混雜周身，那就需要更多的時間來治療。

第二，醫師本人有多「清明」？《黃帝內經》有提到，治療本質上是醫生「以我之神氣，調彼之神氣」，醫師的神氣清明程度，決定了他的醫術的力量。

第3章

針刺的臨床實踐

克勞迪那：以上原則如何運用在診療過程中？

診斷與針刺前的準備・心法

診斷方法

《素問・寶命全形論》曰：「凡刺之真，必先治神，五藏已定，九候已備，後乃存針，眾脈不見，眾凶弗聞，外內相得，無以形先，可玩往來，乃施於人。」

李辛：在整個診療過程中，首先是「**治神**」。醫師和病人需要安靜、專注。後面也談到，用針之際，當「如臨深淵，手如握虎，神無營於眾物」。《靈樞・九針十二原》也有言：「神在秋毫，屬意病者。」、「神屬勿去，知病存亡。」

而後，「**五臟已定，九候已備，後乃存針**」，評定五臟之虛實，三部九候診畢，方可用針。

這裡指的是醫師完成對病人的神色形態、三焦虛實、病機順逆的診斷，確認治療的入手處是在神，還是在氣；病證是在輕淺的氣分，還是更深入的血分。這也決定了當下的入手層次是治神，還是平氣，或是破血；以及取陰經還是陽經，軀幹還是四肢；上病下治，還是引氣歸元……

望診和脈診的重要性，我們在本書的第一部分有詳細討論。《靈樞・九針十二原》曰：「觀其色，察其目，知其散復；一其形，聽其動靜，知其邪正。」這裡講的是「直觀之道」：觀察其色目，知道神氣之散復，散復即開闔。觀其形、聞其聲，因其動靜剛柔，而知邪正之標本、淺深、進退。於是醫師自然知道：這個病人是需要開還是闔，是從陽（身體上部、後背、外側）引陰（身體下部、胸腹、內側），還是從陰引陽。

針，只是能量導引的工具，所以叫「留針以致氣」。針，放入特定穴位之後，能量自然會流聚而至。得氣之後，我們所要做的是專注而安靜地等待，神氣自然會調和平衡。

以上是《黃帝內經》關於針的教法。我們在「附錄二：《黃帝內經・靈樞》選讀」中有更多的原文摘錄。

針刺前的準備：心法

李辛：接著是「眾脈不見，眾凶弗聞，外內相得，無以形先，可玩往來，乃施於人」。

「**眾脈不見，眾凶弗聞，外內相得**」，前面完成了與病人的交流和診斷，到了用針之際，要忘掉所有關於脈象、症狀、辨證的名相與概念，不要被形形色色的症狀帶走，而要處在醫師、患者和環境合一的狀態。

「**無以形先**」，永遠不要先入為主，被眼前有形的病人、症狀、病名帶走。

「**可玩往來，乃施於人**」，當處於虛靜靈明的狀態，能玩味神氣和邪正的往來散復時，就可以行針了。

故《素問・寶命全形論》曰：「經氣已至，慎守勿失。深淺在志，遠近若一。如臨深淵，手如握虎，神無營於眾物。」

這就是《黃帝內經》關於針刺的「心法」。

進針與針刺操作・手法

進針

克勞迪那：你如何確定第一針放在哪裡？

李辛：病人放鬆地躺在診床上，醫師站在他的旁邊，留意他的眼神以及形氣神整體的狀態，幫助他平靜，讓病人意識到醫師手裡的針，這可以收攝其神氣。醫師心裡已經清楚這次針灸的目的，只是需要進入那一個特別的感通狀態：「外內相得，以我知彼。」不用力而專注於自己的內心感受，就像融入一首平靜的曲子。身心是放鬆的。這個時候，可以根據自己身體的感受或內心的直覺，放入第一針。

克勞迪那：換而言之，就像你在前面詳細介紹過，這是「識機」的狀態，這第一針非常重要嗎？

李辛：是的，「落子便成局」，第一針決定了能量流入的經絡和需要引入的層面。

克勞迪那：然後，會發生什麼？

李辛：第一針刺入後，需要安靜地等待，放下思維，感受其帶來的變化。當感受到需要加強第一針的效能和方向（開或闔、引氣上行或下降、醒神……），於是放入第二針。

每一針放入的過程都是一樣的，需要虛己、靜候、感受，再出手。直到感覺到前一針帶來的能量流動和變化形成相對穩定的格局，出現新的需要解結、疏導、聚合的時候，再決定是否可以繼續。

所以《靈樞．九針十二原》曰：「刺之微，在速遲。粗守關，上守機，機之動，不離其空，**空中之機，清靜而微，其來不可逢，其往不可追。知機之道者，不可掛以發；不知機道，扣之不發。**」

又言：「刺之要，氣至而有效，**效之信，若風之吹雲，明乎若見蒼天。**刺之道畢矣。」

針刺時的感受是非常豐富的，除了當下病人的神色清濁明暗、氣之散復盈縮等變化，還會呈現出手下針感的不同，醫者身體、經絡穴位的感受變化；並帶來精神空間感、明晰度、內心情感、情緒、頭腦的清晰度、念頭的變化，乃至所在環境空間的色、味、明暗、鬆緊等各種細微難測的變化。這些都是「得氣」反應的一部分。

如果以上感受完全沒有，病人自覺也沒有什麼變化，代表沒有「得氣」，所以，每次用多少針，取決於是否得氣，以及病人「神氣格局」是否完成調整。所以該篇有言：「刺之而氣不至，無問其數；刺之而氣至，乃去之，勿復針。」

當我們覺得當下的針刺已經幫助病人達到了相對穩定的新的「神氣」格局，就可以留針四十五分鐘左右，讓病人安心靜臥在不受打擾的房間裡，光線調暗，針會幫助他與天地間的正氣聯通，療癒的力量會繼續保持。

克勞迪那：你如何決定進針的深度呢？

李辛：《靈樞．終始第九》有言：「春氣在毛，夏氣在皮膚，秋氣在分肉，冬氣在筋骨。刺此病者，各以其時為齊。故刺肥人者，以秋冬之齊，刺瘦人者，以春夏之齊。」

針刺的深度，首先要根據病人的能量狀態決定，春夏氣在皮毛，應當淺刺，秋冬氣在分肉與筋骨，可深刺。所以肥胖者，氣在內，應當深刺；瘦人，氣在外，可淺刺。以上是深淺的基本原則，還需因人而異，來決定最終的目的是什麼。同樣是深刺，對於有的人是瀉（瘦而裡氣虛者，敏感、怕針者），對於有的人則是補（胖而裡氣虛）。

又說：「病痛者陰也，痛而以手按之不得者，陰也，深刺之。病在上者，陽也。病在下者，陰也。癢者陽也，淺刺之。」

說明根據病的深度和陰陽決定深度。病在陰，可深刺（病「痛」、病在下）；病在陽，淺刺（在上、癢症）。

《靈樞．九針十二原》曰：「夫氣之在脈也，邪氣在上，濁氣在中，清氣在下。故針陷脈則邪氣出，針中脈則濁氣出，針太深則邪氣反沉，病益。」

這是關於經脈中邪氣所在層次的提示：邪氣在上，濁氣在中，清氣在下。所以淺刺可去邪氣，中取濁氣出，如針刺過深，邪氣反引而入裡，病會加重。

所以針刺的深度取決於我們的治療目的。

在任何時候，根據得氣的感覺來定深淺，「針下沉緊」是得氣的信號之一。

克勞迪那：在很多工具書裡，都有關於穴位的詳細定位，以及建議的針刺深度，這是基於解剖和安全操作的考慮嗎？

李辛：是的，對於初學者，首先是安全操作。之後，可以在實踐中提高。實踐得越多，就越容易體會到，我們所需要確定的並不是某個穴位的標準定位，而是發現邪氣所聚之處、真氣所阻之處，或能量系統虛實格局的卡點，我們所要尋找的，是當下可以平衡能量系統的入手之處。

這在傳統，稱之為「活穴」，是動態變化的；書本描述的全身穴位地圖，謂之「死穴」，固定不移之意。

在針刺的過程中，有時候會感覺當下的進針方向並不合適，可以微微退出，但保持針尖在皮膚之內，隨後轉向需要的方向。

以上的內容，在書本上無法討論太多，但會在實踐中隨著我們的感受力、專注力和細膩度的提高而熟悉。

克勞迪那：從西方的解剖學研究角度看，穴位往往處於皮膚或肌肉中，這些特定部位裡的神經、小血管非常豐富。它們能夠傳導能量，而且透過神經系統，回應刺激的反應強而有力，這是對「穴位」的現代理解嗎？你是如何定義穴位的？

李辛：《靈樞．九針十二原》曰：「節之交，三百六十五會。知其要者，一言而終，不知其要，流散無窮。所言節者，神氣之所遊行出入也，非皮肉筋骨也。」

所謂穴位，非皮肉筋骨也，是神氣「遊行出入」的地方。這是一個更加動態化的觀點，也是所謂的「活穴」。

針刺感應：得氣

克勞迪那：我想再回到「得氣」的討論，當你針刺到了合適的位置，感受到「針下沉緊」就是「得氣」嗎？

李辛：其實，我們還會有更多的感受和體驗：

1. 病人感覺好轉。

2. 病人針刺處有酸、麻、脹、重的感覺，或沿經脈有傳導感。
3. 醫師感覺手下的針被包裹吸提的感覺，即「針下沉緊」。
4. 醫師感受到病人的能量正在變化、流動、增加或減少。
5. 醫師感覺到病人的「神」更清晰或穩定。
6. 醫師感覺到自己的「神」更清晰或穩定。
7. 醫師感覺到當下的空間更明亮、清晰或穩定。

在現代的教科書，第一至三條有很多討論，我們需要訓練自己能夠逐漸體會到第四至七條的感受。

克勞迪那：你列出的第一至三條，即是我所知道的「得氣」。現在我明白了，只是詢問病人是否得氣是不夠的，醫師對「氣感」的把握才是有效治療的基礎。

李辛：的確，在實際操作中，有各種不同的「氣感」可以體會到。比如：通常情況下，如果病人體內有寒，針刺時，醫師常常會在針柄上方10～50公分左右，感受到有微微的寒涼，敏感的病人也會感覺到手腳末梢有寒氣排出。這是一個好現象，表示體內積滯的寒邪開始移動排出體外了。

進針時，有時剛剛刺入皮膚會有較強的刺痛感，不要急著快速通過，這表示該層次可能有寒邪閉阻，可以留針，過一會兒再深入，或改用艾灸。現代教科書所說的得氣效應，主要依賴於病人的感受，於是醫師在針刺時就不得不反覆詢問：「酸不酸、重不重？脹不脹、麻不麻？氣到哪裡了？」這些是必要的，但不是最根本的。最重要的，還是醫師自己能觀察和感受到的。

我們回到前面所說的：「刺之要，氣至而有效，效之信，若風之吹雲，明乎若見蒼天。」這裡「風吹雲，明若見天」的明朗感受，並非文學性比喻，而是真實的精神層面的感受。

所以《靈樞．終始》有言：「凡刺之道，氣調而止，補陰瀉陽，音氣益彰，耳目聰明。反此者，血氣不行。」

所以，氣調之後，聲音和氣色當下會有變化，很多時候，靈敏的病人和醫師都會有耳目聰明、眼前一亮的感覺。如果沒有，代表氣血還沒有運轉起來。

手法

克勞迪那：進針後，你如何運針？在整個針刺過程中，手法重要嗎？

李辛：針刺手法，就我所知，是在宋代以後豐富起來的，出現了名目繁多的種種手法。這裡「手法」的定義是：在特定穴位上進針後的各種針刺動作。

《黃帝內經》也有提及手法，但在整部書中並非重點內容。如果我們把《內經》中關於針刺的方法總結一下，可以歸納為五種：

1. **針法**：不同的針具。《靈樞．九針十二原》中述有九種針具：「九針之名，各不同形。一曰鑱針，長一寸六分；二曰員針，長一寸六分；三曰鍉針，長三寸半；四曰鋒針，長一寸六分；五曰鈹針，長四寸，廣二分半；六曰員利針，長一寸六分；七曰毫針，長三寸六分；八曰長針，長七寸；九曰大針，長四寸。」

2. **穴法**：不同的穴位配伍使用。比如，「五臟有疾，當取之十二原」、「滎輸治外經，合治內府」。

3. **刺法**：《素問・刺要論》曰：「病有浮沉，刺有淺深，各至其理，無過其道。」不同層次的病情，針刺法不同。《靈樞・官針》指出，因皮、脈、肉、筋、骨五體的不同，而有刺皮、刺脈、刺肉、刺筋、刺骨的方法。

4. **手法**：如提插、撚轉、迎隨、開闔等不同操作手法。

5. **心法**：以內應外、以我知彼、以我之神氣調彼之神氣，以心為法，非思維、經驗之邏輯推理所得。

建議現代針灸學人應留意「心法」。「手為心之外延，針乃手之外延」，所以「手法」、「刺法」，都源於心之所感知而外應於手；「穴法」、「針法」的選擇，亦無外乎自心所知。所以醫者的「治神」、「內在訓練」是基礎。《素問・湯液醪醴論》曰：「針石，道也。精神不進，志意不治，故病不可癒。」

宋代醫家汪機，有感於當時的針術過度執於「手法」與「穴法」，著有《針灸問對》，指出「但《素》《難》所論針灸，必須察脈以審其病之在經在絡，又須候氣以察其邪之已至、未來」。反對「醫者不究病因、不察傳變，惟守某穴主某病之說」。批評那些「徒執孔穴」、「按譜施治」的醫師為「按圖索驥」。

汪氏還指出〈金針賦〉所云之「針刺十四法」以及「青龍擺尾」、「白虎搖頭」、「蒼龜探穴」、「赤鳳迎源」、「龍虎交戰」等一系列針法，是巧立名目。他說：「考其針法，合理者少，悖理者多，錯雜紊亂，繁冗重複。」

然而，現代針術依然存在著普遍只知「針法、穴法、刺法、手法」，而忽略「心法」與基礎的「診法」（三部九候，人迎寸口，察色按脈，先別陰陽）的現象。

克勞迪那：臨床常用的針刺補瀉手法中，其中「心法」與「手法」的關係，你是如何看的？

李辛：《靈樞．九針十二原》有言：「徐而疾則實，疾而徐則虛。」意思是手法緩入而疾出，則補；疾入而緩出，則瀉。即現代教科書裡的「徐疾補瀉」。

但後面緊接著又強調了醫者的意願與直觀感受，在補瀉過程中的作用：「言實與虛，若有若無，察後與先，若存若亡，為虛與實，若得若失。」

虛與實的變化，若有若無，氣之來去，若存若亡，非眼耳可測，但經過訓練的醫師可以以心「直觀把握」。依靠直覺，醫師可以感受到穴位之中、身體內外的「氣之來去」。憑著醫師自己的「意願」，他們可以加強或者減弱「氣之進出開闔」。這就是心法（詳見「附錄二：《黃帝內經．靈樞》選讀」）。所以，手法的實施，不僅要依據穴法、刺法和針法，更離不開熟練的「心法」。

需要注意，關於補瀉的應用，病人的基本狀態是決定性的，病人本來是虛還是實，決定了補瀉效應的發生。

克勞迪那：你是否同意，每一個醫師，即使是新手，也在「本能」地運用心法？

李辛：是的，每個人都有本來的直覺，但常常被思維控制或迷惑。我們的心智活動有兩套系統：由社會、文化、教育所載入的頭腦思維，以及先天的直覺和慧力。每個人都可以更好地發揮「直觀之力」，而且可以透過靜坐、傳統功法、內功按摩和艾灸來訓練發展。

對於新手，運用「直觀之力」有時候會更容易，因為他們還沒有被多年的邏輯思考和日漸堆積的理論知識所束縛。這也是為什麼初學者常常會有出乎意料的特別好的療效，我們稱之為「新手的運氣」。但年輕人也會有生活經驗的不足，也缺乏老醫師對人的深刻理解。

所有不同層次的實踐都能夠發揮作用，但要記住《內經》的觀點：隨著我們對「心法」的認識深入，能更加明白「針」的背後到底是什麼，是手還是心，是教條、經驗，還是純粹的意願、自然的力量。

針刺策略和穴位功效：刺法和穴法

克勞迪那：我們已經討論了手法（進針和運針）、心法（用心之道）。那麼刺法和穴法呢？臨床中，你是否會遵循某些特定的用穴原則，比如經典的原絡配穴、背俞穴、募穴、五腧穴、母子配穴、八脈交會穴、遠近端取穴？

李辛：這些方法我曾經使用過，現在，我不再只是按照這些原則來治療。如前所述，我的針灸方式，並不是基於某些特定配穴所預計的功效，而在於根據當下所感受到的患者能量格局，引導能量的流動，進行相應的調整。

我相信，也確實見過很好的針灸醫師，他們能夠把穴法、針法和心法融會貫通，效速而顯。我自己在「穴法」部分的經驗有限，還需要更多的學習和探索實踐。

《傷寒論》的觀點是太陽、太陰為開，陽明、少陰為闔，少陽、厥陰為樞。對於內部能量過多而表氣不暢，需要開而引氣外達時，我會取太陽經的穴位，比如攢竹、崑崙；在神氣上浮或外散，需要闔時，我會取少陰腎經的穴位，比如太溪、湧泉；在表裡不暢，裡氣不足以外達，亦闔運不足，所致三焦開闔不利時，我會取少陽經的穴位，如：絕骨、外關。以上原則是我在臨床中常常運用的。

克勞迪那：可以提供一個臨床案例嗎？

李辛：有一位四十五歲的中年女性，面部神經麻痹兩天。她是一位工作繁忙而努力的管理人員，當時是下午三點半，她拖著一個行李箱來到診間，準備治療結束後直接去機場。

患者的睡眠狀況很差，話多，語速快，面色浮紅，右側面部水腫。脈浮而速，舌苔厚膩。這是風火之象。她腦袋裡的「思慮之火」過於猛烈了，需要降下、闔收於內。

我先取了印堂穴以瀉其過盛之「思慮之火」，靜神。然後是太衝、太溪、足三里等穴，目的是引氣下行而闔收於內，這樣也有助於正氣歸位，而邪氣自散。留針二十分鐘後，脈轉平和，患者自覺安靜下來了，面色浮紅是個假象，原因是氣不歸元，虛火上逆。

我接著取合谷、大椎、風市、顴髎等穴以開，能感覺到針下有寒氣和熱氣散出（此內有寒，亦有因氣機鬱滯而化熱）。留針二十分鐘後，她感覺面部放鬆了，熱的感覺也消失了。右側面部的神經麻痹症狀好轉了八成。於是她去趕飛機了。

這個案例的治療原則，首先是闔收、降下，然後是開、瀉邪。取穴的原則，不是根據穴位主治或經絡循行，或因面部神經麻痹的病名，或根據她的症狀進行辨證分型式的診斷治療；一切都因於當下患者的能量格局、邪正分布，以及每一針之後，表裡內外能量的變化，這就是「識機」。

克勞迪那：那麼，根據你的經驗，是否有一些常用的穴位，用來調節能量方向？

李辛：是的，會有一些經驗穴。但是，下面將要介紹的穴位，我大多關注它們在調整能量流動方向中的作用，而不是通常教材所說的在臟腑或身體層面（皮、肉、筋骨）的功效。

比如，在臨床中發現，中脘、關元、命門、腎俞是很好的「闔收」能量的穴位。另外，所有的募穴都有闔收而將能量引入內部的作用；背俞穴在「虛證」有補的作用；而在內有「實證」的時候，取背俞穴有開通、流通的作用。對於深層淤滯，可以用任脈、督脈和華佗夾脊穴。

陰經的穴位，可以幫助血分和五臟的能量下行而流通，比如：公孫、三陰交、內關；陽經的穴位，可以幫助裡氣外達而流通，比如：足三里、外關、陽陵泉或曲池。

四肢膝肘以下的穴位，多偏於「開」。太溪穴，既有從中間到四末的「開」，更有自上而下的「闔」的力量。

位於手足的穴位，有助於開通整個經脈及相應臟腑；前臂和小腿的穴位，有助於裡氣外達，也能助邪外出（如：外關、丘墟、內關、太衝）。這些穴位可以互相合作，比如，如果發現足三里處的陽經能量豐盛，但並未阻塞（無壓痛），而三陰交所處的陰經能量不足，我會直接針三陰交，能量自然會由陽入陰；如果足三里處疼痛，我會先針此穴，目的是在引入三陰交之前，先打開陽的閉阻。

克勞迪那：能不能提供一些有特定作用的穴位，或者在你跟隨老師學習和臨床觀察中，發現的比較特別的使用思路？

李辛：

- **上星和印堂**：可以祛除頭腦過用而在局部堆積的多餘能量。
- **百會**：接通天氣，引氣下行（失眠、壓力過大），闔收精神、增加能量。
- **太衝**：適合血分疾患，開、泄。
- **太衝、合谷**：開四關，通行表裡。
- **合谷**：通一身之表（衛氣所布）。通行大腸之氣，勢如大腹皮、厚朴。
- **太溪**：闔補，聚氣下行。
- **三陰交**：用於精氣不足，通陰分，降下。引陽入陰。
- **列缺**：引氣內行，聯通人體下部。
- **申脈**：開陽脈，類似麻黃湯的力量；如果內部有足夠的能量，此穴開通之力快速而作用廣泛。
- **攢竹**：開通之力類似申脈穴，但使用攢竹穴，應確認能量已有下行之勢，上部多餘的能量才可因此下行。
- **大椎**：是一個「節」或「結」穴，助陽氣外出，用於經絡閉塞不通。其他「節」穴有：天柱、風府、風池、足三里、公孫、合谷。
- **膻中**：用於情緒情感鬱閉，或容易受驚。
- **天突**：氣結於肺與咽喉。
- **內關**：開胸暢氣，胸中有鬱阻而兩臂不足，將多餘的能量引導布散至手臂及周身。

◆**陰陵泉**：五臟之氣閉於內，可引而外出，下行至足，尤其是用太衝、公孫穴效果不顯時。

◆**築賓**：通利深層血分，引而外出下行，用於嚴重的下焦淤滯。

克勞迪那：所有這些示例，都回到了「開表、開裡、闔中、闔下焦、引氣下行或上行、從陽引陰、從陰引陽……」，而不是針對特定的症狀或疾病證型。

我想起在北京學過的教科書*Essentials of Traditional Acupuncture*（中國針灸學概要）裡對「太衝」穴的描述：「柔肝，增加氣血循環，瀉肝陽和肝火；主治範圍：子宮出血，疝氣，遺尿，腳踝中前部疼痛，憂鬱症，小兒驚厥，癲癇，頭痛，眩暈，失眠。」

實際上，如果從能量格局的角度來看，只要記得「開通經絡而下行氣血（足部），作用於血分，瀉除多餘能量而定神」，就涵括了上面現代教科書所列出的所有生理心理紊亂與疾病。

李辛：是的。打個比方，醫師就像一個城市交通網絡的管理者，在他面前，是整個城市所有大小經絡通行狀態和流量的即時現況。他必須具備整體觀念，關注整個系統和主要管道的變化。如果醫師沒有這樣的整體視角，而以某個局部路口交通警察的認識來管理全城的運輸系統，情況很難改善，而且可能會更差。

用針取穴，就像在關鍵性的樞紐和路口派遣交通警察，必須留意整個大局勢，對當下時段的交通流量和壓力分布有全面的認識，然後在關鍵路口放下第一位「交通警察」，以引導車流方向和流量，然後觀察由此帶來的整體流量和各部趨勢的變化，由此而配置下一位「交通警察」。

當關鍵性的樞紐得到交通警察的引導，整個局勢開始變化，交通阻塞就會自然解除。

克勞迪那：在你的針刺調整思路中，有用到「五行」或「奇經八脈」嗎？

李辛：在和你討論之前，我還沒有用過「奇經八脈」的思路，那時候你告訴我，八脈交會穴很有效，尤其是在處理複雜情況時。從二〇〇五年四月起，我開始使用八脈交會穴。

我對它們療效的體會是：**申脈—後溪**，可以開人體氣分；**照海—列缺**，向內闔收並平衡陰的能量，交通人體上部與下部；**公孫—內關**，開深層陰分，引濕濁瘀血外排；**足臨泣—外關**，平衡陽氣，接通人體上部與下部陽氣，就像打開大門。

五行理論是傳統中醫的一個重要內容，從宋代開始，根據《黃帝內經》的「運氣理論」統合五行、五方、五時、五色、五味的治療思路開始流行。「子午流注」針法在現代依然發揮著作用。

我認為，基於時間和空間的「五運六氣」理論是非常重要的，它提供了關於個體先天體質的基礎格局。宇宙、星空、天地就像一個巨大的工廠，地球上的萬物和人類是其產物，不同的時間節點出生的個體，就像不同批次的產品，自然有其先天的五行和六氣的盛衰差別，參考它的提示，能夠讓我們了解人體先天的氣血格局受當下大背景的動態變化而相應發生的變化。

我個人的針刺方式，像城市交通管理者，是基於當下對患者陰陽氣血的流通和分布狀態的感受，以及經脈與絡脈的通暢／阻塞情況，進行即時的調整。

克勞迪那：事實上，我想引用來自 Cornelius Celsus 基金會的雅克・皮亞魯先生在 *Guide of Acupuncture and Moxibustion*（中文簡體版《古典針灸入門》於二〇一〇年出版）一書中，極出色的能量傳輸示意圖。首先，我們可以把注意力放在上游部分的能量流，以調整陰陽：支持四種能量（元氣、精氣、穀氣、清氣），以提升真氣；透過三焦，以理解氣機，在合適的時機開通三焦，以支持氣機良好運轉；接著，可以透過周邊的經脈和絡脈，協助氣的循環，保持陰陽平衡。然後，可以把注意力放在能量的下游部分。

或在中部的三角區域，奇經八脈接受由三焦生成的真氣，分配到經脈、絡脈和臟腑。在這一層面，我們可以直接作用於氣血、陰陽的「水庫」，根據內外陰陽能量的分布，來開闔能量的「閥門」。這正好和你剛才談到的使用八脈交會穴的感覺一樣。

或者我們也可以調整周邊的能量使用層面。可以從真氣的兩個不同使用方式進行：

根據四季的變化，調整人體內部（裡）：依照十個臟腑的功能，兩兩配成地「五行」（雅克・皮亞魯先生稱之為「氣的內部使用」）。「子午流注」可能就是在這一層次發揮作用。

根據每天二十四小時的變化，來調整「表」：十二經脈（包括心包經和三焦經）與「天六氣」（寒、火、燥、風、濕、暑）相應。（雅克・皮亞魯先生稱之為「氣的外部使用」）。這一與「天六氣」相應的十二經脈的調整方式，與《傷寒論》中描述的六個防禦層次是一致的。（參見圖5）

李辛：真的是殊途同歸！如果只從一個角度來看，我們可能會認為某療法（調五行、調八脈、調陰陽）是獨一無二的，且獨立於其他療法。而從整體來看，人體的能量系統涵蓋了每一個不同的

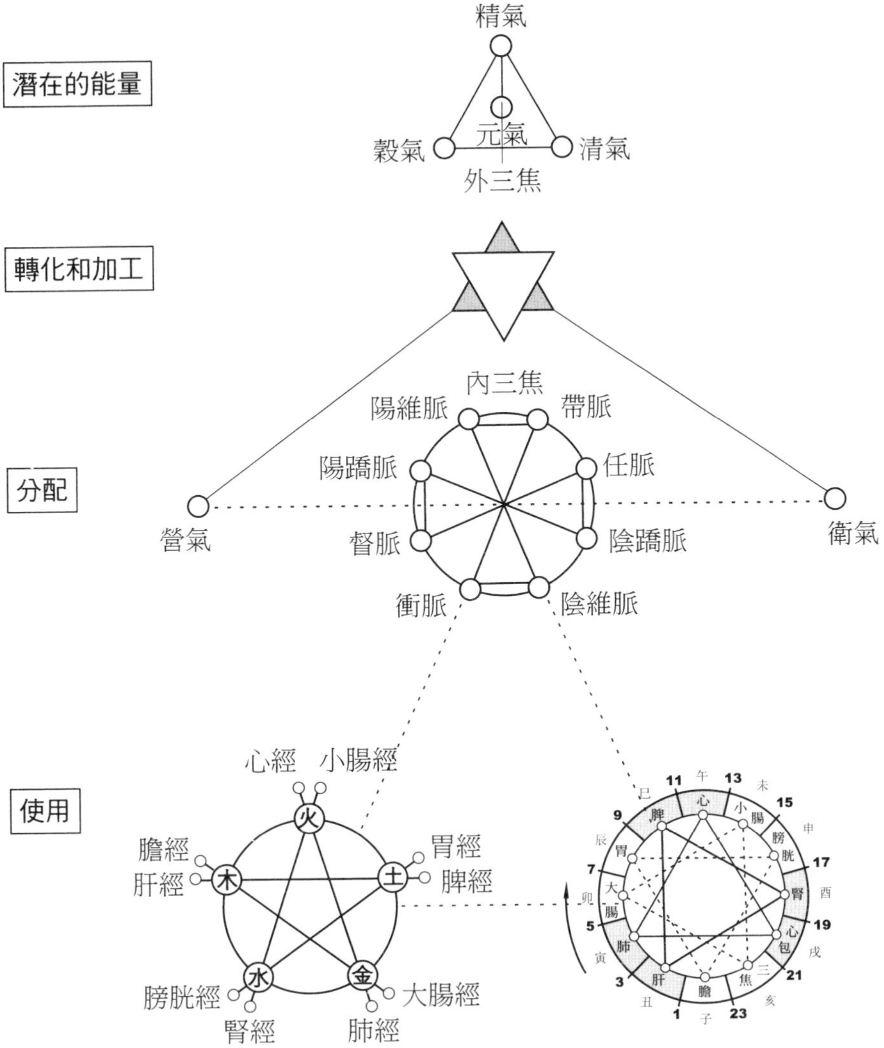
潛在的能量
精氣
元氣
穀氣
清氣
外三焦
轉化和加工
分配
內三焦
陽維脈
帶脈
陽蹻脈
任脈
營氣
衛氣
督脈
陰蹻脈
衝脈
陰維脈
使用
心經
小腸經
膽經
肝經
胃經
脾經
火
木
土
水
金
膀胱經
大腸經
腎經
肺經
11
13
15
17
19
21
23
1
3
5
7
9
午
未
申
酉
戌
亥
子
丑
寅
卯
辰
巳
心
小腸
膀胱
腎
心包
三焦
膽
肝
肺
大腸
胃
脾

圖 5：能量系統

角度。我們是根據所需要的入手處，選擇合適的療法：基本資源要素、三焦能量的流通、能量的輸布分配中心（奇經八脈），以及根據季節和時辰變化的周邊系統。

從雅克爺爺的能量圖來看，我的治療思路主要是在能量的上游部分——形氣神，三焦和外周的使用部分。這也讓我明白了自己過去缺乏的是在奇經八脈和五行部分的視角。

克勞迪那：方藥使用領域的《傷寒論》、《溫病條辨》和「三焦虛實開闔」理論，能否適用於針灸治療上？

李辛：《傷寒論》是可以指導方藥和針灸的，因為張仲景先生針藥並用，他的診斷和治療思路，是基於「氣機」及其表裡內外的轉化輸布。同樣的，《溫病條辨》和「三焦虛實開闔」理論，也都是立足於人體正氣，判斷邪正對抗之進退順逆。這樣的思路是可以同時用於藥物、針灸，乃至按摩、刮痧等物理療法。

但是，近代流行的「臟腑辨證」，多是在宋以後發展起來的，而且更多是用於中藥的治療，然而這種看似「清晰且易於學習」的按病症施治的思路，很快也進入了針灸領域，針灸處方大行其道，一個個穴位按其主治功效，像方劑學一樣歸納羅列於「肝膽濕熱、脾胃虛寒……」類辨證結果之下，常常給針灸的深入學習帶來很多困惑。

本草和針刺的調治方式是不同的，本草是借用藥物的偏性（氣味、陰陽、升降、浮沉），以藥勢的開闔補瀉、動靜走守、寒熱清濁，來調整人體形氣神的偏力，在病機、辨證和不同邪氣的處理上，本草發展得很深入。而針刺，是依靠施術者對患者形氣神的感受力，自身形神氣的穩定、清明和接通力，在人體不同層次的調節閥門（穴位）進行開闔引導的能量調整。所以，針刺在人體資源調配、氣機開闔升降、神機的「清、定、明、通」領域的發展，更為深入精微。

如果我們非常熟悉《黃帝內經》，就會明白，最好不要用使用近代流行的方藥的辨證體系來指導針灸。比如臟腑辨證、六淫辨證、衛氣營血辨證。

以下推薦的是對我個人針灸學習有幫助的入門書：《黃帝內經》，晉代皇甫謐的《針灸甲乙經》，宋代汪機的《針灸問對》，宋代竇材的《扁鵲心書》，明代的《針灸大成》，近代彭靜山、費久治的《針灸秘驗》，周楣聲的《灸繩》，朱明清的《朱氏頭皮針》，陸錦川的《九靈針經》。

世間的一切只是不同形式的能量所化，方藥之用，在於借藥石之神氣，以調其失常，針刺之道，則是以醫者之神氣，以達天地之正氣，以復其平常。在這個意義上，針，只是一個連接途徑。

臨床案例

克勞迪那：在西方的針灸實踐中，急慢性疼痛患者超過五成。對於痛證，你是如何入手的？

李辛：疼痛的原因，發生在不同的層次，我們可以透過以下問題來釐清。

1. 是否有邪氣？在氣分或血分？在內部臟腑或外部四肢？在皮表或肌肉層？

2. 患者是虛或實？通常，並沒有特定的邪氣導致疼痛，或者邪氣的存在並非主要致痛原因，真正的原因是能量的不平衡，使得身體某處實，而另一處虛。

3. 疼痛是單純、局部的，還是整體失調後的結果？如果屬於後者，多與其他經絡和臟腑有關，病情更為複雜。

4. 患者的神是否穩定？如果神不定，疼痛可能是個假象，或者被過度誇大了。

克勞迪那：能否提供一些痛症的案例？

李辛：後面會提供幾個急慢性痛症的例子。

慢性疼痛案例：風濕性多肌痛

二〇〇三年六月，一位西方女性來診，她患有風濕性多肌痛三年，在腰部、肩背部和臀部有疼痛、僵硬感，當疲勞或睡不好的時候會加重。

患者年過五十，身形瘦高，食慾不佳，大便不規律。脈象微弱而數，舌質紅、舌體瘦小。雙側小腿濕疹十五年。

這是一個明顯的精虛有熱的患者，疼痛是因為下焦虛而失於濡養。於是，在前兩個月的治療中，我用甘酸、涼的藥物滋養精氣，比如：女貞子、墨旱草、肉蓯蓉、生杜仲等，湯藥的劑量小，味道柔和；因為她的胃氣也不足，還加入了人參、白朮、茯苓以健中補氣，以及白茅根、荷葉、車前草以清利鬱熱。

這樣的精虛體質，藥物調理是必須的，因為沒有足夠的能量來調整引導。《靈樞．邪氣臟腑病形》有言：「氣血陰陽俱不足，勿取以針，而調以甘藥者是也。」這裡的甘藥，指相對柔緩的、溫和的，具有一些補益作用的藥。同時，配合針刺關元、中脘、腎俞、太溪、太衝等穴，以闔降補益陰氣。兩個月後，患者的疼痛減輕，睡眠和食慾大為改善。

第二階段，因其胃氣提升，我增加了補益精氣的藥物：黃耆、何首烏、生地黃、蓮子、山藥。味道較前方味厚，蓋其中氣可運化之。

針刺的穴位與第一階段相近，這次增加了「開」的穴位以調治鬱熱和濕疹：丘墟、足三里、陰陵泉及足背部的阿是穴，這裡是濕疹的區域。經過治療，她的疼痛基本上消失，體重也增加了。

在治療的前六個月，她每週來兩次，隨後的一年，因為她有很多旅行，每週來一次。在後面半年的治療裡，她每隔一至兩個月來看一次，並以中成藥按需調理：參苓白朮丸、補中益氣丸、金匱腎氣丸、知柏地黃丸。

患者自述，因為提前停經，已經用荷爾蒙補充療法十年。如果停用雌激素，立刻會有浮熱、煩躁，且皮膚問題加重。

在中醫治療六個月後，她停用了雌激素，至今已有三年，並無過去的停藥反應。右腿的濕疹已完全消失，左側濕疹範圍也大大縮小。她的疼痛已經徹底消失，近六個月也沒有接受任何治療。

急性疼痛案例：頭痛

二〇〇四年，我接診了一位左後枕部頭痛的中年日本男性，他做過電腦斷層（CT）、磁振造影（MRI），未見異常。患者已經服用止痛藥三日，服用時每次僅減緩二至三個小時，然後疼痛如前。自訴痛如刀割，無法正常工作或睡眠。脈象細弱，口渴，自覺頭部發熱，舌紅苔少，顯示精血虧虛。該患者是聯合國官員，工作繁忙，有大量的長途飛行和會議。

這則案例，病機與前一個類似，處方思路亦同前，以甘酸、涼之品滋養精氣，另外加入貝殼和礦物類藥，以潛陽入陰，清瀉虛火：生石決明、生牡蠣、生石膏。

針刺：

開：風池，清泄頭部之鬱熱。

闔：太溪、太衝、關元、腎俞，以闔降上浮之氣。

第一次治療非常成功，他的頭痛立刻減輕了。在後續兩個月的治療中，我的同事劉傑醫師還為他進行了經筋和肌肉的調整，最後患者徹底痊癒了。這次看病的經驗，使得他對中醫信任滿滿。此後幾年，他每隔一至兩個月都會來針灸，做為日常健康維護。

急性疼痛案例：腰痛

急性腰疼在門診中很常見，針刺效果很好。如果是虛證，可用局部穴位以闔收其氣，比如：命門、腎俞、氣海、關元。

如果是實證，選用攢竹、申脈、後溪、人中、承山、委中等穴是常用的思路。在行針得氣時，讓病者緩慢地做轉腰、前傾、後仰等平時因為疼痛受限而不敢或不能做的動作，是取得即時療效的有效方法。

對於委中和承山兩穴，可讓病者坐在方凳上，刺入穴位得氣後，再做前述的動作。這個姿勢比俯臥位方便。承山穴也可用於慢性腰痛的治療，大多數病者此穴有不足之象。

急性腰痛並非都是肌肉或軟組織的問題，一部分可能只是氣的阻塞。此類情況，不一定有明顯的虛實或病邪的原因，只是經脈流通受阻。

曾經有一名男性，急性腰痛一週來診，自訴不是第一次發生，但找不出原因，本次疼痛特別嚴重。這是一個強壯而內心有力的人，面色略紅，氣血非常旺盛。我取了雙側太衝穴，療效很好。太衝穴很適合「開」，這是一個典型的經絡氣阻的案例。

慢性疼痛案例：肩周炎

慢性肩周炎常見於五十歲前後的中年人。一九九三年，我在醫院做實習生時，一位中年人來求助，他肩周疼痛、活動不利已經四個月，經過針刺、放血、拔火罐、電針等各種治療，局部略有紅腫，皮下隱隱遍布針刺和火罐的痕跡。

依據《靈樞．根結》的思路，以及肩部痛點的循行路線，我用的是手陽明經的合谷穴—迎香穴，手少陽的中渚穴—絲竹空穴，和手太陽的後溪穴—聽宮穴。

進針得氣後，每組穴位同時運針，並令患者慢慢地轉肩、轉頭，做原來無法做的動作，逐漸加大幅度。

這套針法對於肩周炎的效果非常顯著，當時，在半年的針灸門診實習中，至少治癒了二十多例慢性肩周炎。最後，我和另一位同學合作完成了一份關於以「根結取穴法」治療肩周炎的論文。

急性疼痛案例：腳踝扭傷

一九九四年我在一所衛生學校工作時，治療了一些因為打籃球、排球而急性踝關節扭傷的男孩，大部分都是足外側扭傷（膽經）。治療思路如下：

風池穴，針刺入得氣後，讓患者緩慢地轉動足踝部，這能夠很快地消除腫脹和疼痛。俠溪或丘墟穴，得氣後，與風池穴雙手同時撚針。如效果不明顯，可用陽陵泉和風池穴同時撚針，患者配合轉動腳踝。

如內側腳踝扭傷，我通常會用陰陵泉配合足部穴位，如內庭、太衝等，同時撚針。

如局部腫脹嚴重，可取另一下肢足部相應部位，屬於《黃帝內經》的「繆刺」法。

對於這些年輕的患者，因其神氣清明，氣血飽滿，通達其經絡就足以取效了。他們的能量系統多是均衡的。

克勞迪那：在西方，另一個關注的專案是體重管理，你對此有何看法？是否有特別的辦法？

李辛：從中醫角度，過重可以分為兩型：能量過盛的實性肥胖，和能量不足的虛性肥胖。第一類原因比較單純，需要運動和節制飲食。第二類的原因相對複雜一些。許多中年婦女體重增加、體型失控，是因為能量過虛而闔收不及。於是，她們的形體開始鬆弛，就像鬆垮的氣球。能量不足會導致三焦和經絡的流通緩滯，導致風寒濕的停滯和水腫。

治療的原則不是用瀉法（通便、發汗、利小便）來消除所謂的「多餘代謝產物」，而是用補法，增加中氣和元氣，提升陽氣，這樣就能夠把停滯的寒濕水濁排出。

我們可以用任脈和督脈的穴位，艾灸命門、腎俞、關元、氣海、中脘等穴以闔；然後，針刺足三里、外關等穴以開。常用的藥物思路為：菟絲子、淫羊藿、澤瀉、柴胡、蒼朮，以闔收下焦、溫行陽氣、通泄水濕、溫運中焦。

現代針刺技術

克勞迪那：在我們結束關於針刺的章節前，我想聽聽你對電針、耳針等現代針刺技術的看法，我從未見你用過這些方法。

李辛：大學時，我聽過「耳針學會」的講座，並嘗試過在自己耳朵上貼王不留行籽。我從未用過耳針，因為「反射療法」裡缺乏對「氣」的關注。但我知道它會產生一定的效果。你對此有什麼經驗？

克勞迪那：我曾經有機會參與了法國耳穴治療的先驅者——保羅．諾吉爾（Paul Nogier）醫師在該領域的研究工作。我也經常用耳穴療法，根據其反射點用於特定的病症，我發現非常有效：腳踝扭傷、頸部或背部的特定區域的疼痛、嘔吐（用胃點），甚至用來減肥和戒菸，只要患者的意志力充足又能遵守生活習慣的調整。這是一種治療範圍廣泛的系統而有效的方法，有時候會有奇效！

諾吉爾醫師後來使用耳—心反射作為診斷工具，並基於耳部不同的頻率發展出一套更精細的治療方法。諾吉爾醫師稱之為「耳醫學」，它非常複雜，自身成為一個完整的學科，能夠處理許多問題，並恢復機體能量系統的和諧狀態。因而，它超越了「對症治療」。（讀者可以在書末的「參考書目」裡找到相關資料。）

註：當我們在二〇一三年開始編寫本書（英文版）時，沒有注意到由俄羅斯科學家研發的生物共振技術的存在。他們創造了如 physioscan、metatron 等儀器，能夠檢測到個體細胞、器官和精神層面的能量循環狀態，並相應地「重新程式設計」。這項技術在法國主流醫療系統中並不廣為人知，但在俄羅斯和許多其他歐洲國家已經被大量使用。這是一個巨大的開放，在一個完整的醫療衛生系統內朝著充滿活力的方向發展。（此段為二〇二二年本書第二作者克勞迪那在法文版《回到本源》中新加入的內容。）

李辛：電針療法在中國廣泛使用，並有許多關於電刺激頻率和強度的研究，我相信低強度刺激相對而言具有舒緩、補益和強化的作用，而高強度刺激趨於瀉和消。如果刺激強度過大、使用時間過長，會干擾損害人體自然的能量系統。

克勞迪那：高頻刺激（五十至一百赫茲）作用於脊髓或脊柱節段層次（根據加拿大神經生理學家梅爾札克〔Melzack〕、美國生理學家沃爾〔Wall〕的疼痛閘門控制理論），低頻刺激（二至四赫茲）作用於大腦，能更長期有效地激發「彌漫性傷害抑制性控制（DNIC）機制」，促進內啡肽和多種神經介質生成。但如果刺激強度過高，會引發疼痛，刺激過久，在腦部產生對抗內啡肽的物質。

目前，大多數電刺激技術都會綜合這兩類不同的刺激頻率，因而在治療疼痛領域有良好效果，尤其是在慢性疼痛、神經痛、術前及術後痛，以及用於海洛因成癮症狀。這是一項很棒的技術，相較於容易疲勞的手工操作所需要的力量、速度、持續性，電針也能取得相近的療效。

李辛：我曾經設想過，如果能超越目前單一的電刺激輸入手段，運用科學技術檢測每一個體的「個人頻率」，面對失調的能量系統，我們只要再輸入他的帶有健康資訊的「個人基本頻率」，就可以讓失常的能量回復正常。同樣地，音樂應成為可選擇的頻率調節方式之一。

克勞迪那：我相信這個想法並不遙遠。也許比我們所知道的已經發展得更好了，尤其是音樂的作用。「音樂療法」利用不同音樂的頻率，已經用於治療各類身心失調問題。在法國，奧佛帝．托瑪迪斯（Alfred Tomatis）盡其一生在該領域研究探索，他發現了一種簡單的測量方法來獲取「個人頻率」，然後用一個簡單的裝置「再輸入」給病人，這將是革命性的。

第 4 章

艾灸

克勞迪那：我在北京學過的教科書*Essentials of Traditional Acupuncture*（中國針灸學概要）裡說：「艾灸有溫熱和通經化滯的效應，可以祛除風濕，促進臟器的正常功能。」你對於艾灸有什麼經驗？

李辛：艾灸的主要效應是「溫補」、「闔」。艾灸不是直接來驅寒，而是因為寒邪因虛而入，停留不去。所以，灸後正氣復而邪氣自出。艾灸在古代也常常用於局部熱證，比如：對於蜂窩性組織炎（癰瘡），可以隔大蒜片，直接灸局部，以助邪氣「聚合」而托毒外出。

針刺長於調氣，以「瀉」和「開、通」為用，以平為期，平衡上下、內外、表裡、左右之氣機；艾灸長於「闔」，可以補中焦、補下焦、引氣下行、引火歸元。我常用的「闔補」的穴位有：軀幹前面的募穴、後面的背俞穴、任脈和督脈的穴位。以太溪、湧泉、命門、關元等穴來「闔、收、降」。

在膏肓俞和肚臍（隔鹽）艾灸，可以治療精血不足的虛性發熱。艾灸的另一作用是「調神」，艾葉有辟邪的作用。

克勞迪那：可以提供幾個案例嗎？

李辛：有一位中年男性，高血壓、頭暈、咽喉痛、面部潮熱、嚴重口渴，但下肢和足部寒冷，夜尿頻（幾乎每小時一次），腰部及承山周圍疼痛。這是典型的下焦陽虛，伴有虛火上衝。艾灸太溪、湧泉、腎俞和命門等穴後，病況很快就改善了。

下一個案例是關於艾灸調神的：一位二十六歲的廣州女性，有嚴重的陰道感染半年，各種抗生素、抗真菌藥治療無效，來北京求治。

她非常瘦、面色晦暗、怕冷、夜間不能入睡，自述感覺房間裡有鬼。她在北京先接受一位名醫的「火針療法」兩個月（用長針在酒精燈火上加熱至針尖變紅或白色，快速點刺穴位，其更適合祛風除濕、開痹通絡，偏於「瀉法」），顯然，使用火針的醫師關注點在「祛邪」，但沒有什麼效果。

我安排學生為她艾灸命門、腎俞、關元、至陽、心俞等穴，配合內功按摩和湯藥，湯藥以附子理中湯加菟絲子為主。兩週後，她不再害怕，可以正常睡覺，婦科感染也大為改善。

艾灸對於陽氣不足型的憂鬱狀態，也有很好的效果。

克勞迪那：關於艾灸，你有什麼建議給我們嗎？

李辛：艾灸時，我們需要專注而放鬆，不要緊張或擔心，這會幫助患者放鬆安靜，也能更好地聯通氣機，產生「灸感」。如《黃帝內經》所言，施術者如果能安靜而虛己，更容易在操作時體會到與患者的神氣「相合互感」。每個穴位需要十至十五分鐘的時間，以確保灸量。

氣候和環境也是重要的環節，如果有大風、雷暴、大雨，或者有其他讓我們不安的情況時，不要施行艾灸和針刺。

克勞迪那：艾灸有禁忌證嗎？比如發熱。

李辛：我認為，針對單純的陽明熱證，艾灸不是適宜的方案，但其他類型，尤其是虛性的發熱，可辨證施灸。

有一個關於艾灸治療發熱的有趣案例。一天晚上，我剛下班回家，朋友來電求助，她先生下班到家後開始發燒。我問了一些問題，確認他沒有咽喉腫痛、便祕、口大渴等陽明症狀，並瞭解到他最近一直忙於工作，睡眠很晚且不足。

他發燒的根本原因是「虛性發熱」。我的處方是口服附子理中丸，艾灸中脘、關元等穴，以闔收本氣。當時他的體溫是攝氏三十八度，原本正準備服用清熱散表的感冒藥，但對於虛性發熱來說，這是錯誤的治療方向。

第二天早晨，他退燒了，感覺精神好轉許多，可以正常上班。

這個案例中的發熱，是顯示病人的陽氣外散而不闔，而艾灸闔收固本，是正確的治療方向。我觀察到，現在很多兒童的發熱都屬於這一類，並非實證之發熱，而是中下焦不足。

克勞迪那：艾灸的好處是，病人可以在家裡自己完成。

李辛：是的，這也是非常容易普及的預防手段。對於老年保健，可以不定期艾灸命門、關元、中脘等穴，幫助闔收中下焦之氣。在宋代名醫竇材的《扁鵲心書》裡也有類似的觀點。

艾灸足三里、內關等穴，有助於氣血流通，祛除體內鬱滯。唐代名醫孫思邈在《備急千金要方》裡有記錄。

我也會推薦陽氣不足、身形壅滯的中年女性，給自己艾灸關元、命門等穴，配以太溪、崑崙等穴，每週兩次，可以改善更年期症狀。

在虛實判斷正確的前提下，以上方法是非常安全且有效的。

第5章

火罐

克勞迪那：我個人並不喜歡拔火罐，但我發現很多中國人，尤其是老年人很喜歡，他們常常會主動要求醫師拔火罐。它有什麼特別的神奇效果嗎？

李辛：這種傳統的外治方法，老年人覺得既熟悉又舒適，因為它很溫和，可以直接消除疼痛和沉滯感，操作上也簡單。

拔火罐作用於體表，使用的數量也會影響其效果，一個火罐固定不移，相對偏於闔；幾個火罐分布各處，偏於開，如果走罐，開的力量則更大。比起針刺，拔火罐開表的效能更大。用於急性病症且患者不是特別虛弱的情況下，火罐是對機的。比如，患者感冒初起，可以用火罐來開表，幫助邪氣外散。在皮膚瘙癢症的初起階段，也可以用火罐，因為邪氣在表尚未深入。

對於慢性疾患，火罐可以推動邪氣外達，但必須先闔中，可以用針灸或湯藥來增加內部能量，幫助人體形成向外排邪之勢。否則，單獨用火罐開表，會導致氣之外散，而裡氣更虛。

克勞迪那：在門診中你曾提到過，拔罐後如果皮膚顏色暗紅甚至紫黑，表示體內有寒邪或瘀血。

李辛：可以這麼說，但不盡然如此，體內是否有寒邪或瘀血，還是需要四診合參，皮膚的顏色變化還與火罐的時間、真空壓力的大小有關。加大排邪力量的一個方法，是刺絡加拔罐，可以用三棱針在需要拔罐的部位先點刺出血，然後留罐，適合於邪深停滯日久，或有熱毒之邪的情況。

克勞迪那：你有推薦的常用拔罐部位嗎？有什麼原則嗎？

李辛：我們只需要遵循針灸的原則就可以了。

例如，對於中焦虛弱者，不要過多地在四肢拔火罐，因為會把能量導向四肢和外周，而致中氣更虛。也不要在第七胸椎（至陽穴）以上的位置過多操作，因為有可能把能量過於引至上部，而發生頭暈、失眠等情況。

如果病患的整體調治方向需要闔收或補充能量，也不能過多或頻繁使用火罐。如果中氣虛而有腹瀉，我們可以在臍部留罐，用來闔收能量，患者會感覺舒適。如果下焦虛，肌肉豐厚者，可以在命門拔罐，瘦者可以在腎俞處拔罐。

對於上焦鬱滯，或者有風寒濕熱留滯上焦者，可以在大椎拔罐。

克勞迪那：是否可以用一個案例來介紹以上原則？

李辛：有一個一九九三年我剛開始工作時的案例，一名十七歲的男孩，慢性蕁麻疹多年，體瘦、有力，每晚八到十點發作，瘙癢嚴重，持續一至兩個小時後逐漸緩解消失。病程已持續兩年。

診斷：脾胃虛，濕熱停滯中焦，發於體表，此乃被動排邪反應，雖然每晚有癢疹發出，而邪氣不能充分排泄，故每晚復發。

治療：早飯後服用防風通聖丸（大黃、芒硝、石膏、滑石、桔梗、川芎、當歸、白芍、薄荷、麻黃、連翹、荊芥、白朮、梔子、防風、黃芩、甘草），以開泄上焦、通達表裡之濕熱；午後服用補中益氣丸（黃耆、人參、柴胡、升麻、當歸、白朮、陳皮、甘草），以補中、運通上焦。晚上發作前，在肚臍拔火罐，留罐半小時，以闔收。

一週後，他的蕁麻疹消失。

第6章

按摩與內功按摩

克勞迪那：按摩，又稱「推拿」，在傳統中醫中占有重要地位。西方有自己的傳統手法操作技術，我對東方的這個領域所知不多。

在北京學習按摩時，我注意到中醫按摩有不同的手法流派，在幾次體驗後，發現大部分手法都很痛！但是我非常喜歡每週一次的足底按摩，讓人非常放鬆，能幫助我流通氣血。

在門診時，我很少看到你用按摩治療病患，很想聽聽你對按摩以及不同手法的觀點。

李辛：我曾經有幾年將按摩作為治療的方法之一，也培訓學生。

按摩是非常重要的訓練：接觸真實的人體，直接感受皮之厚薄、肉之緩急、骨之堅脆；感受神、氣、精、形的虛實、動靜、鬆緊；也能感受到表裡的鬱滯、結節和風寒濕熱等邪氣的聚散輕重。

現在，我會把按摩作為初學者必需的訓練，以提高醫者的敏感度和感受力。

但是在門診時，我沒有時間替病人按摩。

大體上，中醫按摩可以分為：正骨按摩、經絡按摩和內功按摩。

正骨按摩，又稱正骨推拿，多用於傳統骨傷科的軟組織損傷、肌腱損傷和關節復位，針對不同部位和傷情，有特別的手法要求，比如：揣、摸、拔伸、端、提等。療效明確，偏重於人體特定部位的治療。

經絡按摩，相對於正骨按摩，技術與手法相對簡單。多用於內科病的治療與日常保健，使用普遍。

經絡按摩相對於內功按摩，偏重於「力」和「形」，即以力作用於形體而發揮療效。不同的流派，有不同的手法和「發力」的特點。

克勞迪那：我曾經在北京按摩醫院學習各種手法一個月，發現除了「扳法」非常類似之外，其餘和西方按摩術差別很大。這些手法都非常有力量且效果明顯。但是，我的中國病人們給我的回饋是，相對於他們的習慣，我的力度太小了。我當時的印象是，是否需要先花幾個月到一年的時間提高我的力量，才可能正確的操作？在這種情形下，是不是內功按摩更適合我學習？

李辛：內功按摩的原理，是基於針刺的「心法」，關注「內部氣的運行」，體會掌下肌腠筋骨的虛實暢滯，以及正氣與邪氣的聚散有無。這些感受也可以運用在上述各種不同的按摩技法中，但其偏重點不同：內功按摩著意於「神」和「氣」，而非「形」與「力」。

醫師依據患者的「神氣」程度和各部虛實，施以緩和的力與合適的手法，目的是以我之「神氣」調彼之「神氣」，整個施術過程中，「力、氣、神」貫穿其中，合理調配。

氣虛的患者，可以施以緩和持久的力，輕輕按下以候氣，我們會感覺到，內部的能量會慢慢增加。對於氣血尚充的人，根據表裡虛實之別，升降開闔之異，可以引導其氣向內闔收，補其虛；也可以通經活絡、排邪外出。

一九九八年，我在北京炎黃國醫館工作時，有機會跟隨骨科名家吳定寰教授觀摩學習，那時候吳老先生已年過八旬，每天上午半天門診約十名病人，精神飽滿，毫不疲倦。

吳老是清代上駟院綽班處「宮廷正骨」的第四代傳人，他告訴我們，操作時，不能有不必要的疼痛。吳老練功多年，手法非常輕柔，病人感覺不到疼痛。他常常會談到清代吳謙所著《醫宗金鑑》裡的一段話：「一旦臨證，機觸於外，巧生於內，手隨心轉，法從手出。」

克勞迪那：你會對於什麼樣的患者使用內功按摩？

李辛：大部分情況都可以使用，我們只是需要對不同的能量格局，進行不同的調整。

克勞迪那：具體上是如何操作的？

李辛：首先，我們需要準備好自己的狀態：全身放鬆，處於站樁的姿勢，這樣不會累。雙手放鬆地搭在按摩部位，保持對氣的感知。可以輕輕地下壓，手下會感覺到像壓著一個「氣球」，這個「氣球」就是人體氣機的真實狀態：有的人鬆癟，有的人緊而外張。

在整個按摩過程中，雙手接觸到形體，根據手下「氣球」張力的變化而調整用力大小，但始終把握的是患者體內氣機的變化，要與患者神氣相應，從而因勢利導，補之益之，行之利之。

可以從後背的命門、腎俞等穴開始，增益其陽氣，引而上行，達於頭面、上肢末端，再以一手固護命門穴，另一手依次按壓承山、足後跟、湧泉等穴，引氣下行，以助陽氣布化周身。

再以手輕按臍下關元穴，留以置氣，待手下氣聚而充，有溫熱上頂感，可以觀其中脘、鳩尾處，以候中上焦氣之虛實暢滯，及邪氣之聚散有無。如三焦氣尚充，可以另一手輕按曲泉、三陰交等處，引氣下行，溝通內外。

對於氣虛之地，可以身形前傾而加以按壓之力，留而不去，與患者呼吸相應，手下自然聚而生熱，或有搏動感，此氣機漸充之象。再由此引之導之，漸至周身而陰陽自調，內外如一。故醫者之鬆靜而專注為基礎，患者亦覺舒緩而常常入眠。

此道無他，唯待久而自明，漸知內外表裡氣血之虛實有無。

其法如行針，其效立顯，在內功按摩過程中，我們會依次感受到患者的神氣漸漸闔收於內，淤滯漸漸鬆開流通，虛處漸充⋯⋯有時候也會帶來新的邪正對抗，產生新的症狀。

按摩的過程，如同靜坐或站樁，身形與手下雖有動作變化，神氣始終放鬆而專注。這可以幫助患者的神氣向內，接觸到更深的精神心理層面和內在壓抑的情緒、思想。這是身心同調的過程。

克勞迪那：你會在不同的病人身上發現類似的淤阻嗎？

李辛：通常的淤阻部位有：

- 大椎和至陽穴，中氣不足時會出現淤阻。
- 印堂穴，當人過度以自我為中心時。
- 風池、風府、天柱等穴，當人過度思維時。
- 顴髎穴，當人面部和頭部有太多壓力時，咬緊牙關太久而不自知。

- 下肢脛骨區域，多見於實滯留於下部。
- 懸鐘穴，多見於虛滯之體。
- 築賓或陰陵泉穴，陰分或深層血分淤滯。
- 中脘穴，多見於腑氣淤滯，或中氣嚴重虛滯。
- 內關穴，長期未能減輕的內心壓力。
- 膻中穴，長期的悲傷或冷漠。
- 天突穴，壓抑的憤怒。
- 巨闕穴，悲哀動中，大哭耗傷宗氣，可以艾灸恢復。

克勞迪那：恐懼會在什麼區域呈現？

李辛：恐懼一般不會以淤滯的方式直接呈現，但會導致「精」與「神」的虧虛、緊縮，並出現經脈和肌肉的緊張。可以取百會、太溪、至陽等穴來舒緩之。

印堂和太陽等穴，也很適合於志意過用的現代人，控制慾過強者，會在印堂處蓄積過多能量，然後導致整個人體的壓力過大。

克勞迪那：不管是一般的按摩還是內功按摩，醫師的手，成為能量的傳輸管道，就像針一樣。你是否有特別的訓練，以確保自己的能量系統正常，而不被按摩時的能量傳輸所消耗？

李辛：以下是內功按摩需要的基本訓練：

- 提升體能，需要跑步、深蹲、伏地挺身等較大幅度的運動訓練，以及透過站樁，訓練雙手和手指能在放鬆而敏感的狀態下，進行不同手法的操作。
- 透過氣功或傳統功法（八段錦、易筋經、站樁等）的練習，訓練對「氣」的感知（詳見「第四部分：靜坐與氣功」）。初學者需要每天持續練習。我見過有的老師可以蓄積能量於內，遠距離發放「外氣」以治療。
- 靜坐訓練，練習「神」的清晰穩定和感知力。

理想狀態是，練習者可以相對地「虛己忘我」，按摩時成為能量或「神氣」流通的管道，幫助患者與天地之氣、與大自然重新聯通，導引患者本有的能量來達到補虛瀉實、通達表裡，這樣就不是僅僅依靠醫者自身有限的能量了。

克勞迪那：你如何保護自己，以免受患者邪氣的影響？

李辛：這種情況和針灸時是一樣的，首先要遵循內心的直覺，不要勉強接治不想接治的病人。面對病人，如果醫師內心不能確定自己有能力或意願完成診治，或者有恐懼、擔心、煩亂的感覺，可以建議患者轉診。

對於邪氣較重或非常虛的病人，可以先以本草、針刺、艾灸進行調整，待病人進入相對適合的狀態，再進行內功按摩。內功按摩更適合於神氣敏感而清晰、邪氣不是太重的病人。

比如，對於體內寒濕較重的患者，我們可以先用鹽熨法：可用鐵鍋加熱五千克鹽，裝入三至五個厚棉布袋中，同時在患者身體墊兩層棉布毛巾以防過熱或燙傷。可以將鹽袋放在命門、大椎、膏肓俞、神闕、承山等穴，這是一個非常舒適而有效的物理療法。

鹽熨可以排出寒濕，溫通陽氣，有類似「麻黃湯」或「補中益氣湯」的作用，它可以在按摩前，把患者的三焦能量系統「喚醒」。也有類似艾灸的作用，可以吸收或祛除邪氣，保護施術者。

克勞迪那：最後我們來聊聊足部按摩。在中國，足部按摩非常普遍，中國人和西方人都很喜歡，「足反射」理論也很容易為現代人理解。中醫是如何看待的呢？

李辛：現代交通發達，人們用腳走路的機會大大減少了，加上現代人大都缺乏運動，同時，過度使用腦力和電子產品，也使得神氣上浮，精氣外散。這些加總起來，使得很多人的下肢無力，下肢及足部淤滯。

足底按摩是一個很好的引氣下行的辦法，有助於闔收精神。這也是足底按摩能讓人放鬆和改善睡眠的原因。人體的足三陰、足三陽都循行於足部，按摩足部與下肢，有助於改善消化系統和生殖系統的功能，所以對胃腸功能、生殖系統和肩背腰的功能都有幫助。

足部按摩是很好的預防保健和治療方式。

第四部分

靜坐與氣功

克勞迪那：在我們的討論中，「靜坐」一詞出現的頻率很高。對於醫者，靜坐是深入學習傳統醫學和臨證的基礎，唯有如此，我們才能領悟「心法」。對於患者，這是理解人之內在有不同層面功能的開始。

靜坐，也是調神、優化「內在程式」，提升我們身心健康、心智完整和同理心的必要練習。

我建議我們的討論先從源頭開始：我們的內在有哪些層面？哪一個是「真我」？

李辛：當我們來到這個世界，獲得了一具肉身和一顆「心」。這顆「心」像是一個容器，攜帶了個體的「信息雲」。佛法認為，這顆「心」不單有個人的「我執」，也充斥著無始以來的群體—家族意識和整個世界的「業力」信息。所謂的「我」並不單純，是多重層面、多重力量的混合體，而且在不同的時間—空間—人我關係中，呈現出不同的面向。某種意義上，並無「真我」。

與外在世界的接觸，時時刻刻影響著我們的身與心。來自外部的刺激，經過感官，產生各種感受（身體上和情感上），同時也引發各種思緒、思想、語言和行為，這個過程，同時又與過去的記憶、潛意識和生物本能互相激發，猶如一系列的連鎖反應。

如果這個變化的過程能夠為「心」所覺知，個人的日常生活，就有可能由無意識為主導的本能反應和社會習得的模式化行為，轉入有意識、有覺察的相對理性的個人選擇。這樣一來，個體的內在生活與外部適應有可能在相對和諧的層次進行，我們的身心將更健康。

但是，先入為主的社會意識與習俗占據了不容置疑的主導優勢，加上年復一年，日復一日，圍繞著我們的生活背景，時時刻刻輸入著隨時變化的外來資訊和刺激，它們常常會改造和控制個體內在的「感受─情緒─思維模式」，並形成慣性的「感受─情感─思維─語言─行為模式」，這些大體就是我們所以為的「自我」。

我們漸漸失去了與「心」和「大自然」的聯繫，那是內在生命的源頭，我們被現代教育灌輸，誤認為生命的重心是「融入群體，跟上社會」。我們花費太多的時間去建立各種關係，以確立社會的「我」：我們的工作、家庭、人際，以及名聲、金錢、權力、外貌……這一切外部的標誌和回饋，進一步塑造著那個「虛幻的自我」。

年復一年，我們終於發展出一套更適應社會生活的「軟體系統」，它會自動讓我們在諸如此類的情境下做出更「合適」的反應。我們甚至都意識不到，這套強制性的「認知反應系統」本質上是從外部載入的，它牢牢地植入了我們的「後天之神」。

這並非「我」之本有。然而，強迫性無意識的「感受─情感─思維─語言─行為模式」，會帶來軟弱和恐懼，因為，個體被無始以來的集體無意識淹沒了。或者說，個體可能從未破土而出，獨立生長過。

靜坐練習，能幫助我們漸漸感受到、意識到：每個人的感覺、情感、思想、語言和行為，都只是生命不同層面與不同階段的運行變化。這些內外時時刻刻交互的變化，它們互相影響，但皆非「我」。我們只需要熟悉這些不同層面的呈現過程，並體會其內外互動之變化。

這個觀察和熟悉的練習，就是在訓練「心」的穩定和清晰的覺察力。當練習漸漸深入，就有可能從控制我們的「慣性反應」中，慢慢獲得退後、調整和改變的能力。我們的生活能更多地遵循自己的內心，而不是在焦躁忙碌中無意識地為外部環境所控制、推動。我們漸漸地可以意識到

「內部活動」與「外部活動」在日常生活中的不同作用，進而創造性地發展自己。

克勞迪那：傳統中醫有「五神」學說，「神魂志意魄」，分別歸屬於五臟，它們與「先天之神」和「後天之神」的關係如何？

李辛：我的碩士畢業論文正好是關於這個領域的。

在《靈樞．本神》有言：「天之在我者德也，地之在我者氣也。德流氣薄而生者也。」意思是：天給予我們的是「德」，地給予我們的是「氣」，生命源於天地能量信息之交感。

「故生之來謂之精，兩精相搏謂之神，隨神往來者謂之魂，並精而出入者謂之魄。」

個體生命來自父母之陰陽兩精的交感，隨之而來的是「先天之神」的進入，然後出現了兩種先天的功能：「魂」與「魄」。它們都屬於神，魂偏精神信息層面，古人認為，做夢、直覺，以及與自然界的感應等，都屬於魂的功能範圍；而魄，偏於軀體生物本能，如無須意識控制的呼吸、排泄、吮吸、抓握等本能反射。

「所以任物者謂之心，心有所憶謂之意，意之所存謂之志，因志而存變謂之思，因思而遠慕謂之慮，因慮而處物謂之智。」

這一段介紹的是「後天之神」的作用：這一切開始於「任物」，我們的心轉向外部世界，生出了意象及記憶，這是「意」的作用；意向固化，形成目標，這是「志」；開始思索、推導如何達到、完成，這是「思」；進而運籌規畫，這是「慮」；所有這些志意、思慮的統合思維能力，稱之為

「智」。

以上是「後天之神」逐步發展的過程。

所以，魂魄屬於「先天之神」，志意屬於「後天之神」。正常情況下，神，統攝魂魄與志意，兩者的平衡是健康的基礎。現代城市過度資訊化、人工化的生活，使得很多人神散而不明，志意過用，擾亂了魂魄的安寧。所以，保持神定而清明，勿使志意過用，是我們需要留心的。

克勞迪那：按照五行學說，魂屬於肝，魄屬肺，志屬腎，意屬脾，神屬心。這一理論如何在臨床治療中應用？是否可以理解為，比如：如果魂受到打擾，會影響到肝的功能？或者，透過治療肺，可以調整魄的功能？

李辛：把五神納入五臟系統，更多是為了保持「五行學說」在醫學理論中的完整度。必須瞭解到，五行學說在起初是當時的「普適理論」，不僅用於醫學，也用於自然、政治、藝術……

道家認為，「神魂志意魄」屬於「神」的領域而非肉體，所以在《黃帝內經．上古天真論》有「恬淡虛無，真氣從之，精神內守，病安從來」的提示，「虛己」（減少志意過用）與「精神內守」是調神的關鍵，靜坐是非常適合的調神方法。在《神農本草經》裡也有用礦物類藥來調精神、定魂魄、強志，減少意的過多散亂。

我們也觀察到，思緒過多的人，容易有過多的痰濕留滯或中焦脾胃失運的問題；體型過盛的太陰之人，也常常呈現出思多意亂、容易猶豫而缺乏決斷的心理特質，這就是意和脾系統的關係；

性格偏激急躁、易於暴怒的人，大多有肝氣不舒或血分鬱熱的氣機格局，這樣的人也常常會有睡眠不安、夢多易醒的魂不定的情形，這就是肝系統與魂和怒的關聯。

我們的形體、能量、氣血格局與神志意魂魄，有著複雜而多變的相互影響，但這並不意味著，按照五神配五臟的單一治療思路，足以應對紛繁複雜的精神心理疾患。

克勞迪那：可以介紹一下靜坐方法嗎？能幫助我們向內觀察。

李辛：首先，要對我們習以為常的身心反應模式保持一些距離，觀察自己的「感受—情感—思維—語言—行為模式」是如何活動的，熟悉它們。慢慢地，我們會對這個「內在程式」如何推動影響我們的思想、情感、語言和行為有所覺察。

然後是每天的訓練，可以花一些時間，在安靜的環境下，保持舒適的坐姿，後背放鬆而直立。只是坐在那裡，自然呼吸，讓思緒自然流動，情緒情感自然起伏，當下也知道各種內外身心感受，但不控制，不聚焦。

只是靜靜地觀察、感受，熟悉這一切。如實觀察，不做調整和改變。心裡需明白，這些內外的感受、身心的變化、思維與情感的交織，就是我們日常生活的內在背景。時時刻刻，從無止息。它們只是生命不同層面的變化與作用，並非「我」。

讓自己的頭腦慢慢放鬆下來，忽略各種慣有的評判和指使，但也不需要壓制這些頭腦中的雜訊。

保持放鬆的狀態，可以嘗試較長時間的安坐，繼續感受、觀察，不用擔心走神、打斷及方法對不對，這些擔心也是另一種「雜訊」。

漸漸地，我們會越來越深入，開始知道自己「內在程式」的變化過程了，漸漸地，長期充斥於內的「混亂感」、「壓力感」、「不安感」會慢慢地緩和、減弱，我們會越來越穩定而清晰，覺察力會漸漸提高，感同身受的體驗和同理心會更常出現。

這是簡單而需要很多時間的學習過程，是我們一生的練習，能幫助我們的身心更和諧。對於有宗教信仰的人士，祈禱也是很好的守神的練習方法之一。

克勞迪那：在中國古代，傳統的道家師父會練習氣功以延年益壽，甚至追尋「長生不老」，你是如何看的？在現代中國，還有這樣修練的嗎？

在《黃帝內經》裡有不少論述，比如「精神內守」、「恬淡虛無」、「積精全神」、「獨立守神」，這是由「神」的層次入手的訓練，漸而達到「形體不敝，精神不散，益其壽命，可以百數」。同時，這也是人與自然漸漸合一的過程，需要「傳（摶）精神，服天氣，而通神明」。其重點，**是減少後天社會化的志意活動，回到先天神為主導的生命狀態。**

李辛：「氣功」是一九八〇年代對各種古代修練方式的流行稱謂，在那時候，中國與西方世界開始互通往來，於是，大部分西方人把中國傳統的身心修練方法統稱為「氣功」。

當時是中國剛剛開始改革和對外開放的時期，整個社會對於傳統文化的接受度並不高，因為有可能被扣上「封建迷信」的帽子。許多源自道家、佛家、武術界的不同功法，並不直接使用傳統的門派和語言對外講授，而是冠以「氣功」的名稱。因此，海外的學習者也就沿用了這個現代名稱。

現代，氣功、太極也成為中醫學院的學習科目，但只有很少的醫師會把它們當作日常的基本訓練。反而是在全世界範圍內，練習氣功的人越來越多了。另一方面，現代的氣功在傳播過程中，加入了太多個人的闡釋，也因為過於用意、求取速成，導致對傳統功法練習原理的偏離。

我最常做的練習是「靜坐」，配合太極、站樁等傳統功法，還有必要的體能訓練。你的練習經驗如何？

克勞迪那：一九九〇年，我在法國的歐洲氣功學院學習的時候，進入了這個領域，我非常喜歡，一直在練習。

據我所知，氣功有無以計數的各種流派，可以分為兩類：動功（導引氣功）和靜功（內觀氣功）。導引氣功，是透過精神專注，減少思維活動，以身形肌肉的活動，而達到呼吸平順、氣循經脈的功效。

「內觀氣功」相對不易練習，目的是培養「內氣」，類似傳統武術所說的「丹田氣」，或日本人的「Hara」，如果「內氣」提升，就可以延年益壽（根據道家觀點），也可以提升武術家的功力，甚至可以遠距離發放「外氣」。現在有許多關於「外氣」的科學研究，希望能知道其實質是什麼，可以用來做什麼。

李辛：所有這些內外的練習，都需要在放鬆、誠懇、內心開放的狀態下進行，這是學習中醫心法的必需。你現在練習哪些功法？

克勞迪那：我最近常常練習北京體育大學的張老師教我的「導引功」。這是很好的功法，能諧調臟腑，通行經脈；還有針對某一臟腑及其相關經絡，以及平衡整體能量氣機特別練習方法。動作簡單，功效強大。

我在其他國家還接觸過與道家有淵源的下列功法：「內在微笑」、「五音」和「精微宇宙循環」，這是由謝明德（Mantak Chia，註：泰籍華裔道教大師）教授的，都屬於精神領域的訓練，能幫助我們把壓力轉化為活力。

所有的氣功練習，都能提升身心健康，預防疾病，同時，也是在情緒和臟器層次的治療手段。我相信上述的練習方法，應該在中國的典籍中有相近的記載，亦有豐富的運用。

李辛：確實，比起古代人，現代人時時刻刻都在「用腦」，並更多受到「七情」的影響。我們稱之為「志意過用，而魂魄不寧」，使得氣血能量過多壅積於身體的上半部，散亂而不收，於是下部能量不足；臟腑虛實不調，形體失於滋養而衰敗。氣功練習能調理失常的神機和氣機，闔收精氣，對我們的益處很大。

克勞迪那：是的，現代研究發現，練習氣功五年以上的族群，在壽命和身體、精神方面有顯著提高。但必須記得，氣功練習並不僅僅是某種練習，它是生活方式的全面調整：練習者必須邁入與自然、社會和日常生活的和諧狀態中，這是循序漸進、日漸深入的過程。

李辛：在西方，對於初學者，你會推薦什麼？

克勞迪那：對於初學者，「導引氣功」是最安全的。除了安全的考慮外，練習什麼功法也取決於我們期望達到的目的：是因為年老而希望更加健康；還是作為按摩師，需要更充足的「內氣」；或者是為了訓練精神，提升智力。這裡有不同的功法可以嘗試。

但是，有兩點是必須牢記在心的：

不要試圖練習太多功法。正如中國氣功學會的林中鵬先生說的：「一根手杖就足以幫助你登上山頂，不要扛一堆拐杖走路。」保持長期習練一種功法，如果常換常新，我們會一無所得。

《易經》曰：「易簡而天下之理得矣。」比如，簡單的「抱樹功」能帶給我們強烈的接地感，即使是初學者。當神安靜下來，我們會感受到內在的平靜，能感受到「丹田」的氣感，並且，有能量通往勞宮穴。在氣功治療中，氣是通過勞宮（或中沖穴）直接傳給病人的，這也是「指針」的用法。

我也很喜歡「八段錦」，這門古老而簡單的功法，能夠鍛鍊到周身的陰經和陽經，調和神氣，很多人一輩子只需要練習這一種功法，就能帶來健康和快樂。

李辛：無論我們選擇哪一種，無為的靜坐、祈禱，或動態的氣功，其作用都是舒緩過度的思慮，讓我們的精神虛靜而專注，進而深入再精微，回到內在的覺知。

只有這樣，我們才可能真正與外部世界開放交流、互感互通，而不是被動的「心為物役」，為外部信息所控制。然後，我們對生命的感受力、同理心和精微度才能提升，能夠更充分地發展運用自己的潛能，而作為一個醫師，我們才有可能給予更完整的治療和幫助。

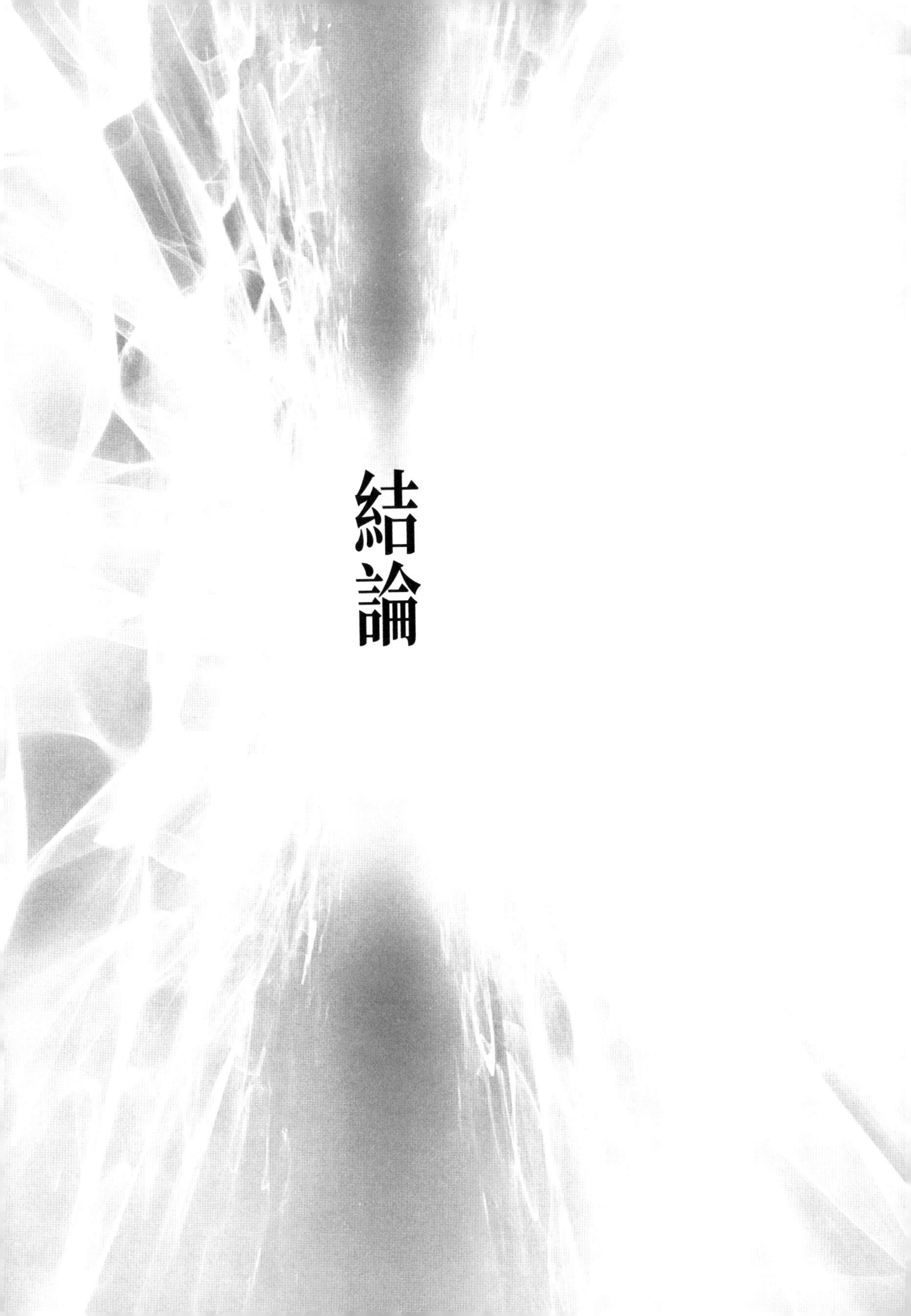

結論

在愉悅和滿足中，我們來到這次中醫經典之旅的結尾：中醫的精髓長存，並將成為現代人的日常。環境、人類、技術、疾病，所有一切都比《黃帝內經》時代更加複雜了。在這個多媒體和電腦統治的資訊世界，人們過度使用意志，日趨遠離自然。結果是，我們的「神」被擾亂，而產生越來越複雜和難以治療的疾病，但天地依舊，如果我們順應自然，也許還能回復平衡，也許還能融合人類智慧與現代科技，以達到適度與和諧的平衡。

我們的討論力求簡潔，直達問題核心。在治療上，抓住時機，激發邪正對抗，逆轉病勢，而非簡單對治。我們的臨床病例提供了清晰的診療思路，符合經典，而且有助於改變現代人的生活方式。

透過本書，我們學習如何成為一名能夠擁有直觀把握能力的傳統意義上的好中醫。現代教科書中所有的理論都源自古代的經典，只是其著重點不同。

我們期望本書能夠：

- 透過運用診法第一步，幫助大家明晰四大資源：精（元氣）、氣、形、神，及如何評價其虛實有無。
- 透過運用診法第二步，了解氣機（真氣的功能）是如何運行的，理解三焦的作用。
- 透過運用診法第三步，瞭解如何體會「神」及陰陽的平衡。
- 透過運用診法第二步和八綱分析，瞭解病機（邪正對抗）是否存在？在哪裡發生？其反應程度、發展趨勢如何？

- 瞭解透過「氣」（「寒、熱、溫、涼」四氣），「味」（酸、苦、甘、辛、鹹），來把握藥物性能與作用方向。在此基礎上，我們對藥物進行了重新分類，標明某種藥物在某個層次（上焦、中焦、下焦）發揮作用，又在某個方向達到何種治療結果。
- 瞭解如何以經典方劑為基礎，透過改變藥物劑量和煎煮法來組合新方。劑量和煎煮法對調控性味至關重要，這正是決定方劑整體方向之所在。某些醫師在其一生中只重點使用幾個經典方劑，根據病情所需，僅僅透過調控性味而改變方劑的作用方向，以達到殊勝效果。
- 盡量保持方劑的簡化，記住李辛的第一位啟蒙老師的話「**一方之中，只有三到五味是重要的，其他的藥物，或是因為醫師自己不夠清晰，或是因為要迷惑他人**」。
- 永遠順應「第一個醫師」所指引的調控方向。「氣機」或病人自體的康復力才是「第一個醫師」。

本書還將幫助我們學習如何成為《黃帝內經》中所說的高層次的針灸師，一個醫師應當遵循五條原則：

- 「治神」：具備運用精神和意識的訓練成果，來調節醫者—患者—自然環境能量—信息的能力和技巧。
- 「知養身」：照顧好自己的身體。
- 「知毒藥為真」：知道使用適當的藥物。
- 「知制砭石小大」：知道如何製作（選擇）合適大小的砭石、針具。

- 「知腑臟血氣之診」：知道五臟血氣之虛實診斷方法。

並且，在《黃帝內經》中，有五種方式可以運用針術：

- 「針法」：用不同的針具，如九針。
- 「穴法」：選用不同穴位的方法。
- 「刺法」：用針的策略，如雞足刺、淺刺。
- 「手法」：針入穴位後提插撚轉之法。
- 「心法」：用心用神之法。

在這五種方法中，古代教誨最重視的是「心法」及「治神之術」。為了更多地理解心法，讓我們再次閱讀《黃帝內經》：當用針之時，眾脈不見（忘掉脈象），眾凶弗聞（不必在意症狀），外內相得（內、外，醫師、患者及周圍融為一體），無以形先（不要為形體、有形症狀所迷惑），可玩往來（鬆靜而感受神氣之出入往來）。

簡而言之，建立診斷之後，運用醫師的直覺，感受病人「氣」之來去，抓住「機」，在合適的時間刺入，用我們的「神意」來幫助病人的「氣」正常地流動輸布。這是現代教科書中被遺忘的部分。而穴法（穴位的主治功能）、手法（針入後提插撚轉）被過度發展，並淹沒了針刺的精髓——心法、治神之術。

大多數現代針灸師只能運用其優勢的邏輯大腦，而不知如何用「心」來感受「氣」的運行之機，高度強化的「事先計畫」取代了當下直接把握的用針藝術。當然，長期的臨床經驗所形成的治療策略在大多數情況下會有效果，但在更高層次，用心治神、把握氣機需要的是長期的內在訓練。

這是針刺的真傳、古代醫者的祕密，其實並沒有固定不變的方法，即「法無定法」。

現實的趨勢是人們試圖用西方的現代科學來理解或闡釋中醫，這對於認識到中醫是一種有用的治療方式，有一定幫助。運用生物電生理學和物理學，科學家精確驗證了建立在直覺把握「氣」的基礎上的古代智慧確實存在，科學的確也是偉大的智慧，但是，我們認為，為了保持其精髓和療效，應當嚴格避免以不恰當的方式「西化」中醫、中藥或針灸，按西醫學分型使用中藥或進行症狀治療，或把針灸僅僅當作某種波長類型的刺激技術。因為，這種方式尚沒有找到其真實潛力，且遠離本來意蘊。

但是，所有的探索都應該被尊敬，西醫與中醫在其各自領域中，都具有極大的效用，它們從各自不同的角度，在疾病的不同層次發揮作用，如果配合得當，將是一件美妙的事。

現代西方醫學越來越技術化，中醫應當保持其對「氣」運動和無形層面的傳統理解和感知。《黃帝內經》和其他經典一直向我們昭示著「直觀把握」之道。我們期待西醫與中醫在未來，將會以一種完美的方式結合，我們衷心希望本書能夠成為傳遞古代思維和智慧的謙卑使者。

也許您會問：「中國醫學歷經數千年的發展變化，當面對不同環境及新發病證時，需要不斷尋求新的解決方法；而現代醫學科技日新月異，你們基於何種目的，要強調數千年前的思想呢？」

是的，我們看到了現代醫學在物質層面的深入探索，這是必要的；然而，對於傳統醫學，探索和研究有時候的確需要從最深的根基出發，光是從枝節去發展將會陷入困頓。

我們相信：時代要求我們準備好在更細微的層次——「氣」和無形層面的世界，開拓認知和發展。讓我們稟記傳統智慧於心，吸吮古代經典的養分，深入發掘。治「神」，將是未來的挑戰。

附錄1

《神農本草經》藥物枚舉

本書從《神農本草經》、《本草綱目》中，共選錄四十一味。「說明」之處為臨床所得點滴，以備讀者參考：

△鐵精落▽　《神農本草經》中品

味辛，平。主風熱，惡創，瘍疽，瘡痂，疥，氣在皮膚中。

●說明：可清人體深層血分之瘀熱，常用於急慢性皮膚、黏膜、肌肉層面的炎症、過敏反應，尤其適用於脾胃虛寒，不能耐受黃柏、黃芩等苦寒之品者。古人亦用於癲狂之證。

△紫石英▽　《神農本草經》上品

味甘，溫。主心腹澼逆、邪氣，補不足；女子風寒在子宮，絕孕十年無子。久服，溫中，輕身延年。

●說明：通神明之品，常用於女性下元虛寒之胞宮諸疾，可引藥下行，闔補下元。

△石膏▽

《神農本草經》中品

味辛，微寒。主中風寒熱，心下逆氣，驚喘，口乾舌焦，不能息，腹中堅痛，除邪鬼，產乳，金創。

●說明：氣寒、味辛，辛則開泄舒達，故有「透熱轉氣」之功，非單純降火瀉火之物，而有輕清上達之機。生石膏常被誤謂之「寒涼之品」，然而，金石齒貝之物，多取用其神氣之清明正鎮，以調病人神氣之邪正、清濁、虛實，石膏乃泄無形之熱，非同黃柏、黃芩、龍膽、蘆薈諸苦寒以瀉有形之火。

煎湯服用，用之對證，並無傷胃之弊。

△滑石▽

《神農本草經》上品

味甘寒。主身熱洩澼，女子乳難，癃閉，利小便，蕩胃中積聚寒熱，益精氣。久服，輕身，耐飢，長年。

●說明：可升可降，流通三焦之品，上可透熱疏表，中可運通濕熱，下可引熱下泄。甘緩而益精氣，非純泄之品。近代多簡化為利水之藥，實在可惜。對於女性乳腺炎，尤其產後多因食物過壅或情志不調、運動不足所致濕熱淤積，用之甚合。

△甘草▽

《神農本草經》上品

味甘，平。主五臟六腑寒熱邪氣，堅筋骨，長肌肉，倍力，金創腫，解毒。久服，輕身延年。

●說明：闔中緩氣，補益氣血。又名「國老」，寓平和協調諸藥之能。「五臟六腑寒熱邪氣」，非大寒大熱、猝中之外邪，乃因本氣不足，臟腑之氣各有偏力不能協和所致。臨床常用於中焦不足或久病虛羸之咳喘、胃弱、虛煩不寐之證。

△人參▽ 《神農本草經》上品

味甘，微寒。主補五臟，安精神，定魂魄，止驚悸，除邪氣，明目，開心，益智。久服，輕身延年。

●說明：「治神」，為其大用，故「安精神，定魂魄，止驚悸」。亦闔補下元之品，尤其適於老弱體衰、本氣不足所致之諸證，勿與萊菔子同服。臨證中，可因病機病勢而調和不同劑量與配伍：

1. 純虛無邪，神氣虛弱，體內無鬱熱、積滯、閉阻者，可用10～20g。
2. 安神定志，闔收神氣，可用3～5g，必要時可配五味子。
3. 作為佐使藥配合助力，可用小劑量（1～2g）。如：人參＋桂枝，補中而助桂枝流通外達之力；人參＋厚朴，補中而助運下行；人參＋甘草，補中緩和周身之氣機，此四君子湯之主藥。
4. 保護氣機格局、助力疏泄流通、驅邪扶正，而預防開泄太過、傷中之弊，可斟酌配置。如人參＋麻黃、人參＋細辛、人參＋大黃。

近代，人參多以「補益之品」行於世，而《神農本草經》所述之「安精神，定魂魄，止驚悸，除邪氣，明目，開心益智」，宜深思之。

人參氣味平和，非溫熱躁動之品，野山參更佳，故《神農本草經》曰「甘，微寒」。臨床處方可寫作「生曬參」或「白人參」，近代之「紅參」，有黏滯鬱熱之弊，虛滯之體慎用。

人參、麻黃、大黃、附子，古稱「藥之四維」。欲治大病、重病、急證，當熟習之。以經營類比之，人參可以增加企業的資金量；麻黃助氣流通，聯絡關節，如同市場推廣與公共關係；大黃去除低效之部門與不良資產；附子激發推動整體氣機之運轉速度，交通內外經絡，提高效率。

◬肉蓯蓉◬

《神農本草經》上品

味甘，微溫。主五勞七傷，補中，除莖中寒熱痛，養五臟，強陰，益精氣，多子，婦人癥瘕。久服輕身。

♦說明：闔補下焦精血之柔品，氣味和緩，適合大部分下焦不足的體質，然而，中焦虛弱者（胃寒、腹瀉）慎用。

◬朮◬

《神農本草經》上品

味苦，溫。主風寒濕痹，死肌，痙，疸。止汗，除熱，消食。作煎餌久服，輕身延年，不飢。

♦說明：朮分為白朮和蒼朮，以「開」為用。後者辛溫發散，更適於「風寒濕痹，死肌」；白朮氣味平和，適於中焦不足之體質，可運通中上焦，有消食、化滯、祛濕、散寒之功。

中焦鬱火或實滯者，當配合厚朴、枳實、石膏或大黃；體型偏瘦，陰血不足者，不宜長期使用，以免過燥傷陰。

△淫羊藿▽ 《神農本草經》中品

味辛，寒。主陰痿，絕傷，莖中痛，利小便，益氣力，強志。

●說明：《神農本草經》曰辛，寒，李時珍《本草綱目》曰：「淫羊藿味甘氣香，性溫不寒，能益精氣。……真陽不足者宜之。」

臨床使用，乃味甘，微苦微辛而溫，溫陽行氣之品，走而不守。可通行三焦，散寒化濕，尤其適合下焦陽氣不足之腰痛、中老年水腫、面虛浮。因其流通開行之力，適於陽虛而身體厚重者；陰虛陽浮、瘦薄之人慎用。

我的老師宋祚民先生常用之於先天不足、下焦虛寒或中焦寒滯之兒科諸證。

附子、肉桂、乾薑、淫羊藿乃臨床常用溫熱之品，肉桂、乾薑偏於闔，守而不走；肉桂重在下焦，兼及中焦，有固護心神之用，通於神明；乾薑之藥勢，多在中上焦，常用於肺胃之寒滯、脾胃虛寒不攝。附子可開可闔，通行十二經脈、回陽救逆、溫行三焦內外表裡，藥勢範圍最大。淫羊藿可作為「溫陽輕劑」，偏於流通、升浮。

△柴胡▽ 《神農本草經》上品

味苦，平。主心腹，去腸胃中結氣，飲食積聚，寒熱邪氣，推陳致新。久服，輕身，明目，益精。

◆說明：微苦氣平，開通表裡，中上焦流通之品。

「表氣不暢」，是所有疾病開始的第一階段，不一定都源於外感風寒；裡氣不足，或傷於食滯、濕阻，都可能引起類似外感，而實為「表氣不暢」的症狀；這都是柴胡的可用之機。柴胡亦可用於久病邪氣內據，而現外出之勢，當內邪將外排而表裡不暢，亦會出現類似「感冒」的症狀。這都是「內在的醫師」在交通表裡，排邪外出。

所以，「開通表氣」也是大部分慢性病在治療過程中由陰轉陽、扭轉病勢的關鍵步驟，其前提是裡氣漸充，邪氣有外排之機，當此之時，順勢而開，既可「引邪外出」或「透熱轉氣」，也可以是交通表裡內外。

運通三焦氣機，只是需要根據病人體質病機適當配伍，裡虛者，輔以補中托裡（人參、茯苓、蓮子、生穀芽……）；內實者，佐以消導通泄（大黃、陳皮、枳實、厚朴……）。故，解表者，非僅為驅邪取汗，乃開通陽氣、舒達本氣是也。前者著眼於邪氣，後者注重在本氣。此古今臨證用藥思路之分野。今以柴胡試釋之，諸行風氣藥，當如是解。

◬知母▽　《神農本草經》中品

味苦，寒。主消渴、熱中，除邪氣，肢體浮腫，下水，補不足，益氣。

◆說明：本品微苦而甘，氣涼而收斂下行，闔降之勢多於苦寒之力，故白虎湯裡配生石膏。

亦可用於下元失闔，氣機浮上之證，故曰：「補不足，益氣。」用於「肢體浮腫，下水」，當屬此類格局，非陽虛水泛之寒證。

△丹參▽ 《神農本草經》上品

味苦，微寒。主心腹邪氣，腸鳴幽幽如走水，寒熱，積聚，破癥除瘕，止煩滿，益氣。

●說明：中焦血分流通之品，氣平微苦，微甘，故能「益氣」。主「心腹邪氣」，此「心」可理解為胸腔，非單指心臟。

△黃連▽ 《神農本草經》上品

味苦，寒。主熱氣，目痛，眥傷泣出，明目，腸澼，腹痛，下利，婦人陰中腫痛。久服，令人不忘。

●說明：清血分熱之良藥。小劑用之，可闔收中下焦之氣，「苦堅」之意。故後世有「厚腸胃」之說。宋祚民先生常在兒科脾胃雜證中用之（0.5～1g）。

△黃芩▽ 《神農本草經》中品

味苦，平。主諸熱，黃疸，腸澼，泄利，逐水，下血閉，惡瘡，疽蝕，火瘍。

●說明：較之黃連，有輕清疏散之力。

△茵陳▽ 《神農本草經》上品

味苦，平，微寒。主風濕寒熱邪氣，熱結、黃疸。久服，輕身，益氣，耐老。

◆說明：中焦輕疏之品，引熱下行。

△防風▽ 《神農本草經》上品

味甘，溫，無毒。主大風，頭眩痛，惡風，風邪，目盲無所見，風行周身，骨節疼痛，煩滿。久服輕身。

◆說明：上焦輕疏之品，氣味甘平柔和，無辛溫過散之弊。藥勢作用層次較柴胡為淺。

△當歸▽ 《神農本草經》中品

味甘，溫。主咳逆上氣，溫瘧寒熱，洗在皮膚中，婦人漏下、絕子，諸惡瘡瘍金瘡。煮飲之。

◆說明：中焦血分流通藥，走而不守，氣味辛甘微苦、溫，而行血氣。精血虧虛、形氣瘦薄者慎用。近世多以之為補血主藥，誤矣。

△川芎▽ 《神農本草經》上品

味辛，溫。主中風入腦頭痛，寒痹，筋攣緩急，金瘡，婦人血閉無子。

◆說明：血分流通藥，開通表裡內外，精血虛而陽氣浮散者慎用。

△芍藥▽《神農本草經》中品

味苦，平。主邪氣腹痛，除血痹，破堅積、寒熱、疝瘕，止痛，利小便，益氣。

●說明：中焦血分藥，闔中略開之柔品，味酸苦氣涼，有闔收精氣之力，故曰：「益氣」。

「疝」，多為下焦精氣不足，經脈拘急所致。

△木香▽《神農本草經》上品

味辛，溫。主邪氣，辟毒疫溫鬼，強志，主淋露。久服，不夢寤魘寐。

●說明：中焦氣分藥，氣味雄壯，精血虧損、神氣浮散者慎之。

近世多用於中下焦寒濕濁氣，而忽略其治神之力，臨床可用於神氣受擾之精神不安，噩夢、驚恐如見邪鬼，或小兒臥不安、驚悸。

△荊芥▽《神農本草經》中品

味辛，溫。主寒熱，鼠瘺，瘰鬁生瘡，破結聚氣，下瘀血，除濕痹。

●說明：較之防風，兩者皆為行風氣藥，藥勢多布及上焦。而荊芥更入於血分，乃瘡科要藥。

鼠瘺、瘰鬁，現代指頸淋巴結結核。由結核桿菌侵入頸淋巴結而引起，嚴重時化膿向外穿破，形成瘺管。

△菊花▽

《神農本草經》上品

味苦，平。主風，頭眩腫痛，目欲脫，淚出，皮膚死肌，惡風濕痹。久服，利血氣，輕身，耐老延年。

●說明：甘涼，微辛微苦，輕疏上焦之柔藥。行於頭面而有降下泄火之勢。

△夏枯草▽

《神農本草經》下品

味苦、辛，寒。主寒熱，瘰鬁，鼠瘻，頭創，破癥，散癭結氣，腳腫濕痹。輕身。

●說明：微苦而降，辛開苦降，通泄散淤積之品，較之荊芥，苦多而降下，藥勢更向內部，入血分、散積滯。

宋祚民先生常用於乳腺增生、經前乳房脹痛及乳腺炎。

△麻黃▽

《神農本草經》中品

味苦，溫。主中風，傷寒，頭痛，溫瘧。發表出汗，去邪熱氣，止咳逆上氣，除寒熱，破癥堅積聚。

●說明：「破癥堅積聚」為其大用。對於慢性久病，中下焦氣血淤滯，或血分淤積，小劑用之，有通達表裡，啟運三焦之功。細辛、柴胡、附子、大黃皆有此用意。裡虛而神氣開散上浮者慎用。

△乾地黃▽《神農本草經》上品

味甘，寒。主折跌絕筋，傷中。逐血痹，填骨髓，長肌肉。作湯，除寒熱積聚，除痹，生者尤良。久服，輕身不老。

●說明：闔中寓開之品，下焦藥，故可「逐血痹、填骨髓、長肌肉、除寒熱積聚」。舊時藥肆，有鮮生地黃出售，絞汁服之，退熱尤佳。近世襲用「熟地黃」，黏滯而氣澀，藥勢難行。

「痹」者，內有精血虧損之質，外為風寒濕所傷，留而不去，為痹。

△牛膝▽《神農本草經》上品

味苦酸。主寒濕痿痹，四肢拘攣，膝痛不可屈伸。逐血氣，傷熱火爛，墮胎。久服，輕身耐老。

●說明：下焦開通血分之柔潤藥，開中略闔。

△麥門冬▽《神農本草經》上品

味甘，平。主心腹結氣，傷中傷飽，胃絡脈絕，羸瘦短氣。久服，輕身，不老，不飢。

●說明：生化中焦胃氣之良品，故曰：「主傷中傷飽、胃絡脈絕、羸瘦短氣。」恢復胃氣之功大於蓮子。比如種花，麥冬如同給「乾涸」予「滋潤」，讓種子發芽，恢復生機；蓮子如同穩定的營養液，保持其生長；黃耆猶如強壯劑。

《傷寒論》中，竹葉石膏湯用於「傷寒解後，虛羸少氣，氣逆欲吐」即是此意。勿僅作「養陰潤燥清熱」解。

決明子《神農本草經》上品

味鹹，平。主青盲，目淫膚赤白膜，眼赤痛，淚出。久服，益精光，輕身。

說明：緩下降氣之品，清利頭目，通神明，柔潤益陰。

車前子《神農本草經》上品

味甘，寒，無毒。主氣癃，止痛，利水道小便，除濕痹。久服，輕身耐老。

說明：通利三焦，引氣下行，降肺氣，略補精氣。

連翹《神農本草經》下品

味苦，平。主寒熱，鼠瘺，瘰鬁，癰腫，惡瘡，癭瘤，結熱，蠱毒。

說明：氣辛，苦平，中上焦破通藥，解鬱散結。李杲曰：散諸經血結氣聚；消腫。

半夏《神農本草經》下品

味辛，平。主傷寒，寒熱，心下堅，下氣，喉咽腫痛，頭眩，胸張，咳逆，腸鳴，下氣止汗。

說明：辛開宣散上焦，微苦平，降中焦之品，故治「傷寒寒熱」。生品有毒。

△菟絲子▽ 《神農本草經》上品

味辛，平。主續絕傷，補不足，益氣力，肥健。汁，去面皯。久服，明目，輕身延年。

●說明：下焦藥，守而能走。古有「強志」之說，對於下焦虛損、志不達、意志力不足者，驗之有效。氣辛略浮，內有鬱熱氣浮者慎用。

△五味子▽ 《神農本草經》上品

味酸，溫，無毒。主益氣，咳逆上氣，勞傷羸瘦，補不足，強陰，益男子精。

●說明：下焦闔收之品，內有鬱熱者慎用，不可久服。下元不足之虛喘、汗出不收、足寒痿弱，可以大劑；表氣不暢、裡氣有滯者，可以小劑用之，以免留邪或生鬱熱。

「勞傷」，即「五勞」：久視傷血，久臥傷氣，久坐傷肉，久立傷骨，久行傷筋。

「七傷」：即食傷、憂傷、飲傷、房室傷、飢傷、勞傷、經絡營衛氣傷的合稱。亦指七種勞傷的病因：大飽傷脾；大怒氣逆傷肝；強力舉重、久坐濕地傷腎；形寒飲冷傷肺；形勞意損傷神；風雨寒暑傷形；恐懼不節傷志。

△栝樓根▽ 《神農本草經》中品

味苦，寒，無毒。主消渴，身熱，煩滿，大熱，補虛，安中，續絕傷。

●說明：苦甘涼，降下開泄之品。

△葛根▽ 《神農本草經》中品

味甘，平。主消渴，身大熱，嘔吐，諸痹，起陰氣，解諸毒。

●說明：升浮之品，通達肌腠。故《傷寒論》有桂枝加葛根湯及葛根湯之用。

△天門冬▽ 《神農本草經》上品

味苦，平。主諸暴風濕偏痹，強骨髓，殺三蟲，去伏尸。久服，輕身益氣，延年。

●說明：中下焦闔收滋潤之品。「諸暴風濕偏痹，強骨髓」，臨床可用於中風偏癱之精虛虧損之證。

△澤瀉▽ 《神農本草經》上品

味甘，寒。主風寒濕痹，乳難，消水，養五臟，益氣力，肥健。久服，耳目聰明，不飢，延年，輕身，面生光，能行水上。

●說明：通行三焦之利水藥，較之茯苓，澤瀉入於下焦，而行三焦水道。

△菖蒲▽ 《神農本草經》上品

味辛，溫。主風寒濕痹，咳逆上氣，開心孔，補五臟，通九竅，明耳目，出聲音。久服，輕身，不忘不迷，或延年。

●說明：通神明之品，宋祚民先生常以平補下焦藥，如菟絲子、肉蓯蓉、女貞子、覆盆子等，佐以丁香、檀香、沉香、菖蒲等香藥，以調治小兒腦發育不良、癲癇、老年失智症、帕金森氏症、中風後遺症。故曰：「開心孔，補五臟，通九竅，明耳目，出聲音。久服，輕身，不忘不迷惑，延年。」

灶心土

《名醫別錄》下品

味辛，微溫，無毒。主婦人崩中吐血，止咳逆血，妊娠護胎，小兒夜啼。

說明：闔收中下焦藥，尤其適於中下焦虛寒、陽氣不攝所致之崩漏、便血、泄瀉諸證。溫養胞宮，可與生紫石英配合。

何首烏

《開寶本草》

味苦，澀，微溫，無毒。主瘰鬁，消癰腫，療頭面風瘡，治五痔，止心痛，益血氣，黑髭髮，悅顏色。久服長筋骨，益精髓，延年不老。亦治婦人產後及帶下諸疾。久服令人有子。

說明：下焦血分藥，開大於闔。開者，可清化血分鬱熱淤毒，故治「瘰鬁，消癰腫，療頭面風瘡，治五痔、止心痛」；闔者，補下焦精氣，故曰：「益血氣，黑髭髮，悅顏色。久服長筋骨，益精髓。」

據原北京中醫藥大學龔樹生教授研究，相對於人所熟知的「六味地黃丸」、「八味地黃丸」，何首烏代表了傳統補腎的另一條思路：其代表方為「七寶美髯丹」，內有何首烏、白首烏、赤茯苓、白茯苓、牛膝、當歸、枸杞子、菟絲子、補骨脂。方中所選之藥味，正合宋祚民先生所言「柔闔下焦」之意。

何首烏分赤白兩種，方中之「何首烏」即赤首烏，為醫家常用，偏走血分；白首烏產於江蘇濱海，偏走氣分。

應之臨床，何首烏開中寓闔，闔補下焦之力，不及肉蓯蓉、菟絲子、生杜仲、牛膝；然而，其降下、通便、除熱、化淤毒之力，優於生地黃，尤其適於下焦精血不足，而有瘀血鬱熱之「虛滯」之證，故可用於慢性皮膚、肌肉、黏膜之瘡瘍風癢，此皆久虛邪氣內滯。

▲威靈仙▼ 《開寶本草》

味苦，溫，無毒。主諸風，宣通五臟，去腹內冷滯，心膈痰水，久積癥瘕，痃癖氣塊，膀胱宿膿惡水，腰膝冷疼，療折傷。久服無有溫疫瘧。

◆說明：流通三焦藥，可行表裡內外、行大小便、兼入血分。與淫羊藿同用，可宣痹通絡，祛風寒濕；與白朮、澤瀉同用，可化水氣，減重。

附錄2

《黃帝內經・靈樞》選讀

《靈樞》八十一篇，有大量關於經絡、穴位和針法、刺法、手法、穴法的內容，為後世提供了學習針術的基礎，近代針灸各家，在「針刺手法」和「因病選穴」部分，多有著述。以下內容是《黃帝內經・靈樞》關於「心法」、「治神」與醫者「內在訓練」的內容選讀，望讀者有所留意。

九針十二原・第一

小針之要，易陳而難入，粗守形，上守神，
神乎，神客在門，未睹其疾，惡知其原？
刺之微，在速遲，粗守關，上守機，
機之動，不離其空，空中之機，清靜而微，其來不可逢，其往不可追。
知機之道者，不可掛以發，
不知機道，叩之不發，
知其往來，要與之期，
粗之闇乎，妙哉工獨有之。

此言進針與「守機」，「守神」與「上工」。

普通的醫師，關注點在身體的關竅；高明的醫師，能觀察神氣的聚散變化，能夠虛靜以「守機」，「機」之變化運動，在針灸師和病人所在的空間裡，那是一種「清淨而細微的感受」，其出現，無法預測，當它消散時，也無法追蹤或強留。所以不是粗心的、執著於看得見、摸得著形象的人可以體會的。

「機」，在古代有「徵兆」、「機會」、「靈感」的意思，病人的氣機在不斷的變化中，有著自己的節律與方向，醫師能做的是順應之、扶助之。針灸師的每一次針刺，應該根據當下的神氣變化和能量狀態而動。

刺之而氣不至，無問其數；刺之而氣至，乃去之，勿復針。

……

刺之要，氣至而有效，效之信，若風之吹雲，明乎若見蒼天，刺之道畢矣。

針刺時的感受是非常豐富的，除了當下病人的神色清濁明暗、氣之散復盈縮等變化，還會呈現出手下針感的不同，醫者身體、經絡穴位的感受變化；並帶來醫者精神空間感、明晰度、內心情感、情緒、頭腦的清晰度、念頭的變化，乃至所在環境空間的色、味、明暗、鬆緊等各種細微難測的變化。這些都是「得氣」反應的一部分。

如果以上感受完全沒有，病人自覺也沒有什麼變化，表示沒有「得氣」，所以，每次用多少針，取決於是否得氣，以及病人「神氣格局」是否完成調整。所以該篇有言：「刺之而氣不至，無問其數；刺之而氣至，乃去之，勿復針。」

持針之道，堅者為寶，正指直刺，無針左右，神在秋毫，屬意病者，審視血脈，刺之無殆。方刺之時，必在懸陽，及與兩衡，神屬勿去，知病存亡。

此言針刺時，神意當專注而全觀。可以捕捉到當下的秋毫之變，也可以知道邪氣進退與病者存亡之勢與機。

夫氣之在脈也，邪氣在上，濁氣在中，清氣在下。故針陷脈則邪氣出，針中脈則濁氣出，針太深則邪氣反沉，病益。

此言經脈中邪氣所在層次：邪氣在上，濁氣在中，清氣在下。所以，淺刺可去邪氣，中取濁氣出，如果針刺過深，邪氣反引而入裡，病會加重。

逆而奪之，惡得無虛，追而濟之，惡得無實，迎之隨之，以意和之，針道畢矣。

凡用針者，虛則實之，滿則泄之，宛陳則除之，邪勝則虛之，《大要》曰：徐而疾則實，疾而徐則虛。

言實與虛，若有若無，察後與先，若存若亡，為虛與實，若得若失。

虛實之要，九針最妙，補瀉之時，以針為之。

此言補瀉之手法與心法：「以意和之，針道畢矣」與「為虛與實，若得若失」，講的都是全憑心意用功夫。

「徐而疾則實，疾而徐則虛。」這是手法：緩入而疾出，則補；疾入而緩出，則瀉。即現代教科書裡的「徐疾補瀉」。

虛與實的變化，若有若無，氣之來去，若存若亡，非眼耳可測，但經過訓練的醫師可以以心「直觀把握」。依靠直覺，醫師可以感受到穴位之中、身體內外的「氣之來去」。憑著醫師自己的「意願」，可以加強或者減弱「氣之進出開闔」。這就是心法。所以，手法的實施，不僅要依據穴法、刺法和針法，更離不開熟練的「心法」。

關於補瀉，病人的基本狀態是決定性的，病人本來是虛還是實，決定了補瀉效應的結果。

瀉曰必持內之，放而出之，排陽得針，邪氣得泄，按而引針，是謂內溫，血不得散，氣不得出也。

補曰隨之，隨之意，若妄之，若行若按，如蚊虻止，如留如還，去如弦絕，令左屬右，其氣故止，外門已閉，中氣乃實，必無留血，急取誅之。

此言補瀉之意象。

故曰：皮肉筋脈，各有所處，病各有所宜，各不同形，各以任其所宜，無實實，無虛虛，損不足而益有餘，是謂甚病，病益甚。

此言邪氣病勢於皮肉筋脈各有所處，慎勿「損不足而益有餘」。

睹其色，察其目，知其散復。一其形，聽其動靜，知其邪正。右主推之，左持而御之，氣至而去之。

此言「直觀之道」：觀察其色目，知道神氣之散復，散復即開闔。觀其形、聞其聲，因其動靜剛柔，而知邪正之標本、淺深、進退。

節之交，三百六十五會，知其要者，一言而終，不知其要，流散無窮，所言節者，神氣之所遊行出入也，非皮肉筋骨也。

傳統中醫的治療會根據虛實、開闔、陰陽、順逆等這些大原則而進行，此其要者。所謂穴位，非皮肉筋骨也，是神氣「遊行出入」之所，這就是所謂的「活穴」。這是一個動態化、能量化的觀點，需要醫者內在訓練的提升，以直觀感受。如僅根據穴位定位來確定，恐有刻舟求劍之失。

凡將用針，必先診脈，視氣之劇易，乃可以治也。

五臟之氣已絕於內，而用針者反實其外，是謂重竭，重竭必死，其死也靜，治之者，輒反其氣，取腋與膺；

五臟之氣已絕於外，而用針者反實其內，是謂逆厥，逆厥則必死，其死也躁，治之者，反取四末。

五臟之氣已絕於內，虛也，當闔之。而用針者反實其外，是引氣開散於外，故謂重竭。裡氣虛極，陰證也，故其死也靜。治之者，輒反其氣，取腋與膺；反者，返也，闔收於內也。五臟之氣已絕於外，裡氣內壅也，當開之。而用針者反實其內，是誤闔誤補，裡氣不達於外也，故謂逆厥，手足不溫也。裡氣壅實而不得流通，故其死也躁，治之者，反取四末。

◬邪氣臟腑病形・第四◬

虛邪之中身也，灑淅動形。正邪之中人也微，先見於色，不知於身，若有若無，若亡若存，有形無形，莫知其情。

此言正邪與非時之邪氣中人之別。

△根結・第五▽

氣滑則出疾，氣澀則出遲，氣悍則針小而入淺，氣澀則針大而入深，深則欲留，淺則欲疾。以此觀之，刺布衣者，深以留之，刺大人者，微以徐之，此皆因氣剽悍滑利也。

根據針下氣之「滑澀」，以知其人氣機之動靜緩急，而決定留針時間之長短與針具之大小、刺入之淺深。

故曰用針之要，在於知調，調陰與陽，精氣乃光，合形與氣，使神內藏。故曰上工平氣，中工亂經，下工絕氣危生。故曰下工不可不慎也。

這裡把針灸師分成了三個層次：上等醫師能夠「平氣」，穩定神機與氣機之格局，不光是平衡人體內部能量，同時還要平衡內部與外部世界的能量交流；中等醫師一不小心就會幫倒忙，「亂經」體現在治療上，針刺之後也許症狀略有改善，但是把脈後會發現，脈象更不平衡了；最糟糕的醫師叫「下工」，劣等的醫師會斷絕人的神氣，危及生命，或者症狀雖然暫時平復，但減損了本來的壽命，醫患雙方還都不知道。

△本神‧第八▽

黃帝問於岐伯曰：凡刺之法，先必本於神。血、脈、營、氣、精神，此五臟之所藏也，至其淫泆離藏則精失，魂魄飛揚，志意恍亂，智慮去身者，何因而然乎？天之罪與？人之過乎？何謂德、氣、生、精、神、魂、魄、心、意、志、思、智、慮？請問其故。

凡刺，必本於神，即上文「合形與氣，使神內藏」。醫者能觀神之有餘不足、開闔定散、邪正虛實，乃可行針。「魂魄飛揚、志意恍亂、智慮去身者」，小病必重，大病常有難測之危機。

岐伯答曰：天之在我者德也，地之在我者氣也，德流氣薄而生者也，故生之來謂之精，兩精相搏謂之神，隨神往來者謂之魂，並精而出入者謂之魄。

生命源於天地能量精神之交感，天給予我們的是「德」，地給予我們的是「氣」。個體生命來自父母之精的交感，隨之而來的是「先天之神」的進入，然後出現了兩種先天的功能：「魂」與「魄」。

所以任物者謂之心，心有所憶謂之意，意之所存謂之志，因志而存變謂之思，因思而遠慕謂之慮，因慮而處物謂之智。

一切開始於「任物」：我們的心轉向外部世界，生出了意象及記憶，這是「意」的作用；意向固化，形成目標，這是「志」；開始思索、推導如何達到、完成，這是「思」；進而運籌規畫，這是「慮」；所有這些志意、思慮的能力，稱之為「智」。這就是「後天之神」逐步發展的過程。

故智者之養生也，必順四時而適寒暑，和喜怒而安居處，節陰陽而調剛柔，如是則僻邪不至，長生久視。

是故怵惕思慮者則傷神，神傷則恐懼流淫而不止。因悲哀動中者，竭絕而失生，喜樂者，神憚散而不藏，愁憂者，氣閉塞而不行，盛怒者，迷惑而不治，恐懼者，神蕩憚而不收。

所以，魂魄屬於「先天之神」，志意屬於「後天之神」。正常情況下，神統攝魂魄與志意，兩者的平衡是健康的基礎。現代城市過度資訊化、人工化的生活，使得很多人神散而不明，志意過用，情志過極，擾亂了魂魄的安寧。所以，須保持神定而清明，勿使志意過用。

是故五臟主藏精者也，不可傷，傷則失守而陰虛，陰虛則無氣，無氣則死矣。是故用針者，察觀病人之態，以知精神魂魄之存亡得失之意，五者以傷，針不可以治之也。

五臟屬陰，主闔收精氣，而藏五臟神，故用針者，察觀病人之態，以知精神魂魄之存亡得失之意。五者以傷，針不可以治之也。

終始・第九

所謂平人者不病，不病者，脈口人迎應四時也，上下相應而俱往來也，六經之脈不結動也，本末之寒溫之相守司也，形肉血氣必相稱也，是謂平人。

此言相應之道，亦診斷之綱。

平人者，脈應四時；人迎、寸口及三部九候「上下相應而俱往來也」；六經之脈沒有結代失律；身體軀幹與四末溫度相應；形肉血氣必相稱。

凡刺之道，氣調而止，補陰瀉陽，音氣益彰，耳目聰明，反此者血氣不行。

所以，氣調之後，聲音和氣色當下會有變化，很多時候，病人和醫師都會有耳目聰明、眼前一亮的感覺。如果沒有，表示氣血還沒有運轉起來。

春氣在毫毛，夏氣在皮膚，秋氣在分肉，冬氣在筋骨，刺此病者各以其時為齊。故刺肥人者，以秋冬之齊；刺瘦人者，以春夏之齊。

針刺的深度，首先要根據病人的能量狀態決定，春夏氣在皮毛，應當淺刺，秋冬氣在分肉與筋骨，可深刺。所以肥胖者，氣在內，當深刺；瘦人，氣在外，可淺刺。以上是深淺的基本原則，但還需要因人而異，來決定最終的目的是什麼，同樣是深刺，對於有的人是瀉（瘦、敏感怕針，而裡氣虛者），有的人則是補（胖而裡氣虛）。

> 病痛者陰也，痛而以手按之不得者陰也，深刺之。癢者陽也，淺刺之。病在上者陽也，病在下者陰也。

根據病的深度和在陰在陽，決定針刺深度。病在陰（在內、在下），可深刺；病在陽（在表、在上），淺刺（如癢症）。

> 凡刺之法，必察其形氣，形肉未脫，少氣而脈又躁，躁厥者，必為繆刺之，散氣可收，聚氣可布，深居靜處，占神往來，閉戶塞牖，魂魄不散，專意一神，精氣不分，毋聞人聲，以收其精，必一其神，令志在針，淺而留之，微而浮之，以移其神，氣至乃休。男內女外，堅拒勿出，謹守勿內，是謂得氣。

字面上的意思是把門窗關掉，其實是把眼耳等六根關掉。這段講的是專心致志，精、氣、神合一，這樣可以「散氣可收，聚氣可布」。這種安靜、專一於精氣神之散聚變化的針刺習慣，可以幫助中醫師慢慢體會到人體內部的氣血變化和神氣往來。

凡刺之禁，新內勿刺，新刺勿內；已醉勿刺，已刺勿醉；新怒勿刺，已刺勿怒；新勞勿刺，已刺勿勞；已飽勿刺，已刺勿飽；已飢勿刺，已刺勿飢；已渴勿刺，已刺勿渴；大驚大恐，必定其氣，乃刺之。乘車來者，臥而休之，如食頃乃刺之。步行來者，坐而休之，如行十里頃乃刺之。

凡此十二禁者，其脈亂氣散，逆其營衛，經氣不次，因而刺之，則陽病入於陰，陰病出為陽，則邪氣復生，粗工不察，是謂伐身，形體淫泆，乃消腦髓，津液不化，脫其五味，是謂失氣也。

內者，行房也。此言針刺前後患者需要的基本狀態。

△本臟・第四十七▽

人之血氣精神者，所以奉生而周於性命者也。經脈者，所以行血氣而營陰陽，濡筋骨，利關節者也。衛氣者，所以溫分肉，充皮膚，肥腠理，司關合者也。志意者，所以御精神，收魂魄，適寒溫，和喜怒者也。

是故血和則經脈流行，營復陰陽，筋骨強勁，關節清利矣。衛氣和則分肉解利，皮膚調柔，腠理緻密矣。志意和則精神專直，魂魄不散，悔怒不起，五臟不受邪矣。寒溫和則六腑化穀，風痹不作，經脈通利，肢節得安矣。此人之常平也。

五臟者，所以藏精神血氣魂魄者也。六腑者，所以化水穀而行津液者也。此人之所以具受於天也，無愚智賢不肖，無以相倚也。

志意雖屬後天之能，其調節作用亦大，「所以御精神，收魂魄，適寒溫，和喜怒者也」。

△天年・第五十四▽

失神者死，得神者生也。

△行針・第六十七▽

重陽之人，其神易動，其氣易往也。

凡此，皆言不同體質、心質之人，神氣之動靜開闔有別也。

△上隔・第六十八▽

恬淡無為，乃能行氣。

恬淡無為，氣乃自行。

△官能・第七十三▽

用針之理，必知形氣之所在，左右上下，陰陽表裡，血氣多少，行之逆順，出入之合。謀伐有過。

此言用針不可拘於症狀、主治穴位，當觀其形氣與神，「左右上下，陰陽表裡，血氣多少，行之逆順，出入之合」，看病先看人，知其常，乃知何謂「失常」，乃可「謀伐有過」。

用針之服，必有法則，上視天光，下司八正，以辟奇邪，而觀百姓，審於虛實，無犯其邪。

此言上工用針之道。上觀天光，知常與變、清與濁，下觀地之虛實寒溫，觀察八個主要節氣的正常氣候情況，以避開四時八節非時之邪的侵襲。

是得天之露，遇歲之虛，救而不勝，反受其殃。故曰：必知天忌，乃言針意。法於往古，驗於來今，觀於窈冥，通於無窮，粗之所不見，良工之所貴，莫知其形。若神彷彿。

天之露，指與時令不相應的風雨災害。歲之虛，指氣運虛衰，氣候反常。故曰「必知天忌，乃言針意」。

是故上工之取氣，乃救其萌芽，下工守其已成，因敗其形。

是故工之用針也，知氣之所在，而守其門戶，明於調氣，補瀉所在，徐疾之意，所取之處。

上工「法於往古，驗於來今，觀於窈冥，通於無窮」，知其前後與往來，故能治未病；下工守其已成，就病論病，故難癒。

瀉必用員，切而轉之，其氣乃行，疾而徐出，邪氣乃出，伸而迎之，搖大其穴，氣出乃疾。補必用方，外引其皮，令當其門，左引其樞，右推其膚，微旋而徐推之，必端以正，安以靜，堅心無解，欲微以留，氣下而疾出之，推其皮，蓋其外門，真氣乃存，用針之要，無忘其神。

此言補瀉之操作形式、內心意象及當下感受。

雷公問於黃帝曰：《針論》曰：得其人乃傳，非其人勿言。何以知其可傳？黃帝曰：各得其人，任之其能，故能明其事。

雷公曰：願聞官能奈何？黃帝曰：明目者，可使視色；聰耳者，可使聽音；捷疾辭語者，可使傳論；語徐而安靜，手巧而心審諦者，可使行針艾，理血氣而調諸逆順，察陰陽而兼諸方；緩節柔筋而心和調者，可使導引行氣；疾毒言語輕人者，可使唾癰咒病；爪苦手毒，為事善傷者，可使按積抑痹。各得其能，方乃可行，其名乃彰。不得其人，其功不成，其師無名。

此言因材施教之理。

審，思維之周密明辨也；諦者，專注仔細而莊重也。

故為針艾者，能語徐而氣緩，神定而安靜，手靈巧而心審諦，良醫也。

故曰：得其人乃言，非其人勿傳，此之謂也。手毒者，可使試按龜，置龜於器下，而按其上，五十日而死矣。手甘者，復生如故也。

手毒者，此稟天然克伐之力也，故可使按積抑痹，各得其能也。

△大惑論・第八十▽

故神勞則魂魄散，志意亂。

故神不可勞，勞則耗散難復，神機失守，則魂魄散，志意亂。

附錄3 《傷寒論》選讀

我們選取少量條文，以學習《傷寒論》的臨證思路：如何謹察氣機，跟隨「正氣」的虛實變化而相應呈現出病勢的進退出入；學習仲景先生選方用藥的合機、順勢與適度。

為了便於讀者查找，每一條文前標有編號。參考依據《袖珍中醫四部經典》（天津科學技術出版社，一九九九年二月第一版）。

原文後的明體文字為說明，供讀者參考。

原序

論曰：余每覽越人入虢之診，望齊侯之色，未嘗不慨然歎其才秀也！怪當今居世之士，曾不留神醫藥，精究方術，上以療君親之疾，下以救貧賤之厄，中以保身長全，以養其生。但競逐榮勢，企踵權豪，孜孜汲汲，惟名利是務，崇飾其末，忽棄其本，華其外而淬其內。皮之不存，毛將安附焉？卒然遭邪風之氣，嬰非常之疾，患及禍至，而方震栗；降志屈節，欽望巫祝，告窮歸天，束手受敗。賫百年之壽命，持至貴之重器，委付凡醫，恣其所措。咄嗟嗚呼！厥身已斃，神明消滅，變為異物，幽潛重泉，徒為啼泣。痛夫！舉世昏迷，莫能覺悟，不惜其命，若是輕生，彼何榮勢之云哉？而進不能愛人知人，退不能愛身知己，遇災值禍，身居厄地；蒙蒙昧昧，蠢若遊魂。

哀乎！趨世之士，馳競浮華，不固根本，忘軀徇物，危若冰谷，至於是也！

余宗族素多，向餘二百。建安紀年以來，猶未十稔，其死亡者，三分有二，傷寒十居其七。感往昔之淪喪，傷横夭之莫救，乃勤求古訓，博采眾方，撰用《素問》、《九卷》、《八十一難》、《陰陽大論》、《胎臚藥錄》，並《平脈辨證》，為《傷寒雜病論》合十六卷，雖未能盡愈諸病，庶可以見病知源，若能尋余所集，思過半矣。（註：「愈」通「癒」，以下皆同。）

夫天布五行，以運萬類，人稟五常，以有五臟，經絡府俞，陰陽會通，玄冥幽微，變化難極，自非才高識妙，豈能探其理致哉！上古有神農、黄帝、岐伯、伯高、雷公、少俞、少師、仲文，中世有長桑、扁鵲，漢有公乘陽慶及倉公，下此以往，未之聞也。

觀今之醫，不念思求經旨，以演其所知，各承家技，始終順舊。省疾問病，務在口給，相對斯須，便處湯藥；按寸不及尺，握手不及足，人迎、趺陽，三部不參，動數發息，不滿五十，短期未知決診，九候曾無彷彿；明堂闕庭，盡不見察，所謂窺管而已。夫欲視死別生，實為難矣。

孔子云，生而知之者上，學則亞之。多聞博識，知之次也。余宿尚方術，請事斯語。

辨太陽病脈證並治

1 太陽之為病，脈浮，頭項強痛而惡寒。

裡氣尚足，中上二焦無虧虛太過，正氣有開而外達之力，故邪不能深入，呈現為太陽病：邪正相爭在上焦皮表，其勢開而向外，故脈浮、頭項強痛。

2 **太陽病，發熱汗出，惡風，脈緩者，名為中風。**

中風：太陽病之虛型，裡不足，表虛，故惡風；正氣無力，邪正相爭不盛，故脈緩，相應病勢多緩和。

3 **太陽病，或已發熱，或未發熱，必惡寒，體痛，嘔逆，脈陰陽俱緊者，名為傷寒。**

傷寒：太陽病之實型，裡不虛，邪正相爭之勢強而難解，故人體反應強而痛苦，見「體痛、嘔逆、脈陰陽俱緊」。相應病勢多急，症狀多劇烈。

蓋條文所列之症狀與脈象，乃仲景指路之標識，重在看本氣之虛實有無，陽氣之進退開闔，不能執著於症狀而用方，需讀者由此推演出何種神質、體質會發展為中風，何種神質、體質會發展為傷寒，直至在臨床中觀人之「神色形態」，而知其陽氣程度在陰在陽，病機是容易虛還是實。

4 **傷寒一日，太陽受之，脈若靜者，為不傳；頗欲吐，若躁煩脈數急者，為傳也。**

傳與不傳，在裡氣之虛實，陽氣之進退。脈若靜者，為裡氣尚足，邪氣不盛，故不傳；頗欲吐，若躁煩脈數急者，乃邪勝於正，交爭劇烈，為傳也。

5 **傷寒二三日，陽明少陽證不見者，為不傳也。**

「陽明少陽『證』不見者」，非未見陽明少陽「症」。前者重在本氣之進退，看的是「中下焦之陽氣」，後者重在症狀，如發熱、便祕、往來寒熱、口苦等。故知傳與不傳，無須待症狀出現，當可知之：觀其神氣、脈象之靜躁，胃氣、腎氣之虛實，乃知本氣之開闔，病勢之進退。如是，方可謂之「治未病」。

6 太陽病，發熱而渴，不惡寒者為溫病。若發汗已，身灼熱者，名風溫。風溫為病，脈陰陽俱浮，自汗出，身重，多眠睡，鼻息必鼾，語言難出。若被下者，小便不利，直視失溲；若被火者，微發黃色，劇則如驚癇，時瘛瘲；若火熏之，一逆尚引日，再逆促命期。

「風溫」乃熱在中上焦氣分，當以苦平甘涼，佐以微辛甘淡，清降涼疏為正治法。故不得發汗、被下、被火。

7 病有發熱惡寒者，發於陽也；無熱惡寒者，發於陰也。發於陽，七日愈；發於陰，六日愈。以陽數七陰數六故也。

有發熱惡寒者，邪正相爭之象，故知正氣尚存於內，排邪外出，其勢為「開」，故曰發於陽也；無熱惡寒者，邪勝於正，正氣無力相爭，邪氣留滯於內，故曰發於陰也。

故三陰三陽之辨，非拘於條文所列之症狀，乃從於本氣之虛實，而知邪正病勢之進退，此乃領會仲景《傷寒論》之根本。

六七之數，不必拘泥，辨證論治，因人而異。

11 病人身大熱，反欲得衣者，熱在皮膚，寒在骨髓也；身大寒，反不欲近衣者，寒在皮膚，

熱在骨髓也。

病機之寒熱與欲得衣否，可為參考，不必拘泥。欲辨寒熱虛實真假者，當從人之本氣與神氣入手，不得拘於病象，故人之神色形態，與中氣、元氣之有無，飲食、大小二便、汗出、睡眠，乃其根本。

12 太陽中風，陽浮而陰弱。陽浮者，熱自發；陰弱者，汗自出。嗇嗇惡寒，淅淅惡風，翕翕發熱，鼻鳴乾嘔者，桂枝湯主之。

桂枝湯方：桂枝三兩（去皮）　芍藥三兩　甘草二兩（炙）　生薑三兩（切）　大棗十二枚（擘）

禁生冷、黏滑、肉面、五辛、酒酪、臭惡等物。

桂枝湯氣味，甘一辛二酸三（甘為主，辛次之，酸再次之），中上焦溫補闔收之品。非發散驅邪之物，故合於本氣不足之中風。中風者，本虛也。以上觀點，非經嚐藥而不能知此。

14 太陽病，項背強几几，反汗出惡風者，桂枝加葛根湯主之。

桂枝加葛根湯方：葛根四兩　麻黃三兩（去節）　芍藥二兩　生薑三兩（切）　甘草二兩（炙）　大棗十二枚（擘）　桂枝三兩（去皮）

上七味，以水一斗，先煮麻黃、葛根，減二升，去上沫；內諸藥，煮取三升，去滓，溫服一升，覆取微似汗，不須啜粥。餘如桂枝法將息及禁忌。

桂枝加葛根湯以「反汗出惡風」為特徵，乃太陽中風，本虛也。其藥勢，當以桂枝湯久煎而取其味，闔中補氣血為主。第31條葛根湯，用藥、劑量與本方相同，唯煎煮法不同，冀讀者自察。

16太陽病三日，已發汗，若吐、若下、若溫針，仍不解者，此為壞病，桂枝不中與之也。觀其脈證，知犯何逆，隨證治之。桂枝本為解肌，若其人脈浮緊，發熱汗不出者，不可與之也。

「觀其脈證，知犯何逆，隨證治之」，乃觀其脈證，以知陽氣之虛實、病機之順逆，非「隨症治之」也。

「桂枝本為解肌」，不必拘泥「解肌」二字，蓋桂枝湯甘酸而辛溫，闔中補中為主，辛散溫通為其輔，適於中虛表不固者。表氣鬱閉而內有鬱熱者，如「脈浮緊，發熱汗不出者，不可與之也」。

20太陽病，發汗，遂漏不止，其人惡風，小便難，四肢微急，難以屈伸者，桂枝加附子湯主之。

桂枝加附子湯方：桂枝三兩（去皮）　芍藥三兩　甘草二兩（炙）　生薑三兩（切）
大棗十二枚（擘）　附子一枚（炮，去皮，破八片）

此為誤發汗或過發汗傷陽，裡虛甚，而有三焦失運之象，故見「小便難，四肢微急，難以屈伸者」。

因於太陽病中風不應發汗而誤汗，太陽病傷寒可發汗而過汗所致，加入附子，闔收陽氣，回陽救逆，復其氣機。

21太陽病，下之後，脈促，胸滿者，桂枝去芍藥湯主之。

下之後傷中氣，「脈促、胸滿」，乃陽氣不足之象，芍藥者，酸苦涼降，陰也，故去之。

22若微惡寒者，桂枝去芍藥加附子湯主之。

以方測證，去芍藥加附子，此陽氣更虛之證。或惡寒，或不惡寒，非關鍵也，當從神色形態與中氣、元氣求之。

23太陽病，得之八九日，如瘧狀，發熱惡寒，熱多寒少，其人不嘔，圊便欲自可，一日二三度發。脈微緩者，為欲愈也；脈微而惡寒者，此陰陽俱虛，不可更發汗、更下、更吐也；面色反有熱色者，未欲解也，以其不能得小汗出，身必癢，宜桂枝麻黃各半湯。

「得之八九日，如瘧狀，發熱惡寒，熱多寒少，其人不嘔，圊便欲自可」，此病久，本氣不足，邪正相爭無力之象；「一日二三度發」，乃陽氣起伏之象，發之時，乃陽氣回復，邪正交爭而發熱，然不持久，故「如瘧狀」。此與少陽之「寒熱往來」，厥陰之「厥熱勝復」，皆陽氣不足，邪正往復交爭之象，其本，皆裡不足也。

「面色反有熱色者，未欲解也，以其不能得小汗出，身必癢，宜桂枝麻黃各半湯」，故以桂枝麻黃各半湯，闔收本氣為重，恢復其三焦氣運，非僅僅「小發其汗」也。

24太陽病，初服桂枝湯，反煩不解者，先刺風池、風府，卻與桂枝湯則愈。

「初服桂枝湯，反煩不解者」，陽氣欲伸而不暢之象。裡虛之人，表氣久已不舒，常阻於頭項頸肩，針刺「風池、風府」可解之。

內科雜病，有素體盛而本氣虛之人，欲進滋補藥者，亦可先行針刺風池、風府，以及足三里、三陰交等四肢穴位，通行氣機，或可免於「虛不受補」之弊。

25 服桂枝湯，大汗出，脈洪大者，與桂枝湯，如前法；若形似瘧，一日再發者，汗出必解，宜桂枝二麻黃一湯。

「大汗出，脈洪大者」，可為陽明之實熱，亦可為少陰、厥陰之真虛假熱，故單憑此二症狀，不足以明之。今「與桂枝湯，如前法」，故知太陽中風證仍在。

「若形似瘧，一日再發者，汗出必解，宜桂枝二麻黃一湯」，此非為發汗也，乃闔中以復三焦氣運，裡氣外達，表裡和則微汗出，是故「汗」乃副產品，表裡和之外象也。以桂枝二麻黃一湯，闔收之力更大於「桂枝麻黃各半湯」，故知此證裡氣更虛。

26 服桂枝湯，大汗出後，大煩渴不解，脈洪大者，白虎加人參湯主之。

白虎加人參湯方：知母六兩　石膏一斤（碎，綿裹）　甘草二兩（炙）
粳米六合　人參三兩

此與上條類似，「服桂枝湯，大汗出後，脈洪大」，不可以「大煩渴不解」來做為用「白虎加人參湯」之標指。以方測證，應當是內有鬱熱，服桂枝湯後，陽氣充溢於外，但本氣尚虛、收闔不足之人。

27太陽病，發熱惡寒，熱多寒少，脈微弱者，此無陽也，不可發汗，宜桂枝二越婢一湯。

桂枝二越婢一湯方：桂枝（去皮）　芍藥　麻黃　甘草（炙）　各十八銖

大棗四枚（擘）　生薑一兩二銖（切）　石膏二十四銖（碎，綿裹）

此證如前「麻桂各半」與「桂枝二麻黃一湯」，乃「無陽也，不可發汗」。裡虛之證，闔中微運其陽氣也。

28服桂枝湯，或下之，仍頭項強痛，翕翕發熱，無汗，心下滿微痛，小便不利者，桂枝去桂加茯苓白朮湯主之。

桂枝去桂加茯苓白朮湯方：芍藥三兩　甘草二兩（炙）　生薑（切）

白朮　茯苓各三兩　大棗十二枚（擘）

上六味，以水八升，煮取三升，去滓，溫服一升。小便利則愈。

加茯苓、白朮，補中也，因傷於誤下也。中虛則邪氣順勢而入，無從表而外出之機，故去桂也。綜其方藥，甘溫闔中，佐以酸、微苦，補中運中之用也。其藥勢與桂枝湯相較，前者在中焦而緩降，桂枝湯在中上焦而緩升。

29傷寒，脈浮，自汗出，小便數，心煩，微惡寒，腳攣急。反與桂枝欲攻其表，此誤也。得之便厥，咽中乾，煩躁吐逆者，作甘草乾薑湯與之，以復其陽；若厥愈足溫者，更作芍藥甘草湯與之，其腳即伸；若胃氣不和，譫語者，少與調胃承氣湯；若重發汗，復加燒針者，四逆湯主之。

甘草乾薑湯方：甘草四兩（炙）　乾薑二兩

上二味，以水三升，煮取一升五合，去滓，分溫再服。

芍藥甘草湯方：白芍　甘草（炙）　各四兩

上二味，以水三升，煮取一升五合，去滓，分溫再服。

調胃承氣湯方：大黄四兩（去皮，清酒洗）　甘草二兩（炙）　芒硝半升

上三味，以水三升，煮取一升，去滓，內芒硝，更上火微煮令沸，少少溫服之。

四逆湯方：甘草二兩（炙）　乾薑一兩半　附子一枚（生用，去皮，破八片）

上三味，以水三升，煮取一升二合，去滓，分溫再服。強人可大附子一枚、乾薑三兩。

「傷寒，脈浮，自汗出，小便數，心煩，微惡寒，腳攣急」，此中陽虛而略有外浮之勢，應當與桂枝加附子，或人參新加輩，急闔其裡氣。

桂枝湯亦有闔中補虛之功，何謂「反與桂枝，欲攻其表，此誤也」？當知此人乃形氣虛而神氣極敏感上浮之人，桂枝湯內有生薑、桂枝之辛，用後氣機更為上浮也。故以平緩之甘草乾薑湯，以復其陽，芍藥甘草湯以復其陰。

此非急症重症之急治也，乃緩和之劑。

故方藥之緩急走守，不可不知。

「若胃氣不和，譫語者，少與調胃承氣湯」，此本有胃腸積滯在裡之傷寒也；「若重發汗，復加燒針者，四逆湯主之」，此誤重發汗，又誤火劫，重傷其陽也。

30 問曰：證象陽旦，按法治之而增劇，厥逆，咽中乾，兩脛拘急而譫語。師曰：言夜半手足當溫，兩腳當伸。後如師言。何以知此？答曰：寸口脈浮而大，浮為風，大為虛，風則生微熱，虛則兩脛攣，病形象桂枝，因加附子參其間，增桂令汗出，附子溫經，亡陽故也。厥逆，咽中乾，煩躁，陽明內結，譫語煩亂，更飲甘草乾薑湯。夜半陽氣還，兩足當熱，脛尚微拘急，重與芍藥甘草湯，爾乃脛伸。以承氣湯微溏，則止其譫語。故知病可愈。

看似桂枝湯證，「按法治之而增劇，厥逆、咽中乾、兩脛拘急而譫語」，原因何在？一者，本虛而陽浮之體質，故見「脈浮而大」；二者，「加附子參其間，增桂令汗出」，辛熱太過也。此條乃仲景解釋前一條文，重點在「寸口脈浮而大」，即本氣虛而神氣上浮之證，即便是相對平和的桂枝湯，也可能「辛散太過」，故藥勢必須和病人的體質神質、當下氣機神機相合也。

31 太陽病，項背強几几，無汗惡風者，葛根湯主之。

葛根湯方：葛根四兩　麻黃三兩（去節）　桂枝二兩（去皮）　生薑三兩（切）

甘草二兩（炙）　芍藥二兩　大棗十二枚（擘）

上七味，以水一斗，先煮麻黃、葛根，減六升，去白沫；內諸藥，煮取三升，去滓，溫服一升。覆取微似汗。

葛根湯以「無汗惡風」為特徵，煎煮法是：水一斗，先煎麻黃、葛根，減六升後（久煎取其味），再內諸藥，最後「煮取三升」（桂枝湯煎煮時間短，取其氣）。最後的藥勢，以「麻黃、葛根、桂枝、生薑」發表為主導，「甘草、大棗、芍藥」闔中為輔。

32 太陽與陽明合病者，必自下利。葛根湯主之。

太陽與陽明合病，也可能發熱，不一定都「下利」，此邪氣下行也，氣機下陷也。故以「葛根湯」甘辛而溫，闔中而提升陽氣，助邪由表而出。亦可看作「逆流挽舟」之又一法。

33 太陽與陽明合病，不下利，但嘔者，葛根加半夏湯主之。

葛根加半夏湯方：葛根四兩　麻黃三兩（去節）　甘草二兩（炙）　芍藥二兩
桂枝二兩（去皮）　生薑二兩（切）　半夏半升（洗）　大棗十二枚（擘）

加半夏者，此從權用法，重點還是在葛根湯，溫中宣陽達表，升也。可知「嘔」乃中虛而表氣不暢所致。

即使無半夏，唯有葛根湯，當是格局，即可用之，即可止嘔、止利，乃至一切變證。是所謂「萬病一法」，處方用藥之基準。

34 太陽病，桂枝證，醫反下之，利遂不止。脈促者，表未解也，喘而汗出者，葛根黃芩黃連湯主之。

葛根黃芩黃連湯方：葛根半斤　甘草二兩（炙）　黃芩三兩　黃連三兩

「太陽病，桂枝證」，可知體質偏弱。「醫反下之，利遂不止」，此傷中氣也，「脈促者，表未解也」，可知中不足而氣微陷，故見「利不止」，然而，此中虛，非「四君子、理中丸」之久病致中氣虛證，乃誤下，致一時之中氣下陷，並邪氣由表入裡也，故以黃連、黃芩苦堅，固攝中氣以降，順勢助邪氣下行，非單用以清熱解毒也。葛根、甘草提攝中陽，逆流挽舟。

35 太陽病，頭痛發熱，身疼腰痛，骨節疼痛，惡風無汗而喘者，麻黃湯主之。

麻黃湯方：麻黃三兩（去節）　桂枝二兩（去皮）　甘草一兩（炙）　杏仁七十個（去皮尖）

太陽病傷寒，邪盛而正氣尚充，故交爭劇烈，表氣閉阻，而見「頭痛發熱，身疼腰痛，骨節疼痛，惡風無汗而喘」。桂枝可助麻黃宣通陽氣，透邪外出。此辛溫開散之劑。

36 太陽與陽明合病，喘而胸滿者，不可下，宜麻黃湯。

此體質素強盛者，雖合病，病機仍有向外、向上而出之勢，故「不可下，宜麻黃湯」。

37 太陽病，十日以去，脈浮細而嗜臥者，外已解也。設胸滿脅痛者，與小柴胡湯；脈但浮者，與麻黃湯。

「十日以去，脈浮細而嗜臥者，外已解也」，此處當辨有無太陰、少陰裡虛之證，以作鑑別。「胸滿脅痛者」，非小柴胡湯之指徵。欲用柴胡，當辨其人是否有中虛而邪正相爭往來之證，及表氣不暢、裡氣不和之格局；「脈但浮者」，亦非與麻黃湯之必要指徵，當知其人是否體質尚強，有表氣鬱閉之格局。

是故研習《傷寒論》者，切勿執之症狀，而當以仲景所示之症狀，回溯其氣機格局，乃明白其體質之厚薄強弱、神氣之開闔清濁，中氣元氣之虛實有無。而後以「氣味升降」為處方之基準，使藥勢合於病機，是為正途。

38 太陽中風，脈浮緊，發熱惡寒，身疼痛，不汗出而煩躁者，大青龍湯主之。若脈微弱，汗出惡風者，不可服之；服之則厥逆，筋惕肉瞤，此為逆也。

大青龍湯方：麻黃六兩（去節）　桂枝二兩（去皮）　甘草二兩（炙）　杏仁四十枚（去皮尖）

生薑三兩（切）　大棗十枚（擘）　石膏如雞子大（碎）

此體質強盛者，表閉而邪正交爭劇烈，故「脈浮緊，身疼痛，不汗出而煩躁」。故虛者慎用：「若脈微弱，汗出惡風者，不可服之；服之則厥逆，筋惕肉瞤，此為逆也。」所謂病機者，正氣為本，所謂正氣者，資源（中下二焦與體質）為本。因此，讀《傷寒論》，應當從條文與方藥中省思適宜該方證之人，推知其體質神質、剛柔厚薄、勇怯動靜……亦當從日常之接人待物中觀之、留意之。

39 傷寒、脈浮緩，身不疼，但重，乍有輕時，無少陰證者，大青龍湯發之。

此非寒閉，乃濕阻，或傷於外感居處，或本於體質，故大青龍湯非僅用於熱證；其藥勢，為重「開」，以泄表氣，但凡體質壅重而有濕熱內鬱，表氣鬱閉者，皆可發之。故曰：《傷寒論》之辨證用藥，重在辨機辨勢，所謂「得其機，順其勢，顧其本，而利其行」。

40 傷寒表不解，心下有水氣，乾嘔，發熱而咳，或渴，或利，或噎，或小便不利、少腹滿，或喘者，小青龍湯主之。

小青龍湯方：麻黃（去節）　芍藥　細辛　乾薑　甘草（炙）　桂枝（去皮）　各三兩
五味子半升　半夏半升（洗）

若渴，去半夏，加栝蔞根三兩；若微利者，去麻黃，加蕘花（如一雞子，熬令赤色）；若噎者，去麻黃，加附子一枚（炮）；若小便不利、少腹滿者，去麻黃，加茯苓四兩；若喘者，去麻黃，加杏仁半升（去皮尖）。

大青龍湯作用於氣分，開泄上焦表氣而清瀉鬱熱，故以麻黃六兩；小青龍湯更在血分，而不以開泄為用，故以乾薑、五味子、芍藥來闔收中下焦之不足；氣味甘酸而辛溫，闔收為主，佐以流通，故細辛、麻黃非用以發散開泄，乃助表裡之氣重續與流通三焦內外，此為「闔中緩運、復其氣機」之法，是以麻黃減至三兩。

41 傷寒，心下有水氣，咳而微喘，發熱不渴，服湯已，渴者，此寒去欲解也，小青龍湯主之。

水氣病各有所因，此用小青龍，可知其下元、中陽之不足，乃致三焦氣化失運而水氣停於心下，故見「咳而微喘，發熱不渴」，此皆內外上下失濟之象，症狀多因人而異，不必執著。知其病機，乃得大端。

「服湯已，渴者，此寒去欲解也」，渴者，此陽氣回復流通之象，猶如引擎發動，而需要注水降溫，故此「渴」無須治療，乃診斷之指引也。

42 **太陽病，外證未解，脈浮弱者，當以汗解，宜桂枝湯。**

此虛性體質，本氣不足，遷延時日而外證未解。脈浮弱，裡氣不足之象，故以桂枝湯，非發汗法，乃托裡扶正之劑，故「汗解」非強發其汗，乃裡氣得助而表裡和合，得微汗而解。故知「汗」乃副產品，非主攻方向，「汗出」意味著表裡通暢，此乃診斷病機變化之指引，猶如上條之「渴」。

43 **太陽病，下之微喘者，表未解故也，桂枝加厚朴杏子湯主之。**

桂枝加厚朴杏子湯方：桂枝三兩（去皮）　甘草二兩（炙）　生薑三兩（切）

芍藥三兩　大棗十二枚（擘）　厚朴二兩（炙，去皮）

杏仁五十枚（去皮尖）

《傷寒論》中多有「誤下」、「過下」之條文，乃當時藥肆多備巴豆、甘遂、大黃配伍之諸多攻下藥，普及程度猶如當今之非處方藥，民眾多在居家服之，以為排病之法。虛者竣下後，裡氣不足，仍以「桂枝湯」為主方，故並非見「喘」而治喘也。

44 **太陽病，外證未解，不可下也，下之為逆。欲解外者，宜桂枝湯。**

裡氣不足之太陽中風，不可下也，下之為逆，更傷中氣也。宜桂枝湯，闔中緩開。裡氣未虛之太陽傷寒，亦不可下，下之為逆，傷中並氣機下陷而有痞證、下利、喘等諸多變證。宜麻黃湯，開泄表氣。

45 太陽病，先發汗，不解，而復下之，脈浮者不愈；浮為在外，而反下之，故令不愈。今脈浮，故知在外，當須解外則愈，宜桂枝湯。

同上，脈浮為病勢尚有外解之機，反下之，故不癒。

46 太陽病，脈浮緊，無汗，發熱，身疼痛，八九日不解，表證仍在，此當發其汗。服藥已微除，其人發煩，目瞑，劇者必衄，衄乃解。所以然者，陽氣重故也。麻黃湯主之。

鼻衄者，或因氣分有熱，可以用石膏、滑石、白茅根、淡竹葉、生鐵落；或因血分有熱，可以用三黃瀉心湯。此條所示，乃強盛體質，陽氣鬱閉之象，故有「發煩，目瞑」，故曰：陽氣重故也。麻黃湯主之。

47 太陽病，脈浮緊。發熱，身無汗，自衄者愈。

同上，多見於年輕壯實者，自衄則表鬱自解，裡氣外達也。

48 二陽並病，太陽初得病時，發其汗，汗先出不徹，因轉屬陽明，續自微汗出，不惡寒。若太陽病證不罷者，不可下，下之為逆，如此可小發汗。設面色緣緣正赤者，陽氣怫鬱在表，當解之熏之。若發汗不徹，不足言，陽氣怫鬱不得越，當汗不汗，其人躁煩，不知痛處，乍在腹中，乍在四肢，按之不可得，其人短氣但坐，以汗出不徹故也，更發汗則愈。何以知汗出不徹？以脈澀故知也。

同上，此亦多見於體質壯實，陽氣鬱閉者。故見「面色緣緣正赤者，陽氣怫鬱（憂憤）在表」，故曰：「若發汗不徹，不足言，陽氣怫鬱不得越，當汗不汗，其人躁煩，不知痛處，乍在腹中，乍在四肢，按之不可得，其人短氣但坐」，此「以汗出不徹故也，更發汗則愈」。

麻黃湯、麻杏石甘湯、葛根湯、大青龍湯等，皆可隨證應之。

又，教科書所謂「發汗藥」，其實非為發汗而設，乃開表氣、行腠理也。用之後，或見汗出，或不見汗出，無妨，唯看表氣暢否，表裡（中上二焦）及三焦內外通否。故曰，發汗藥非取汗，開表是也，通便藥非僅為通便，通裡氣、降邪氣是也。

此處「脈澀」，乃表裡氣不暢，三焦鬱閉之象，非虛也。

49 脈浮數者，法當汗出而愈，若下之，身重，心悸者，不可發汗，當自汗出乃解。所以然者，尺中脈微，此裡虛，須表裡實，津液自和，便自汗出愈。

證在表氣不通，「法當汗出而愈」。「若下之，身重，心悸」，此誤治也，裡虛也。故「不可發汗，當自汗出乃解。」如何「自汗出」？未必需要用藥，待時、保養、慎起居也，待陽氣自復，則「表裡實，津液自和，便自汗出愈」。

50 脈浮緊者，法當身疼痛，宜以汗解之。假令尺中遲者，不可發汗。何以知然？以榮氣不足，血少故也。

「尺中遲者，不可發汗」，裡虛也。故曰「以榮氣不足，血少故也」。臨證之時，一望便知。

51 脈浮者，病在表，可發汗，宜麻黃湯。

此須強盛之質可用。望而知之，非單憑脈象也。

52 脈浮而數者，可發汗，宜麻黃湯。

脈雖數，未必是裡熱，表氣鬱閉爾。

53 病常自汗出者，此為榮氣和。榮氣和者，外不諧，以衛氣不共榮氣諧和故爾。以榮行脈中，衛行脈外，復發其汗，榮衛和則愈。

榮衛不和，以榮氣尚足而衛表虛，可以用桂枝湯；或以榮氣尚足而衛表有寒濕鬱熱，可以用麻黃湯，意在借發汗，以通行腠理。

54 病人臟無他病，時發熱、自汗出而不愈者，此衛氣不和也，先其時發汗則愈，宜桂枝湯。

以方測證，裡虛不足之象也，故見「時發熱、自汗出，而不愈者」。東垣老人以「升陽益胃湯、補中益氣湯」主之，可知桂枝湯立旨，非為發汗，乃補中爾。

辨證之際，當明乎「病人臟無他病」，亦無濕、熱、食傷之證，否則桂枝湯入口，即為助邪之資糧。

55 傷寒，脈浮緊，不發汗，因致衄者，麻黃湯主之。

同上，邪正交爭而鬱閉在內，「衄」者，表氣鬱結甚也，亦病勢外出之機也。衄後不解，可以麻黃湯解之。

56 傷寒，不大便六七日，頭痛有熱者，與承氣湯；其小便清者，知不在裡，仍在表也，當須發汗；若頭痛者，必衄，宜桂枝湯。

「不大便六七日，頭痛有熱者」，此裡氣不通而有淤熱，故與承氣湯。

「其小便清者」，無裡熱也。故「知不在裡，仍在表也，宜桂枝湯」。

擴而言之，以麻黃湯、小柴胡湯，亦可治表氣不暢之便祕、頭痛有熱。此之謂「表解裡自和」。

57 傷寒發汗，已解。半日許復煩，脈浮數者，可更發汗，宜桂枝湯。

汗後病勢稍退，半日許復煩，此病勢又起，見「脈浮數者」，知病在表，故可更發汗。

58 凡病，若發汗，若吐，若下，若亡血，亡津液，陰陽自和者，必自愈。

此言人之生機，有生生不絕之力，雖久經誤治、過用汗吐下，「若發汗，若吐，若下，若亡血，亡津液」，或經正確調治，或未治而正氣自復，「陰陽自和者，必自愈」。

59 大下之後，復發汗，小便不利者，亡津液故也。勿治之，得小便利，必自愈。

同上，雖經大下、誤汗，「勿治之，得小便利，必自愈」。

可知醫者，當慎用其術，觀本氣之虛實來復之機，協之、助之、順之。

60 下之後，復發汗，必振寒，脈微細。所以然者，以內外俱虛故也。

同上，大下傷內、誤汗傷表，故謂「內外俱虛」。

61 下之後，復發汗，晝日煩躁不得眠，夜而安靜，不嘔，不渴，無表證，脈沉微，身無大熱者，乾薑附子湯主之。

乾薑附子湯方：乾薑一兩　附子一枚（生用，去皮，切八片）

同上，經大下、誤汗，「晝日煩躁，不得眠」，陽虛而不得闔收之象，「不嘔、不渴，無表證，脈沉微，身無大熱者」，此陰證也。

62 發汗後，身疼痛，脈沉遲者，桂枝加芍藥生薑各一兩人參三兩新加湯主之。

新加湯方：桂枝三兩（去皮）　芍藥四兩　甘草二兩（炙）　人參三兩
大棗十二枚（擘）　生薑四兩

新加湯，氣溫熱，而味甘酸，闔收溫陽之劑也。

63 發汗後，不可更行桂枝湯。汗出而喘，無大熱者，可與麻黃杏仁甘草石膏湯。

麻黃杏仁甘草石膏湯方：麻黃四兩（去節） 杏仁五十個（去皮尖） 甘草二兩（炙） 石膏半斤（碎，綿裹）

以方測證，以麻黃、石膏、杏仁相配，氣味淡薄而流通，藥勢降下而透達。而桂枝湯，氣味偏厚濁而助熱；可知此案主三焦鬱閉，有壅滯之象，非甘酸、溫補可為。故「不可更行桂枝湯」。

64 發汗過多，其人叉手自冒心，心下悸，欲得按者，桂枝甘草湯主之。

桂枝甘草湯方：桂枝四兩（去皮） 甘草二兩（炙）

過發汗後，陽氣外泄，裡氣不足。

65 發汗後，其人臍下悸者，欲作奔豚，茯苓桂枝甘草大棗湯主之。

茯苓桂枝甘草大棗湯方：茯苓半斤 桂枝四兩（去皮） 甘草二兩（炙） 大棗十五枚（擘）

上四味，以甘瀾水一斗，先煮茯苓，減二升；內諸藥，煮取三升，去滓，溫服一升，日三服。

作甘瀾水法：取水二斗，置大盆內，以杓揚之，水上有珠子五六千顆相逐，取用之。

本氣不足，發汗後氣機外散上浮，元氣失位，故「其人臍下悸者，欲作奔豚」。此非下焦元氣虛衰之證，故以茯苓、大棗闔之，中焦藥也，此亦純虛無邪之證也。

茯苓之用，非在利小便，而在闔中降逆，復行三焦氣機也。故以「甘瀾水」作煎，取其流通之性。

臨床時見心下悸、臍下悸、欲作奔豚之證，或伴有心悸、焦慮、失眠、敏感、血壓不穩者；或因真元不足，下焦虧虛；亦或因元氣失位；闔而收之即可。

此處未用礦物類藥，一者中氣已不足，二者非神氣受擾之證也。

66 發汗後，腹脹滿者，厚朴生薑半夏甘草人參湯主之。

厚朴生薑半夏甘草人參湯方：厚朴半斤（炙，去皮）　生薑半斤（切）　半夏半升（洗）
甘草二兩（炙）　人參一兩

發汗後，氣機外散，中氣不足而有邪氣者，故以甘草、人參闔收，以半夏、厚朴復其升降之機。

67 傷寒，若吐、若下後，心下逆滿，氣上衝胸，起則頭眩，脈沉緊，發汗則動經，身為振振搖者，茯苓桂枝白朮甘草湯主之。

茯苓桂枝白朮甘草湯方：茯苓四兩　桂枝三兩（去皮）　白朮　甘草（炙）　各二兩

同上，本氣不足，誤吐下後，中陽更虛，內外表裡氣機逆亂，故見「心下逆滿，氣上衝胸，起則頭眩，脈沉緊」，再誤發汗，則經絡空虛，出現風動之象，故見「身為振振搖」。此亦純虛無邪之證也。

此處未用人參、大棗，白芍、五味子等藥，一者，因其氣機逆上而不暢，人參、大棗恐增其壅滯之壓力；二者，白芍、五味子陰藥也，氣機未復，貿然進之，恐生阻礙而不化。

68 發汗病不解，反惡寒者，虛故也。芍藥甘草附子湯主之。

芍藥甘草附子湯方：芍藥　甘草（炙）　各三兩　附子一枚（炮，去皮，破八片）

此陽氣真虛也，闔收陰陽之輕劑。

69 發汗，若下之，病仍不解，煩躁者，茯苓四逆湯主之。

茯苓四逆湯方：茯苓四兩　人參一兩　附子一枚（生用，去皮，破八片）　甘草二兩（炙）　乾薑一兩半

此陽氣真虛也，亦闔收陽氣之劑也。故自64條至此，皆誤治後之變證，前者65、67條乃元氣失位，氣機逆亂之證，此68、69條，乃真虛也。臨證之際，應當從神色形態、脈象、二便中求之，非從字句裡尋思。

70 發汗後，惡寒者，虛故也；不惡寒，但熱者，實也。當和胃氣，與調胃承氣湯。

調胃承氣湯方：大黃四兩（去皮，清酒洗）　甘草二兩（炙）　芒硝半升

此本來體實之人，發汗後，「不惡寒，但熱者，實也」。故以調胃承氣湯。與前述之虛者，其神色形態之異，一望便知。

71 太陽病，發汗後，大汗出，胃中乾，煩躁不得眠，欲得飲水者，少少與飲之，令胃氣和則愈。若脈浮，小便不利，微熱消渴者，五苓散主之。

五苓散方：豬苓十八銖（去皮）　澤瀉一兩六銖　白朮十八銖　茯苓十八銖　桂枝半兩（去皮）

上五味，擣為散，以白飲和服方寸匕，日三服。多飲暖水，汗出愈。如法將息。

此亦強盛體質，可令其「陰陽自和，必自愈」，故曰：「欲得飲水者，少少與飲之，令胃氣和則愈。」

「若脈浮，小便不利，微熱消渴者」，此為中陽受損，三焦水道不暢之象，故以五苓散主之，豬苓、澤瀉、茯苓，皆三焦水道通利藥。以白飲和服者，補中氣也。白飲，米湯也。是故中氣、元氣一衰，變證蜂起，故仲景婆心以示例解說也。

72 發汗已，脈浮數，煩渴者，五苓散主之。

同上，汗多傷陽而水精失布，見煩渴者，五苓散主之，非白虎之實熱證也。當有小便不利。

73 傷寒，汗出而渴者，五苓散主之；不渴者，茯苓甘草湯主之。

茯苓甘草湯方：茯苓二兩　桂枝二兩（去皮）　甘草一兩（炙）　生薑三兩（切）

以方測證，五苓散運通三焦而補陽氣、利水道；茯苓甘草湯，中焦藥也。

74 中風發熱，六七日不解而煩，有表裡證，渴欲飲水，水入則吐者，名曰水逆，五苓散主之。

同上，三焦失運而水道受阻，故見「不解而煩，渴欲飲水，水入則吐」。

76發汗後，水藥不得入口，為逆；若更發汗，必吐下不止。發汗吐下後，虛煩不得眠，若劇者，必反覆顛倒，心中懊憹，梔子豉湯主之；若少氣者，梔子甘草豉湯主之；若嘔者，梔子生薑豉湯主之。

梔子豉湯方：梔子十四個（擘）　香豉四合（綿裹）

上二味，以水四升，先煮梔子得二升半；內豉，煮取一升半，去滓，分為二服，溫進一服（得吐者，止後服）。

梔子甘草豉湯方：梔子十四個（擘）　甘草二兩（炙）　香豉四合（綿裹）

上三味，以水四升，先煮梔子、甘草，取二升半；內豉，煮取一升半，去滓，分二服，溫進一服（得吐者，止後服）。

梔子生薑豉湯方：梔子十四個（擘）　生薑五兩（切）　香豉四合（綿裹）

上三味，以水四升，先煮梔子、生薑，取二升半；內豉，煮取一升半，去滓，分二服，溫進一服（得吐者，止後服）。

發汗吐下後，虛煩不得眠；若劇者，必反覆顛倒，心中懊憹（煩亂），此氣機逆亂而上浮之象。豆豉，五味具陳，輕闔緩運胃氣之良品。

梔子豉湯，調和中氣，輕疏鬱熱之藥。

梔子甘草豉湯，增甘草，緩中補中也。

96傷寒五六日，中風，往來寒熱，胸脅苦滿，嘿嘿不欲飲食，心煩喜嘔，或胸中煩而不嘔，或渴，或腹中痛，或脅下痞硬，或心下悸、小便不利，或不渴、身有微熱，或咳者，小柴胡湯主之。

小柴胡湯方：柴胡半斤　黃芩三兩　人參三兩　半夏半升（洗）
甘草（炙）　生薑（切）各三兩　大棗十二枚（擘）

少陽證判定要點，非在以上症狀。而在，一者，中虛也，故「嘿嘿不欲飲食、心煩喜嘔」；二者，因本氣不足而邪正之交爭不徹底，往來而勝負難定，故有「往來寒熱」；三者，本氣不足，中上焦氣機受阻，而三焦氣化不利，故症狀涉及上中下三焦。故仲景以「或渴，或腹中痛，或脅下痞硬，或心下悸、小便不利，或不渴、身有微熱，或咳者」舉隅，不一一列舉。

97 血弱氣盡，腠理開，邪氣因入，與正氣相搏，結於脅下。正邪分爭，往來寒熱，休作有時，嘿嘿不欲飲食，臟腑相連，其痛必下，邪高痛下，故使嘔也，小柴胡湯主之。

再論少陽病之機理：血弱氣盡狀態下的正邪分爭。少陽證乃中氣已不足之邪正相爭，病機雖在中上焦，或有透疏之機，此柴胡之用也；亦有下陷之勢，而見腹中痛之症，此邪氣下行也。故曰：其痛必下，邪高痛下。故，後文有大柴胡之法也。

103 太陽病，過經十餘日，反二三下之，後四五日，柴胡證仍在者，先與小柴胡湯；嘔不止，心下急，鬱鬱微煩者，為未解也，與大柴胡湯下之則愈。

大柴胡湯方：柴胡半斤　黄芩三兩　芍藥三兩　半夏半升（洗）　生薑五兩（切）
枳實四枚（炙）　大棗十二枚（擘）　大黃二兩
以方測證，大柴胡湯有大黃、枳實之血分藥，是為少陽腑證，內有積滯也。
小柴胡偏於氣分。

153 太陽病，醫發汗，遂發熱惡寒，因復下之，心下痞，表裡俱虛。陰陽氣並竭，無陽則陰獨，
復加燒針，因胸煩，面色青黃，膚者，難治；今色微黃，手足溫者易愈。
發汗後復下，致「心下痞，表裡俱虛，陰陽氣並竭」，復加燒針，火劫傷陰，同時擾動陽氣，
「因胸煩，面色青黃，膚者，難治」。
今色微黃，手足溫者，尚有生機。

154 心下痞，按之濡，其脈關上浮者，大黃黃連瀉心湯主之。
大黃黃連瀉心湯方：大黃二兩　黃連一兩
上二味，以麻沸湯二升漬之須臾，絞去滓，分溫再服。
第154條，當與第153合併看之，此亦汗下失機失度，復加燒針而致，煎煮法以麻沸湯（滾
燙的開水）漬之須臾，絞去滓，如泡茶，乃取其苦降之氣，使上浮動搖的氣機回復本位也，非用
厚味以瀉下清熱也。

155 心下痞，而復惡寒汗出者，附子瀉心湯主之。

附子瀉心湯方：大黃二兩　黃連一兩　黃芩一兩　附子一枚（炮，去皮，破，別煮取汁）

上四味，切三味，以麻沸湯二升漬之須臾，絞去滓，內附子汁，分溫再服。

同上，痞證之另一型，以方測證，入附子者，陽虛甚也，故有「惡寒汗出」，此陽氣不收之象。大黃、黃連、黃芩，以麻沸湯二升漬之須臾，亦取其苦降苦堅闔收之氣也，非清熱瀉火也。

辨陽明病脈證並治

180 陽明之為病，胃家實是也。

181 問曰：何緣得陽明病？答曰：太陽病，若發汗，若下，若利小便，此亡津液，胃中乾燥，因轉屬陽明；不更衣，內實，大便難者，此名陽明也。

不同的病人，在傷寒六個層次的呈現，與其本氣、本來的體質、神氣格局有關。前文大量條文分析了「太陽病，若發汗、若下、若利小便」後種種壞病，以及傷氣、傷陽、氣機逆亂的各種結果，此處卻能夠「亡津液，胃中乾燥，因轉屬陽明」，原因不在「亡津液」，而在原本體質強盛，且有積蓄的熱或食積在裡。仲景以「胃家實」，一言統之。從外象而論，中焦脾胃主肌肉，其氣通於四末，可知「肌肉與體力的有無」是辨認之要點。

182 問曰：陽明病外證云何？答曰：身熱，汗自出，不惡寒反惡熱也。

中氣充足，肌腠肥厚，抗邪有力之象也。故「身熱、汗自出、不惡寒反惡熱」。

185 本太陽，初得病時，發其汗，汗先出不徹，因轉屬陽明也。傷寒發熱無汗，嘔不能食，而反汗出濈濈然者，是轉屬陽明也。

此「汗先出不徹」，邪氣由表外排之機已失，「因轉屬陽明也」。

「發熱無汗，嘔不能食，而反汗出濈濈然者」，無表證也，皆中焦失暢之熱象，「是轉屬陽明也」。

此熱象，或因邪正相爭，或因體內本有鬱熱積滯，更源自陽明體質之人多身強、腠理緻密，陽氣充沛，而肌肉與胃腸之間多有壅滯。

186 傷寒三日，陽明脈大。

本氣充盛之象。

187 傷寒脈浮而緩，手足自溫者，是為繫在太陰。太陰者，身當發黃；若小便自利者，不能發黃。至七八日，大便硬者，為陽明病也。

三陽者，是以本氣尚足為主導的邪正對抗過程，故症狀多變，而病勢發展快而向癒趨勢大；三陰者，是以本氣不足為基礎的邪正對抗過程，故多呈慢性過程，病程久、病勢易深入。

太陰者，中焦陽氣不足也，臟腑、經絡、四肢多呈壅散不收、水濕留滯之象。濕熱薰蒸鬱而不出，故有發黃之機，但「發黃」並非必然也，必因體內舊有積滯格局而然也。

「若小便自利者」，三焦氣化尚有出路，故不發黃。

「至七八日，大便硬者，為陽明病也」，這只是一種可能，全在於病者之本氣與體質。並非七八日後，必發展為陽明病也，也可能為少陰病而更甚，亦或轉為少陽或厥陰。

故，六個層次的病勢進退，必在於本氣之有無、陽氣之進退。此為理解《傷寒論》之關鍵。

傷寒條文之脈證，乃仲景之舉例說明，以演示疾病發展變化的種種可能性，非一人一病之變化可概盡，讀者當由條文而自行推估：何人何證可變「太陰」或「發黃」，何人、何種體質、神質，將壞病而病入少陰、厥陰，何種可「由陰轉陽」，病癒康復。

太陽—陽明—少陽—太陰—少陰—厥陰，非應僅僅看作為邪氣入侵之分界也，乃人體之本氣、陽氣盛衰之不同水準也，由此而知邪正交爭之階段，與病勢之進退也。

故治病必本於人之本氣，其背後是先天之體質神質，以及由出生而至今的生活史、疾病史、治療史……而來到醫者面前之當下，呈現出之氣機格局。

此之謂醫者之全觀辨證。故慎不可僅僅執於條文所示之脈象症狀而詮注用藥。

203 陽明病，本自汗出，醫更重發汗，病已瘥，尚微煩不了了者，此必大便硬故也。以亡津液，胃中乾燥，故令大便硬。當問其小便日幾行，若本小便日三四行，今日再行，故知大便不久出，今為小便數少，以津液當還入胃中，故知不久必大便也。

「陽明病，本自汗出。醫更重發汗」，此誤也，傷津液，且致氣機外散不收也。故尿頻而大便難，此裡虛而膀胱氣化無力，腸腑推動無力。

「今為小便數少，以津液當還入胃中」，亦可理解為「今為小便數少，以陽氣漸復，中下焦闔收之力漸回」、「故知不久必大便也」。因小便的頻與不頻，可知本氣之虛實。本氣漸充，自然有力排便。

207 陽明病，不吐不下，心煩者，可與調胃承氣湯。

調胃承氣湯方：大黃四兩（去皮，清酒洗）　甘草二兩（炙）　芒硝半升

苦鹹寒，而降通。此為陽明血分之用藥；白虎湯乃陽明氣分之用藥。

208 陽明病，脈遲雖汗出，不惡寒者，其身必重，短氣，腹滿而喘；有潮熱者，此外欲解，可攻裡也；手足濈然汗出者，此大便已硬也，大承氣湯主之。若汗多，微發熱惡寒者，外未解也，其熱不潮，未可與承氣湯；若腹大滿不通者，可與小承氣湯微和胃氣，勿令至大泄下。

大承氣湯方：大黃四兩（酒洗）　厚朴半斤（炙，去皮）　枳實五枚（炙）　芒硝三合

小承氣湯方：大黃四兩（酒洗）　厚朴二兩（炙，去皮）　枳實三枚（大者，炙）

「其身必重，短氣，腹滿而喘，有潮熱者」，此為裡氣鬱閉甚也，故「可攻裡也」。

後言「攻裡」之機與度：

手足濈然汗出者，此大便已硬也，大承氣湯主之；

若汗多，微發熱惡寒者，外未解也；其熱不潮，未可與承氣湯；

若腹大滿不通者，可與小承氣湯微和胃氣，勿令至大泄下。

209 陽明病，潮熱，大便微硬者，可與大承氣湯；不硬者，不可與之。若不大便六七日，恐有燥屎，欲知之法，少與小承氣湯，湯入腹中，轉矢氣者，此有燥屎也，乃可攻之；若不轉矢氣者，此但初頭硬，後必溏，不可攻之，攻之必脹滿不能食也。欲飲水者，與水則噦。其後發熱者，必大便復硬而少也，以小承氣湯和之。不轉矢氣者，慎不可攻也。

同上，言「攻裡」之機與度，勿過用瀉下：

大便不硬者，不可與大承氣湯。

「不大便六七日，恐有燥屎，欲知之法，少與小承氣湯，湯入腹中，轉矢氣者，此有燥屎也，乃可攻之。」矢氣者，屁也。

「但初頭硬，後必溏，不可攻之，攻之必脹滿不能食也」，溏者，便軟不成形，中虛也，故不可攻之。

「與水則噦（打嗝），其後發熱者」，胃腑之氣不暢之象也，然未可以大承氣湯攻之，當以小承氣湯和之，為穩妥之道。

212 傷寒，若吐若下後，不解，不大便五六日，上至十餘日，日晡所發潮熱，不惡寒，獨語如見鬼狀。若劇者，發則不識人，循衣摸床，惕而不安，微喘直視，脈弦者生，澀者死；微者，但發熱譫語者，大承氣湯主之。若一服利，則止後服。

「不大便五六日，上至十餘日，日晡所發潮熱，獨語如見鬼狀」，此為裡氣鬱閉之甚，熱擾神明也，故「若劇者，發則不識人，循衣摸床，惕而不安，微喘直視」。

脈弦者，邪正交熾之象，此脈證相應也，順也，故生。

澀者，外症兇猛而裡氣不足也，脈證不合，此為逆也，故曰死，然非必死也。

213 陽明病，其人多汗，以津液外出，胃中燥，大便必硬，硬則譫語，小承氣湯主之。若一服譫語止者，更莫復服。

陽明病乃「熱土」之象，故多見「多汗，津液外出，胃中燥，大便硬」。

214 陽明病，譫語，發潮熱，脈滑而疾者，小承氣湯主之。因與承氣湯一升，腹中轉氣者，更服一升。若不轉氣者，勿更與之；明日又不大便，脈反微澀者，裡虛也，為難治，不可更與承氣湯也。

同上，言「攻裡」之機與度，勿過用瀉下。

「脈反微澀者，裡虛也，為難治，不可更與承氣湯也」。

219 三陽合病，腹滿身重，難以轉側，口不仁面垢，譫語遺尿。發汗則譫語；下之則額上生汗，手足逆冷。若自汗出者，白虎湯主之。

白虎湯方：知母六兩　石膏一斤（碎）　甘草二兩（炙）　粳米六合

以方測證，此為陽明氣分熱也。腑氣未結也。白虎湯主之。發汗多以辛味風藥，更煽火勢，此誤也，故「譫語」；下之，乃以承氣大苦通泄藥，而誤傷裡氣，故「額上生汗，手足逆冷」。故「在氣在血」之辨，不可不慎。

220 二陽並病，太陽證罷，但發潮熱，手足汗出，大便難而譫語者，下之則愈，宜大承氣湯。

裡實熱證，故「下之則愈」。

222 若渴欲飲水，口乾舌燥者，白虎加人參湯主之。

白虎加人參湯方：知母六兩　石膏一斤（碎）　甘草二兩（炙）　粳米六合　人參三兩

以方測證，此為陽明氣分熱，而裡氣不足也，腑氣未結也。白虎加人參湯主之。

223 若脈浮，發熱，渴欲飲水，小便不利者，豬苓湯主之。

豬苓湯方：豬苓（去皮）　茯苓　澤瀉　阿膠　滑石（碎）　各一兩

此為陽明病之三焦水道失常，以「茯苓、阿膠」鬮中，而「豬苓、澤瀉、滑石」淡滲通行三焦，引熱下行。可與太陽篇之「五苓散」、「真武湯」參看。

是故，陽明之熱可由四途以化解：由表（麻黃、連翹、赤小豆）、氣分（白虎湯）、血分（承氣湯）、水道（豬苓湯）。

224 陽明病，汗出多而渴者，不可與豬苓湯。以汗多胃中燥，豬苓湯復利其小便故也。

此處「汗出多而渴者」，熱也，或在氣分，或在血分，或已汗出傷精氣，白虎加人參湯可也。

229 陽明病，發潮熱，大便溏，小便自可，胸脅滿不去者，與小柴胡湯。

小柴胡湯方：柴胡半斤　黄芩三兩　人參三兩　半夏半升（洗）　甘草三兩（炙）

生薑三兩（切）　大棗十二枚（擘）

此陽明病日久，本氣不足，轉屬少陽也。

230 陽明病，脅下硬滿，不大便而嘔，舌上白苔者，可與小柴胡湯。上焦得通，津液得下，胃氣因和，身濈然汗出而解。

同上，舌上白苔者，中氣不足也，故以人參、甘草、生薑、大棗闔中托裡，柴胡、黃芩、半夏通泄中上焦，引氣機上浮出表而解。

「承氣劑」之舌，當舌色紅而苔厚。

小柴胡之藥勢，乃「和胃氣、通上焦」。

「上焦得通，津液得下，胃氣因和，身濈然汗出而解」，表解裡自和也。

251 得病二三日，脈弱，無太陽柴胡證，煩躁，心下硬；至四五日，雖能食，以小承氣湯少少與微和之，令小安；至六日，與承氣湯一升。若不大便六七日，小便少者，雖不受食，但初頭硬，後必溏，未定成硬，攻之必溏。須小便利，屎定硬，乃可攻之。宜大承氣湯。

同上，言「攻裡」之機與度。

「脈弱」者，本氣不足也，不可下。

「能食」，正氣回復之象，「以小承氣湯少少與微和之，令小安」。

「不大便六七日，小便少者，雖不受食，但初頭硬，後必溏，未定成硬，攻之必溏。」此本氣不足，氣化不利，故小便少，不受食，後必溏，故不可攻。

須小便利，屎定硬，乃可攻之，宜大承氣湯。

因此，必跟隨本氣之盛衰，而行方藥。

辨少陽病脈證並治

263 少陽之為病，口苦，咽乾，目眩也。

此少陽之外症。

264 少陽中風，兩耳無所聞，目赤，胸中滿而煩者，不可吐下，吐下則悸而驚。

少陽不可吐下，中虛也。故「吐下則悸而驚」。

267 若已吐、下、發汗、溫針，譫語，柴胡湯證罷，此為壞病。知犯何逆，以法治之。

少陽柴胡證，血弱氣盡之體，本氣已不足，其抗病修復反應屬「時起時落」型，非同太陽陽明階段，正氣充足，邪正對抗清晰分明，再加之誤治過治，「若已吐、下、發汗、溫針」，可知此壞病，一者難於預測，二者，恐陷入三陰階段。故仲景曰：「知犯何逆，以法治之。」只能臨證時因人，當下確定。

辨太陰病脈證並治

273 太陰之為病，腹滿而吐，食不下，自利益甚，時腹自痛。若下之，必胸下結硬。

太陰主中焦脾胃，此中焦陽氣虛損之階段。或因失治、誤治，病勢由太陽而陽明，再落入少陽而至太陰；更多是源於患者本在太陰體質之不足狀態，雖傷寒初中，即直入太陰。此為臨床常見之病機。

故知，辨太陰、少陰或太陽、陽明，全在本氣與體質，蓋正氣為本，邪氣為標也。

故太陰見「腹滿而吐，食不下，自利益甚，時腹自痛」，中焦虛寒也，故不可下。

277 自利不渴者，屬太陰，以其臟有寒故也。當溫之，宜服四逆輩。

自利，中虛不攝也。

不渴，中寒無陽也。

病入太陰，即病機由陽轉陰，陽氣日減而難復，病勢越深而邪進，病體已無三陽階段之相對充沛的空間與正氣，慎勿誤治，切忌浪用攻下大汗之虎狼藥。

故「以其臟有寒故也，當溫之」。

279 本太陽病，醫反下之，因爾腹滿時痛者，屬太陰也，桂枝加芍藥湯主之；大實痛者，桂枝加大黃湯主之。

桂枝加芍藥湯方：桂枝三兩（去皮）　芍藥六兩　甘草二兩（炙）　生薑三兩（切）

大棗十二枚（擘）

上五味，以水七升，煮取三升，去滓，溫分三服。本云：桂枝湯，今加芍藥。

桂枝加大黃湯方：桂枝三兩（去皮）　大黃二兩　芍藥六兩　甘草二兩（炙）

生薑三兩（切）　大棗十二枚（擘）

上六味，以水七升，煮取三升，去滓，溫服一升，日三服。

「太陽病，醫反下之」，或因雖太陽證，而有胃腸積滯之象，醫者執象而用下藥。然而，表證未解，下之為誤，傷中且致氣機下陷也。「因爾腹滿時痛者，屬太陰也」，中氣虛也，故以桂枝湯闔中而佐以芍藥、大黃，引氣下行或引邪下行。

280 太陰為病，脈弱，其人續自便利，設當行大黃、芍藥者，宜減之。以其人胃氣弱，易動故也。

同上，中虛之體，即或有積滯邪氣，故曰「設當行大黃、芍藥者，宜減之，以其人胃氣弱，易動故也」。

辨少陰病脈證並治

281 少陰之為病，脈微細，但欲寐也。

少陰主下焦心腎，是為下焦虛損之象也。「脈微細」，脈證相應也。少陰病如見脈洪大浮散、堅勁，皆逆也；前者因神氣失闔將散，後者乃邪氣獨勝之象。

故「但欲寐」，順也，神氣自闔以自保也。若見驚狂、煩躁、難寐、轉側不安，亦神氣將散，陰陽將離之象，故仲景以四逆諸方救之。

282 少陰病，欲吐不吐，心煩，但欲寐，五六日自利而渴者，屬少陰也，虛故引水自救；若小便色白者，少陰病形悉具，小便白者，以下焦虛有寒，不能制水，故令色白也。

「欲吐不吐」，下焦虛，致中焦無力也。

「心煩，但欲寐」，陽虛也。

「五六日自利而渴者」，中下焦陽氣虛而失闔，三焦失運水道不暢，故渴，更常見小便頻或不暢之水腫之象。

小便清，無裡熱也。

283 病人脈陰陽俱緊，反汗出者，亡陽也，此屬少陰，法當咽痛而復吐利。

「脈陰陽俱緊」，裡不足也，當闔之。「反汗出者」，不收也，氣上浮也，此為逆。故可推測「當咽痛而復吐利（嘔吐下利）」。咽痛，為少陰下焦虛而虛火浮上也。復吐利者，中下焦虛而不攝，氣機逆亂也。

285 少陰病，脈細沉數，病為在裡，不可發汗。

發汗則動精、動血、傷津液，泄陽氣，致氣機外散而裡更虛也。

286 少陰病，脈微，不可發汗，亡陽故也；陽已虛，尺脈弱澀者，復不可下之。

少陰病，下之則傷中氣而泄元氣，危矣。

287 少陰病，脈緊，至七八日，自下利，脈暴微，手足反溫，脈緊反去者，為欲解也，雖煩，下利必自愈。

「至七八日自下利，脈暴微，手足反溫，脈緊反去者」，此為陽氣自復，排邪外出而裡氣更虛，故「脈暴微」，此危證轉緩和也。

此時，必須合參天氣、地氣、飲食、情志、方藥之開闔緩急，以及原本體質、神質之厚薄剛柔，諸多善緣相助，方有此良機也。

未必都能自癒。

294 少陰病，但厥無汗，而強發之，必動其血。未知從何道出，或從口鼻，或從目出者，是名下厥上竭，為難治。

請謹記這一點。

295 少陰病，惡寒身踡而利，手足逆冷者，不治。

告知病家病勢已重，如病家與醫者互相信任、同心協力，尤可一試。

296 少陰病，吐利、躁煩、四逆者，死。

上下收攝不及，神氣外散，陽氣不達於四末，真危證也。

300 少陰病，脈微細沉，但欲臥，汗出不煩，自欲吐。至五六日，自利，復煩躁不得臥寐者，死。

「自利，復煩躁不得臥寐者」，為神氣將散，陰陽離決之象。

301 少陰病，始得之，反發熱脈沉者，麻黃細辛附子湯主之。

麻黃細辛附子湯方：麻黃二兩（去節）　細辛二兩　附子一枚（炮，去皮，破八片）

此為少陰病初起，或素體虛寒之陰實證，本來少陰體質，尚無294、295、296、300諸多離散之危象，故可以使用麻黃。

302 少陰病，得之二三日，麻黃附子甘草湯微發汗。以二三日無裡證，故微發汗也。

麻黃附子甘草湯方：麻黃二兩（去節）　甘草二兩（炙）　附子一枚（炮，去皮，破八片）

同上，少陰微發汗，緩和之法。

303 少陰病，得之二三日以上，心中煩，不得臥，黃連阿膠湯主之。

黃連阿膠湯方：黃連四兩　黃芩二兩　芍藥二兩　雞子黃二枚　阿膠三兩（一云：三挺）

患者精虛而神氣上浮，非同前之陽氣虛損證。此為苦堅闔收下焦之法。

304 少陰病，得之一二日，口中和，其背惡寒者，當灸之，附子湯主之。

附子湯方：附子二枚（炮，去皮，破八片）　茯苓三兩　人參二兩　白朮四兩　芍藥三兩

中下焦並補之法，故以「茯苓、人參、白朮、芍藥」，此為緩方也。

四逆、麻黃附子細辛湯，皆急方也。

306 少陰病，下利，便膿血者，桃花湯主之。

桃花湯方：赤石脂一斤（一半全用，一半篩末）　乾薑一兩　粳米一升

上三味，以水七升，煮米令熟，去滓，溫服七合；內赤石脂末方寸匕，日三服。若一服愈，餘勿服。

此亦闔收中下焦之緩法，故用以「乾薑、粳米」。故知此下利便膿血，絕非濕熱毒證，多見於腫瘤晚期惡病質、老年全身性疾病晚期等，終末期疾患所致之消化道黏膜出血，病屬下元不攝，

血道妄行。

309 少陰病，吐利，手足逆冷，煩躁欲死者，吳茱萸湯主之。

吳茱萸湯方：吳茱萸一升（洗）　人參三兩　生薑六兩（切）　大棗十二枚（擘）

闔收中下焦之急法。故以「吳茱萸、生薑」之辛通。

310 少陰病，下利，咽痛，胸滿，心煩，豬膚湯主之。

豬膚湯方：豬膚一斤

上一味，以水一斗，煮取五升，去滓；加白蜜一升，白粉五合，熬香，和令相得，溫分六服。

少陰平補氣血之緩方，氣味甘平溫和。亦可用於精虛血燥、神機敏感之少陰體質。

316 少陰病，二三日不已，至四五日，腹痛，小便不利，四肢沉重疼痛，自下利者，此為有水氣。其人或咳，或小便利，或下利，或嘔者，真武湯主之。

真武湯方：茯苓三兩　芍藥三兩　白朮二兩　生薑三兩（切）　附子一枚（炮，去皮，破八片）

上五味，以水八升，煮取三升，去滓，溫服七合，日三服。若咳者，加五味子半升，細辛、乾薑各一兩；若小便利者，去茯苓；若下利者，去芍藥，加乾薑二兩；若嘔者，去附子，加生薑足前為半斤。

少陰水氣病，故以附子、生薑，為交通表裡（腎—膀胱）之通行陽氣藥。

可與前文之五苓散、豬苓湯互參。

318 少陰病，四逆，其人或咳，或悸，或小便不利，或腹中痛，或泄利下重者，四逆散主之。

四逆散方：甘草（炙）　枳實（破，水漬，炙乾）　柴胡　芍藥

上四味，各十分，搗篩，白飲和服方寸匕，日三服。

此少陰病過程中，有氣機阻滯之勢，此為權變之用，機轉則換他藥。非少陰常法也。

猶如太陽篇見急則救逆之四逆、承氣湯，太陽、厥陰篇見小柴胡湯之用也。

319 少陰病，下利六七日，咳而嘔渴，心煩不得眠者，豬苓湯主之。

豬苓湯方：豬苓（去皮）　茯苓　澤瀉　阿膠　滑石（碎）　各一兩

同上，此即前少陽篇所謂「知犯何逆，以法治之」。

320 少陰病，得之二三日，口燥咽乾者，急下之，宜大承氣湯。

同上，權變之法，機轉則回治少陰本證。

辨厥陰病脈證並治

326 厥陰之為病，消渴，氣上撞心，心中疼熱，飢而不欲食，食則吐蛔。下之，利不止。

厥陰，六經傳變之末，陽氣衰滅之極，邪正陰陽離散而神氣衰微之證。氣機逆亂而時有停頓之變，故有厥熱勝復之象。

329 厥陰病，渴欲飲水者，少少與之愈。

此亦人之本能，飲水自救爾，但多飲恐有不化，致傷陽更甚或水氣病之虞，故「少少與之愈」。愈（癒），只是病勢發展裡可能性的一種，因人而異。

334 傷寒先厥後發熱，下利必自止，而反汗出，咽中痛者，其喉為痹。發熱無汗，而利必自止；若不止，必便膿血；便膿血者，其喉不痹。

以上皆陰陽轉化之機辨也，其本，陽氣也。

「先厥後發熱」，陰轉陽也，正復也，故「下利必自止」。

「而反汗出，咽中痛者」，虛陽上浮也，邪氣因而上附，故「其喉為痹」。

「發熱無汗」，陽復而無開泄失闔之象，故「而利必自止」。

下利，「若不止」，本氣虛而氣機下陷也，邪氣因之順勢而下，故「必便膿血」。

「便膿血者」，邪氣下行，故「其喉不痹」。

335 傷寒一二日至四五日，厥者必發熱，前熱者後必厥，厥深者熱亦深，厥微者熱亦微。厥應下之，而反發汗者，必口傷爛赤。

「厥應下之」，乃當是之時，有可下之機方可也，萬不可見厥則下。「反發汗者」，氣機宣上也，故「必口傷爛赤」。此處「必」也未必，或可見頭眩、目脹痛、不寐、膚癢、牙齦腫痛……故重在見「證」，而非執「症」。

厥陰本氣極虛，氣機神機逆亂而不定，故邪正相爭之象，散見於寒熱、表裡、上下、陰陽，病機變化迅速，生死旦夕。

故少陰、厥陰之證，雖有積滯、氣滯、喉痹、便膿血、發熱之象，萬不可執此外症，而忽略本氣之虛實存亡。臨證之時，考量患者之體質、詳詢其發病治療經過，可以明之。

337 凡厥者，陰陽氣不相順接，便為厥。厥者，手足逆冷者是也。

此厥陰之本質：「陰陽氣不相順接。」故，由「厥」，可知陽衰，由「熱」，可知陽復。

338 傷寒，脈微而厥，至七八日膚冷，其人躁無暫安時者，此為臟厥，非蛔厥也。蛔厥者，其人當吐蛔。今病者靜，而復時煩者，此為臟寒。蛔上入其膈，故煩，須臾復止，得食而嘔又煩者，蛔聞食臭出，其人常自吐蛔。蛔厥者，烏梅丸主之。又主久利。

烏梅丸方：烏梅三百枚　細辛六兩　乾薑十兩　黃連十六兩　附子六兩（炮，去皮）　當歸四兩　蜀椒四兩（出汗）　桂枝六兩（去皮）　人參六兩　黃柏六兩

上十味，異搗篩，合治之。以苦酒漬烏梅一宿，去核，蒸之五斗米下，飯熟搗成泥，和藥令相得；內臼中，與蜜杵二千下，丸如梧桐子大。

「傷寒，脈微而厥，至七八日膚冷，其人躁，無暫安時者，此為臟厥」，此少陰臟厥也，虛躁，手足逆冷。故曰：「今病者靜，而復時煩者，此為臟寒。」以別於「蛔厥」。故「烏梅丸主之」。「又主久利」，亦少陰厥陰之證也。

「烏梅丸」與後文之「麻黃升麻湯」，配伍精妙得當。

本方以「細辛、附子、蜀椒、桂枝、乾薑」，大辛大熱，回陽救逆，補中下焦，溫達周身表裡內外，以復陽氣之周流；又以黃連、黃柏苦堅闔收，以復其陰氣，堅固動搖散亂之神氣格局；人參、當歸補元緩中；最後，以大劑烏梅、熟飯和為丸，將此大辛大熱、大苦大寒之陰陽二氣合而為一。

356 傷寒六七日，大下後，寸脈沉而遲，手足厥逆，下部脈不至，喉咽不利，唾膿血，泄利不止者，為難治。麻黃升麻湯主之。

麻黃升麻湯方：麻黃二兩半（去節）　升麻一兩一分　當歸一兩一分　知母十八銖

黃芩十八銖　葳蕤十八銖　芍藥六銖　天門冬六銖（去心）　桂枝六銖（去皮）

茯苓六銖　甘草六銖（炙）　石膏六銖（碎，綿裹）　白朮六銖　乾薑六銖

「大下後，寸脈沉而遲，手足厥逆，下部脈不至」，裡虛甚也。「喉咽不利，唾膿血，泄利不止者」，鬱熱在上，元氣不固之象也，故難治。

此方要在劑量之精當，以小劑麻黃為君（二兩半），升發陽氣；升麻（一兩一分）、當歸（一兩一分）為臣，引血分邪氣外出。

後以極小量之知母（十八銖）、黃芩（十八銖）、葳蕤（十八銖），清泄鬱熱而佐制前三味之辛散升浮，無致過散而助熱。

再以極微量之芍藥（六銖）、天門冬（六銖）、桂枝（六銖）、茯苓（六銖）、甘草（六銖）、石膏（六銖）、白朮（六銖）、乾薑（六銖），補中氣、益陰也。

以上二方，欲學之者，務必按原方作丸、煎湯，親嚐之。

術語彙編（按拼音順序）

ㄅ

- **表裡**：八綱辨證中，用以描述病位、邪正對抗層次和病勢趨向。外為表，內為裡，也可以説上焦為表，下焦為裡，或者中焦為表，下焦為裡。如言邪氣由淺入深的層次可為：皮毛—肌肉—筋骨—臟腑，或上焦—中焦—下焦。表裡亦用以描述病勢發展：是由表入裡（病進、入深），還是由裡出表（病退、出淺）。
- **病機**：氣機失常的狀態，會在物質肉體、能量和精神心理層面產生各種症狀與疾病。病機可以是因為神機紊亂，或本氣（元氣、中氣）不足，導致氣機失常，經典中醫稱為「本氣自病」；也可能是本氣與致病因素邪正對抗的結果。

ㄉ、ㄋ

- **度**：醫師在調治過程中，順應「第一個醫師」，根據病人的神機、體質、資源及邪正對抗反應狀態，明晰使用相應的調治方式與力量（開闔、動靜、剛柔、厚薄、寒熱……），以保持神機氣機的穩定、保存資源和適宜的邪正對抗程度，不至於過強過猛，傷精破氣，或阻斷正常的抗病排病反應。
- **逆**：言病機與病勢之反應與趨勢，不利於康復向癒。常因神機受擾、本氣嚴重不足或邪勝於正，而發生「逆證」。如虛人本應顯萎軟乏力相，卻表現出虛亢之相。

ㄎ、ㄏ

開：在生理上，指氣機的運行方向「由內而外」趨向體表和外部，多發生於白天、運動時，或社會性的活動。保護機體免於外來邪氣的侵襲（上焦氣）；幫助消化吸收、順暢排便（中焦氣）；保障排汗和小便順暢（下焦氣充足，三焦功能順暢）。在治療上，指幫助人體三焦氣機向外打開，以流通表裡內外，排除病邪。

闔：真氣向內回收，這個過程也意味著神氣的內闔。這是一個回收精神、氣血，修復機體，滋養內在的狀態。

ㄐ

機：「徵兆」、「機會」、「靈感」。如神氣變化之機、氣血開闔之機、虛實轉變之機、邪正勝負之機、針刺補瀉之機……需要醫者靜心感受，當下捕捉，得機應對，其來不可逢，其往不可追。

津液：可以理解為資源中「陰」的部分，有滋養濡潤的作用。津液是由水穀所化，從動力來看，離不開下焦精氣和中焦胃氣。欲行補津液者，當從本氣求之，以助三焦流通，津液化生，敷布流行。

精：先天之精，化生下焦元氣，流通三焦表裡內外。其虛實，取決於兩大因素：第一，先天所得之稟賦；第二，健康平衡的生活狀態，能幫助保養精氣，延年益壽。

ㄑ

氣：指代支援任何器官與組織功能正常運行的能量，比如臟腑之氣、經絡之氣、表氣、裡氣等；也可以用來指代致病因素，比如邪氣、寒氣、濕氣、濁氣等；還可以用來指代人體內外具有滋養和支持作用的精微能量或信息，比如精氣、陰氣、陽氣、穀氣、水氣、藥氣、草木之氣、金石之氣、天氣、地氣等。

- **氣機**：真氣的運行處於「常態」，未受到內外病邪的嚴重干擾以至失常的狀態。氣機是整體生命活動的規律與運動方向，揭示了人體各部不同能量的「動力總和」和相對正常的能量格局。

ㄒ

- **相應**：古人用於描述氣機、病機、神機、環境、個體、病情、天時、地理是否相和協調的術語。如脈證相應、舌脈相應、天人相應、形氣相應、形神相應……
- **邪氣**：指現階段正氣和個體的神質、體質，以及當下氣機水準無法化解利用的能量，這些能量暫時變成致病因素，可以是外來的，比如風寒暑濕；也可能來自內傷七情——喜怒憂思悲恐驚。
- **形**：物質肉體，承載精神氣血。

ㄓ、ㄔ、ㄕ

- **真氣**：來源於下焦元氣、中焦胃氣、上焦清氣，真氣也是整個宇宙能量的一部分。真氣可視為人體一切資源的總和，亦是支持人體各部所有運化功能的能量總稱。
- **常**：人體本來的正常的神機、氣機狀態。保持氣機的「常」，需要「神」處於「常」的狀態：安定、放鬆、柔和、專注，沒有過度的思緒和欲求的干擾；需要「精」的充足與涵藏，這意味著下焦的元氣是充沛的，以及中焦的中氣充沛和經絡的暢達。同時，體內沒有嚴重的病邪，形氣神層面也沒有嚴重的阻塞以及虛與實的失衡。
- **神**：總統意志，兼賅魂魄。包括兩方面，先天之魂魄，如直覺、本性和軀體生物本能；後天之意志，如心智活動、意識、思維、判斷。神機運轉，需要充沛的精氣，精化生氣，氣化生神，而神機之常與異，又可影響精氣之化生。通常，神病是一切失常的開始，神病會導致氣病，久而導致形病。

◆**勢**：描述病機（邪正對抗）的發展趨向，有表裡、出入、開闔、順逆之別。

◆**收**：同「闔」，用於精神氣血開散不闔的調治手段。

ㄩ

◆**元氣**：精化生元氣，可以看作是精的陽性功能，氣機運轉的資本。

參考書目

外文書

De l'auriculotherapie à l'auriculomedecine, Paul Nogier, published by Maisonneuve, 1999

Essentials of Traditional Acupuncture, Beijing academy of traditional Chinese Medicine.

Guide d' Acupuncture et de Moxibustion , Jacques Pialoux，Fondation Cornelius Celsus

L'oreille et la vie, Dr Alfred Tomatis, published by Robert Laffont, 1977

L'oreille et la voix, Dr Alfred Tomatis , published by Robert Laffont, 1987

Taoist Ways to Transform Stress into Vitality, Mantak Chia, Healing Tao Books

中文書

（＊以下按筆劃順序排列）

《小兒藥證直訣》，宋代，錢乙

《中醫內科：雜病證治新義》，胡光慈，四川人民出版社，一九五八年

《內外傷辨惑論》，金元，李杲（李東垣）

《太平惠民和劑局方》，宋代，陳師文等

《古典針灸入門》，（法）仁表（Jacques Pialoux），深圳報業集團出版社，立品圖書出品，二〇一〇年

《本草綱目》，明代，李時珍

《正體類要》，明代，薛己

《朱氏頭皮針》，朱明清，香港八龍出版文化服務有限公司，一九八九年
《易經》
《金匱要略》，東漢，張仲景
《珍珠囊》，金代，張元素
《原機啟微》，元—明，倪維德
《神農本草經、難經譯注》，中國人民大學出版社，二〇一〇年
《神農本草經》，東漢
《針灸大成》，明代，楊繼洲
《針灸甲乙經》，晉代，皇甫謐
《針灸秘驗》，彭靜山，費久治，遼寧科學技術出版社，一九八五年
《針灸問對》，明代，汪機
《理瀹駢文》，清代，吳師機
《袖珍中醫四部經典》，天津科學技術出版社，一九九九年
《備急千金要方》，唐代，孫思邈
《景岳全書》，明代，張介賓
《脾胃論》，金元，李杲（李東垣）
《黃帝內經》，戰國至秦漢
《黃帝內經素問譯注》，中國人民大學出版社，二〇一〇年
《傷寒論》，東漢，張仲景
《溫病條辨》，清代，吳鞠通

《道德經》，春秋，老子
《濟生方》，南宋，嚴用和
《醫方集解》，清代，汪昂
《醫宗金鑑》，清代，吳謙等
《醫法圓通》，清代，鄭欽安
《醫學衷中參西錄》，清代，張錫純
《證治準繩》，明代，王肯堂
《難經》，戰國至漢，秦越人
《攝生秘剖》，明代，洪基
《攝生眾妙方》，明代，張時徹
《蘭室祕藏》，金元，李杲（李東垣）

英文版致謝

如果沒有那麼多朋友的支持與幫助，這本書是不會完成的。

在此，謹表達我們深切的感激之情：

我是李辛，感謝我的啟蒙老師任林先生，給予我關於傳統醫學最初且最重要的指引。

感謝我的老師宋祚民先生，跟隨他，我得到了傳統醫學臨證思維的訓練。

感謝龔樹生教授，給予我對傳統醫藥更完整的認識。

感謝葛琦教授，引導我回到傳統中醫之路。

感謝李慧吉教授和武成教授，我學習了心身醫學。

因為他們的指導，為我對傳統中醫學的理解和臨床實踐的深入，開啟了大門。

我也要感謝北京崔月犁傳統醫學研究中心平心堂診所的創辦人張曉彤先生和劉敏女士，給我創造條件，以傳統的方式看診。我在平心堂工作了近四年，做臨床、嚐藥。本書所有的討論案例，都來自平心堂門診。

非常感謝中國戰略與管理研究會和北京炎黃國醫館的創辦人秦朝英會長、梁維娜副會長，以及炎黃國醫館的賀小賀先生、段克生先生、王山先生，使得我在醫館的工作期間得到提攜照顧，獲益良多。

感謝上海景康健診中心，讓我得以有靈活的工作時間來完成本書。

感謝我的朋友們給予的支持和幫助：詹姆士．海因里茨醫師，第一個閱讀了完整的手稿，並給予鼓勵和建議；Sylvie Martin 醫師和我們分享了她對於針灸的深入理解，並向我們介紹了國際針灸無國界學會創辦人雅克．皮亞魯醫師和他令人啟迪的工作；雅克．皮亞魯醫師允許我們在本書中引用他關於古典針灸能量系統的圖表；翟景慧醫師協助校對了本書所有方劑的原始劑量；孫皓女士完成了所有圖表的設計和繪製；李悅先生協助將英文用詞表達得更精確。

感謝徐文波醫師、徐文兵醫師、劉傑醫師、林颺醫師，我們一起工作，交流經驗，互相促進。

我是克勞迪那．梅赫，感謝我的中醫本草老師：Michael Mcintyre 和 Mazin al-Khafaji；我也要感謝我的好朋友，Susan de Talancé 女士，非常有幫助地為我們校訂了手稿的英文表達；感謝 Homeira Abrishami 和 Carine Desmonteix，以你們專業的感覺把手稿變成了一本真正的書。

謹向我的導師和朋友，雅克．皮亞魯先生致以崇高的敬意和感謝。

——李辛、克勞迪那．梅赫，二〇〇六年十二月於北京

BE0007

回到本源

經典中醫啟蒙對話錄

作　　者｜李辛、克勞迪那・梅赫醫師（Dr. Claudine Mérer）
責任編輯｜于芝峰
協力編輯｜洪禎璐
內頁設計｜劉好音
封面設計｜小草

發 行 人｜蘇拾平
總 編 輯｜于芝峰
副總編輯｜田哲榮
業務發行｜王綬晨、邱紹溢
行銷企劃｜陳詩婷

出　　版｜橡實文化 ACORN Publishing
臺北市 105 松山區復興北路 333 號 11 樓之 4
電話：（02）2718-2001 傳真：（02）2719-1308
網址：www.acornbooks.com.tw
E-mail 信箱：acorn@andbooks.com.tw

發　　行｜大雁出版基地
臺北市 105 松山區復興北路 333 號 11 樓之 4
電話：（02）2718-2001 傳真：（02）2718-1258
讀者服務信箱：andbooks@andbooks.com.tw
劃撥帳號：19983379　戶名：大雁文化事業股份有限公司

印　　刷｜中原造像股份有限公司
初版一刷｜2023 年 7 月
定　　價｜580 元
I S B N｜978-626-7313-29-9

國家圖書館出版品預行編目（CIP）資料

回到本源：經典中醫啟蒙對話錄／李辛，克勞迪那・梅赫（Claudine Mérer）著. －初版. －臺北市：大雁文化事業股份有限公司橡實文化出版：大雁出版基地發行，2023.07
432 面；17*23 公分
ISBN 978-626-7313-29-9（平裝）

1.CST：中醫理論　2.CST：中醫治療學

413.1　　112010041